がん専門病院からのメッセージ

～がんと闘い、共に生きる人を支えたい～

四国がんセンター 編著

バリューメディカル

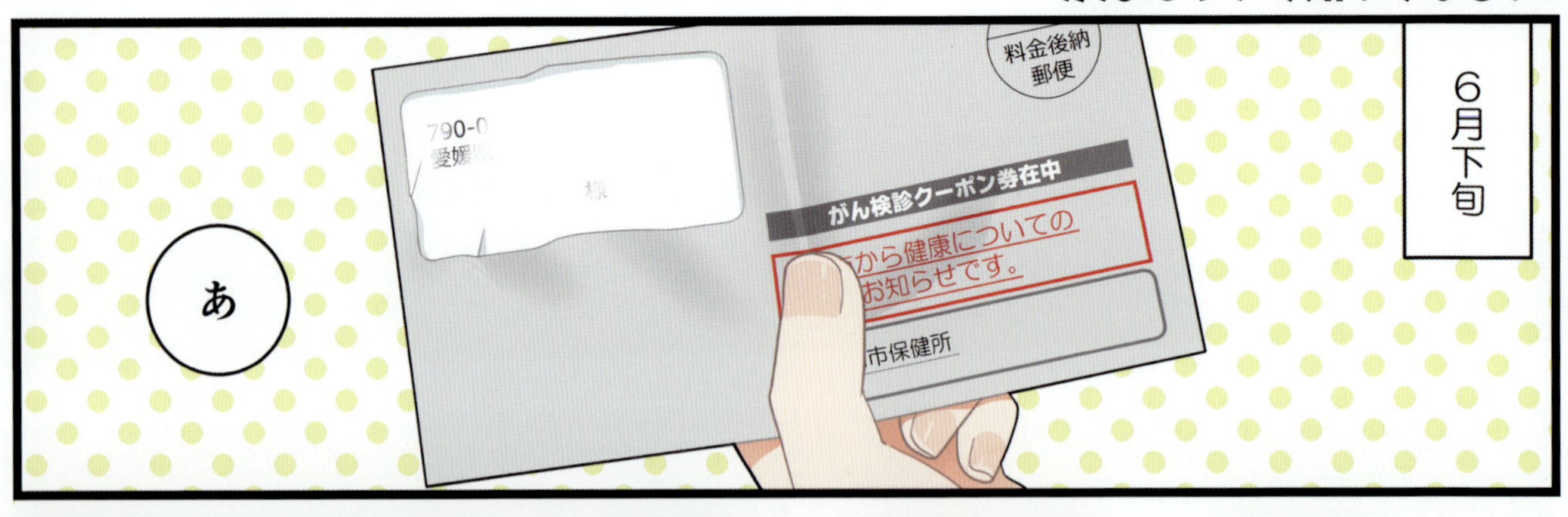
6月下旬
料金後納
郵便
がん検診クーポン券在中
から健康についての
お知らせです。
市保健所
あ

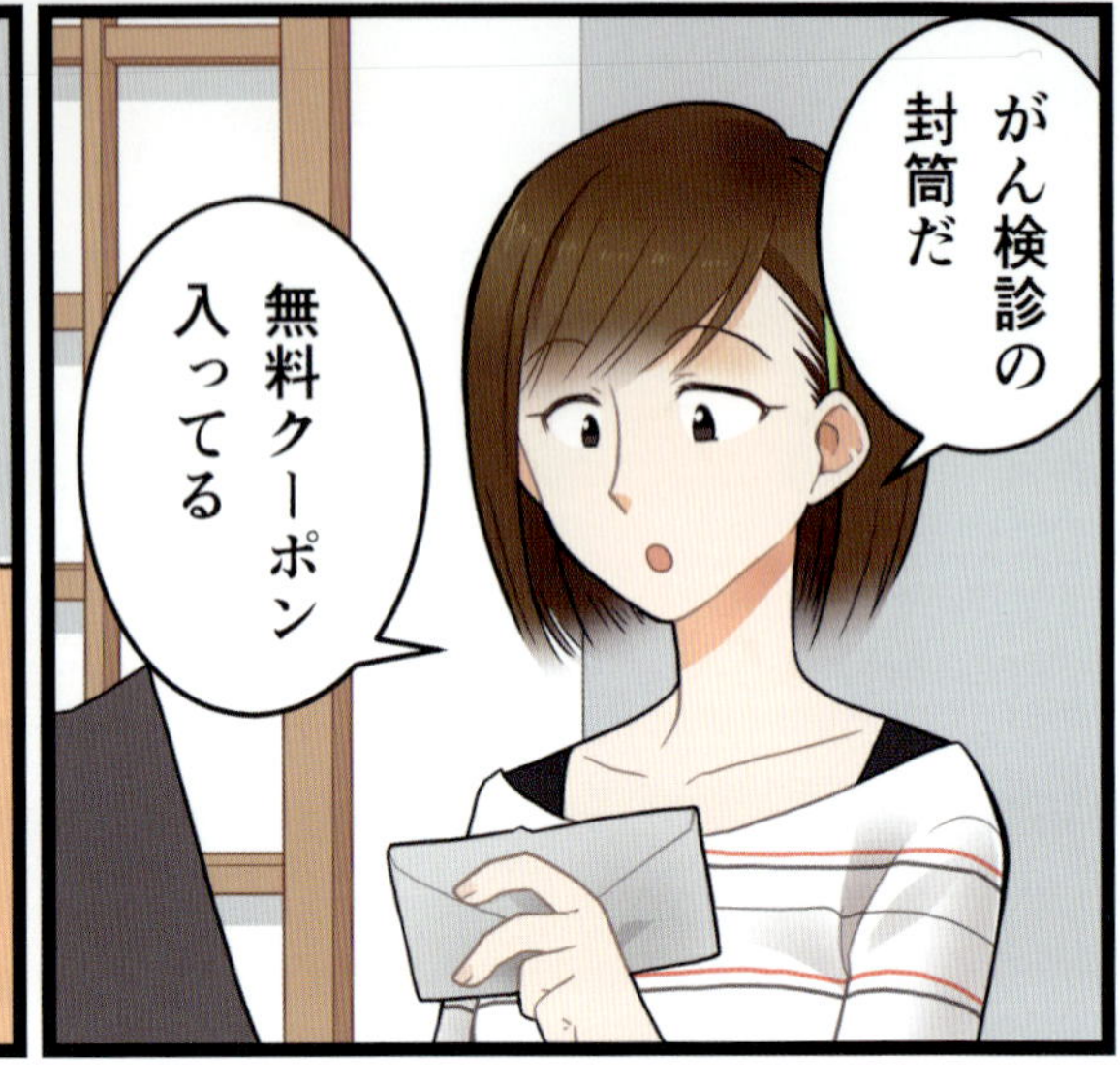
がん検診の封筒だ
無料クーポン入ってる

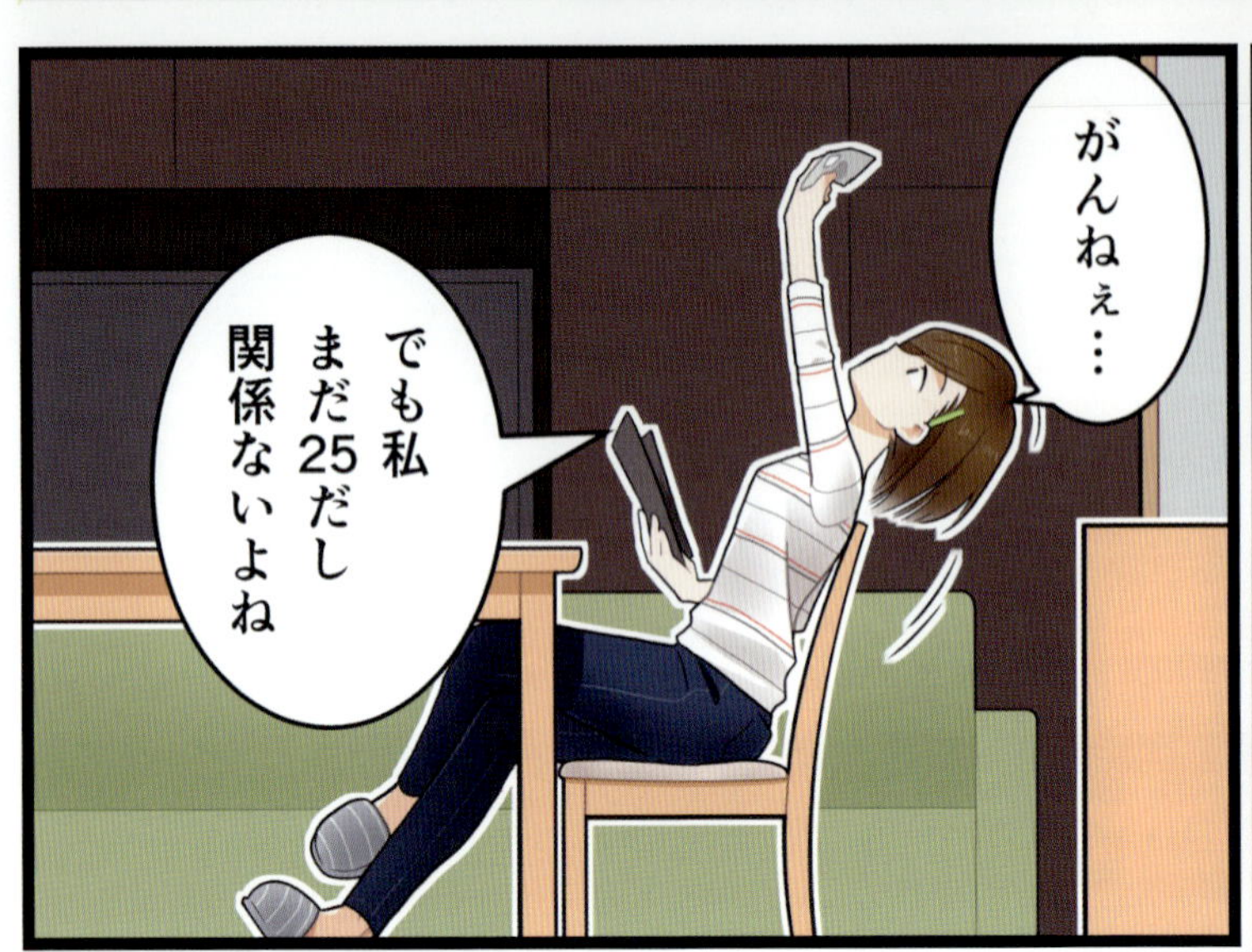
がんねぇ…
でも私まだ25だし関係ないよね

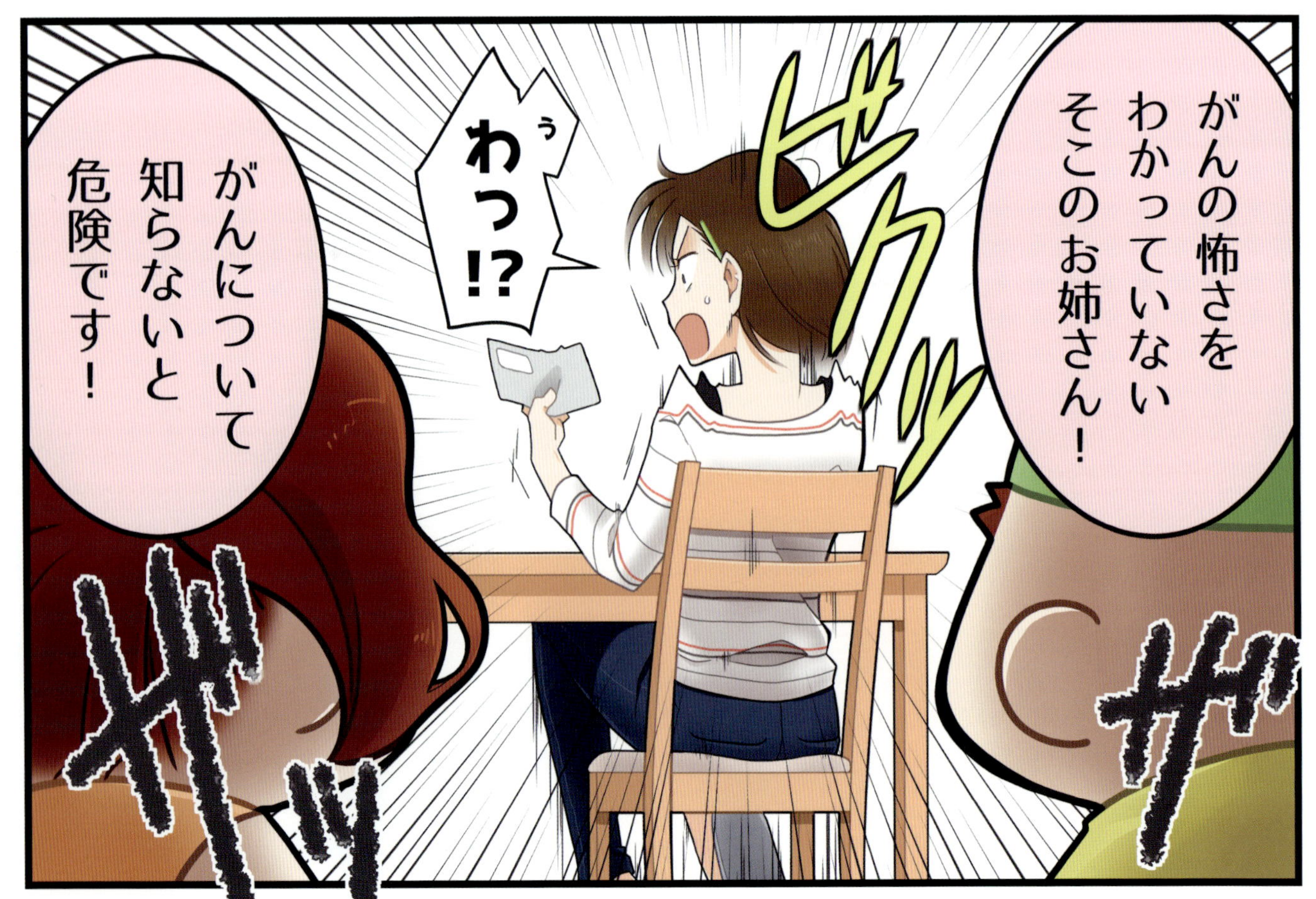
がんの怖さをわかっていないそこのお姉さん!
ビクッ
ぅわっ!?
がんについて知らないと危険です!
ザッ
ザッ

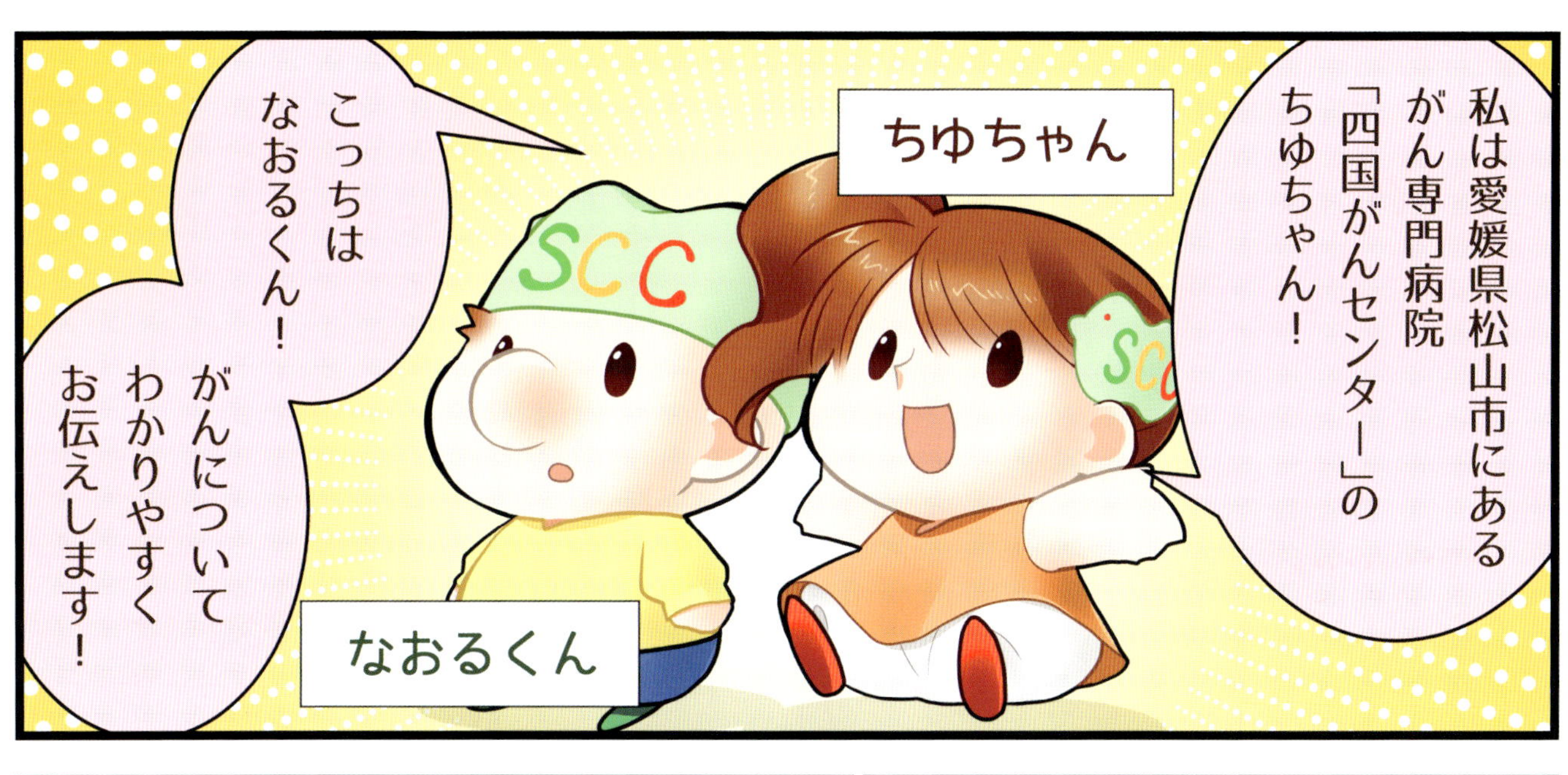
私は愛媛県松山市にあるがん専門病院「四国がんセンター」のちゆちゃん！
ちゆちゃん
こっちはなおるくん！
がんについてわかりやすくお伝えします！
なおるくん

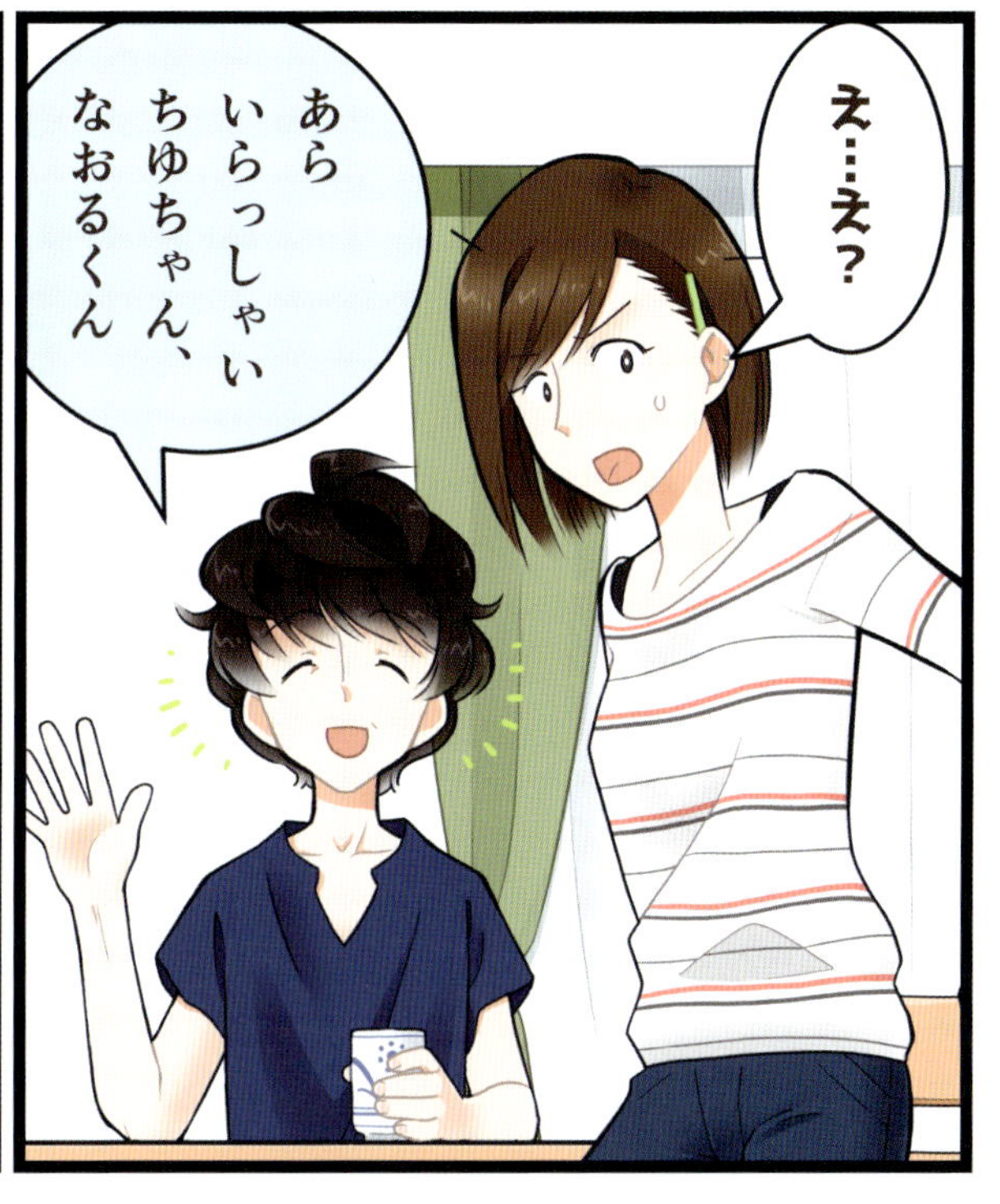
え…え？
あらいらっしゃいちゆちゃん、なおるくん

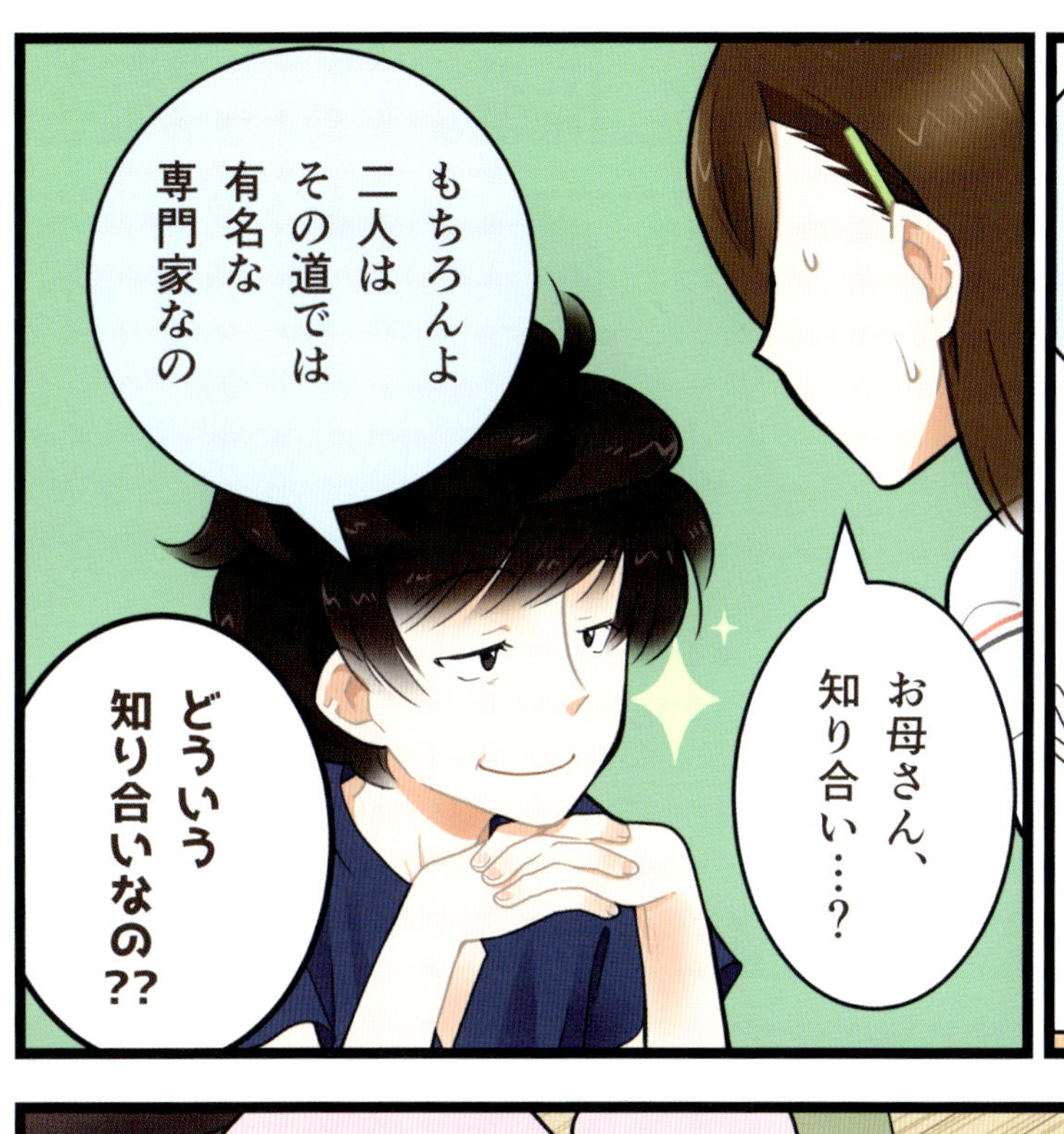
お母さん、知り合い…？
もちろんよ二人はその道では有名な専門家なの
どういう知り合いなの??

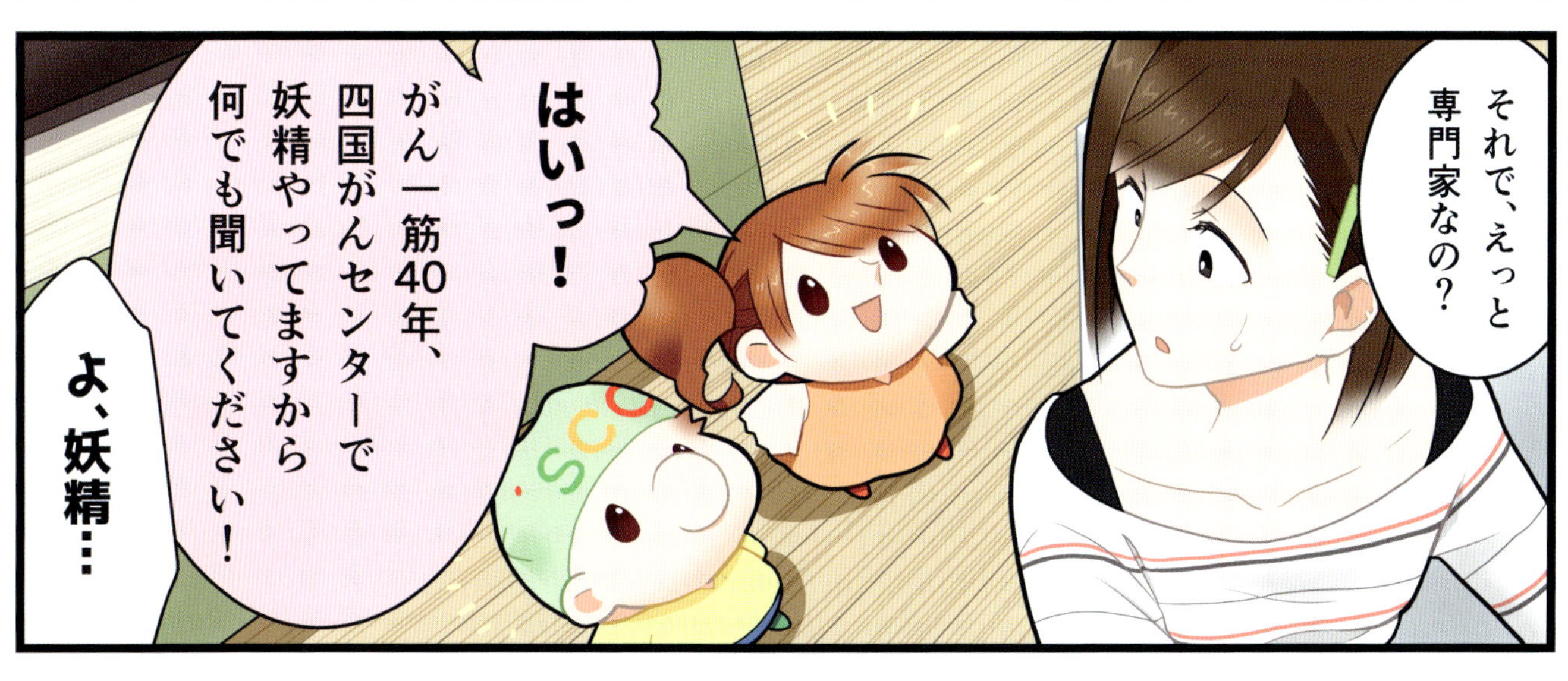
それで、えっと専門家なの？
はいっ！
がん一筋40年、四国がんセンターで妖精やってますから何でも聞いてください！
よ、妖精…

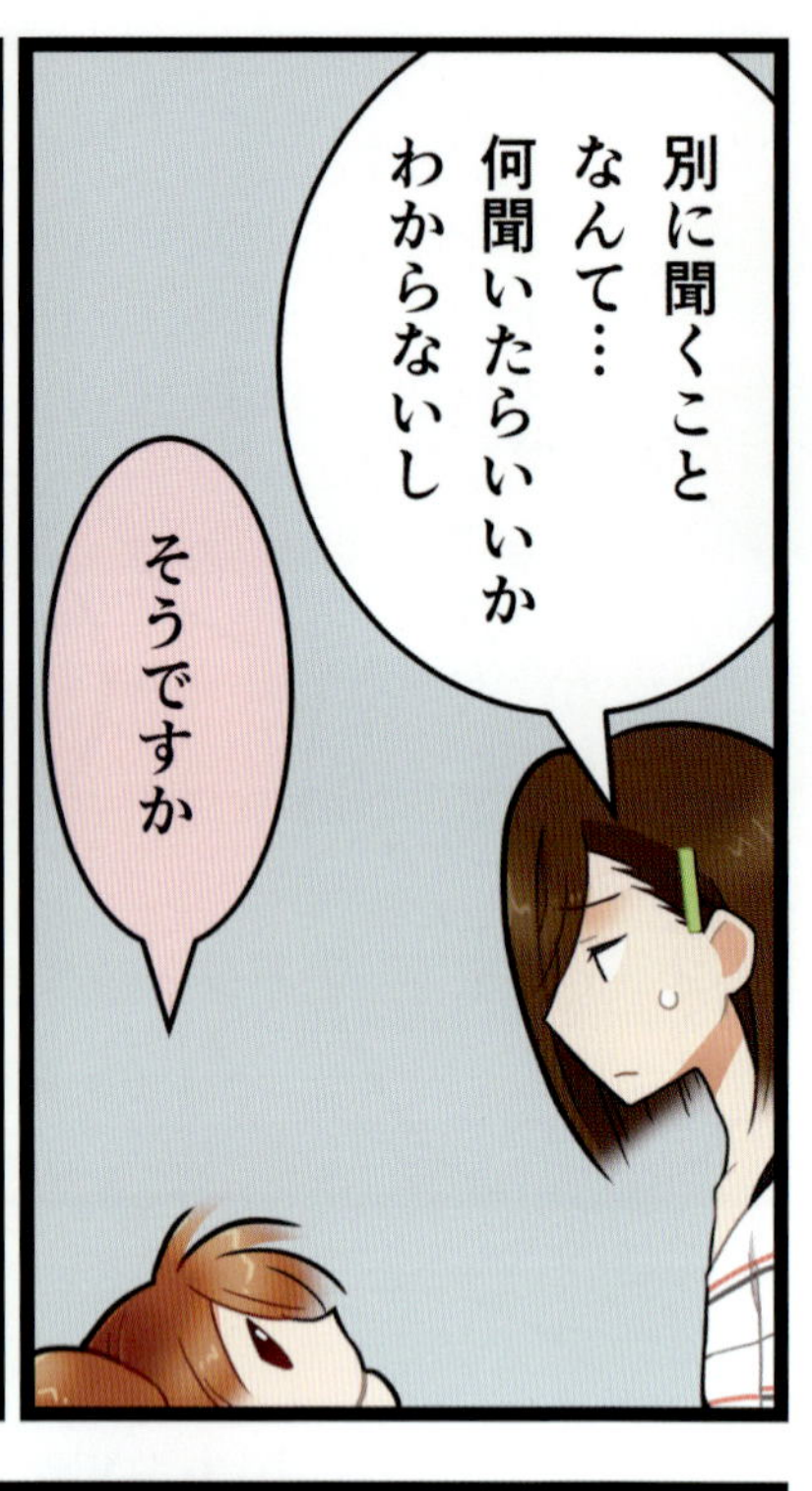
別に聞くことなんて…何聞いたらいいかわからないし
そうですか

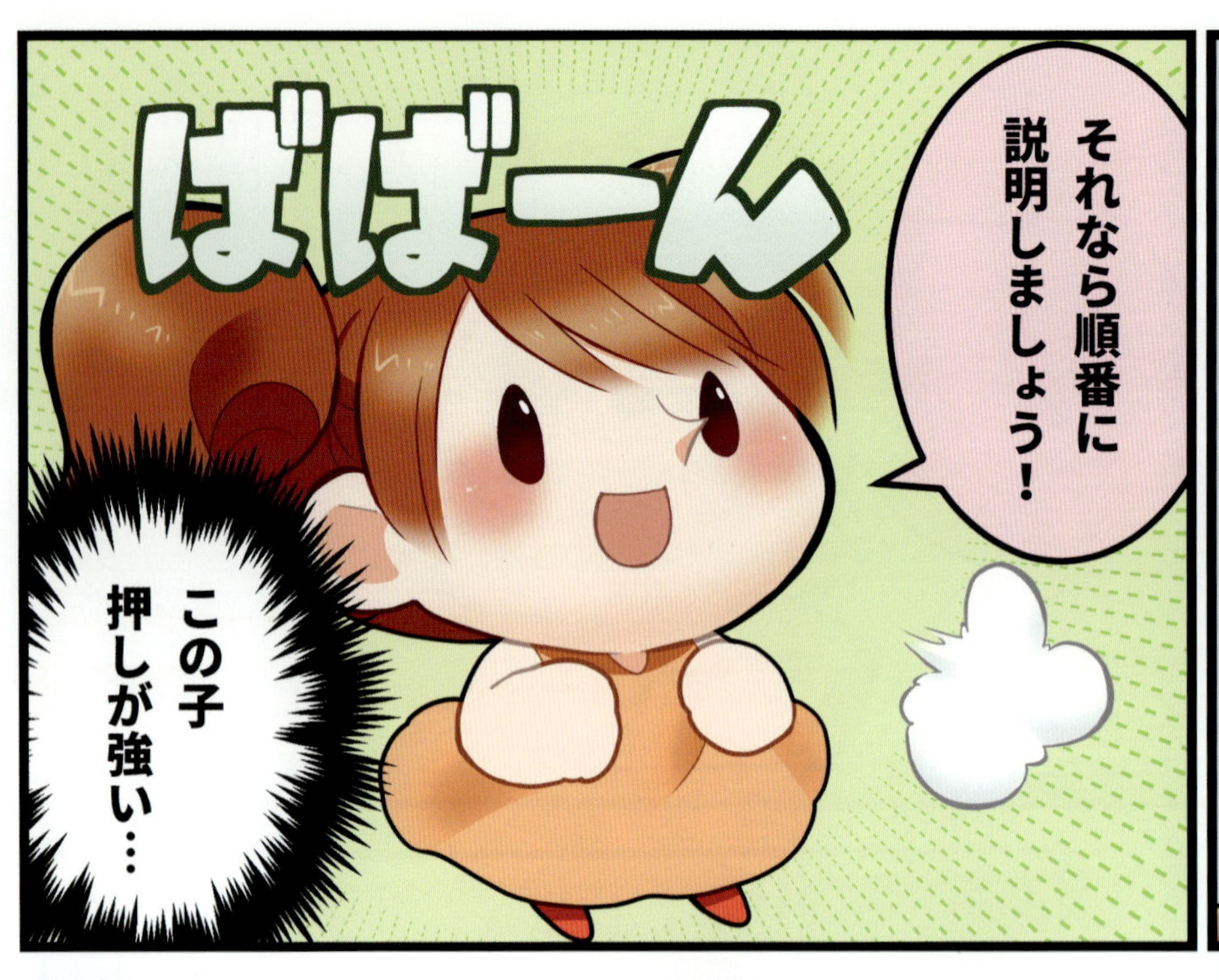
ばばーん
それなら順番に説明しましょう！
この子押しが強い…

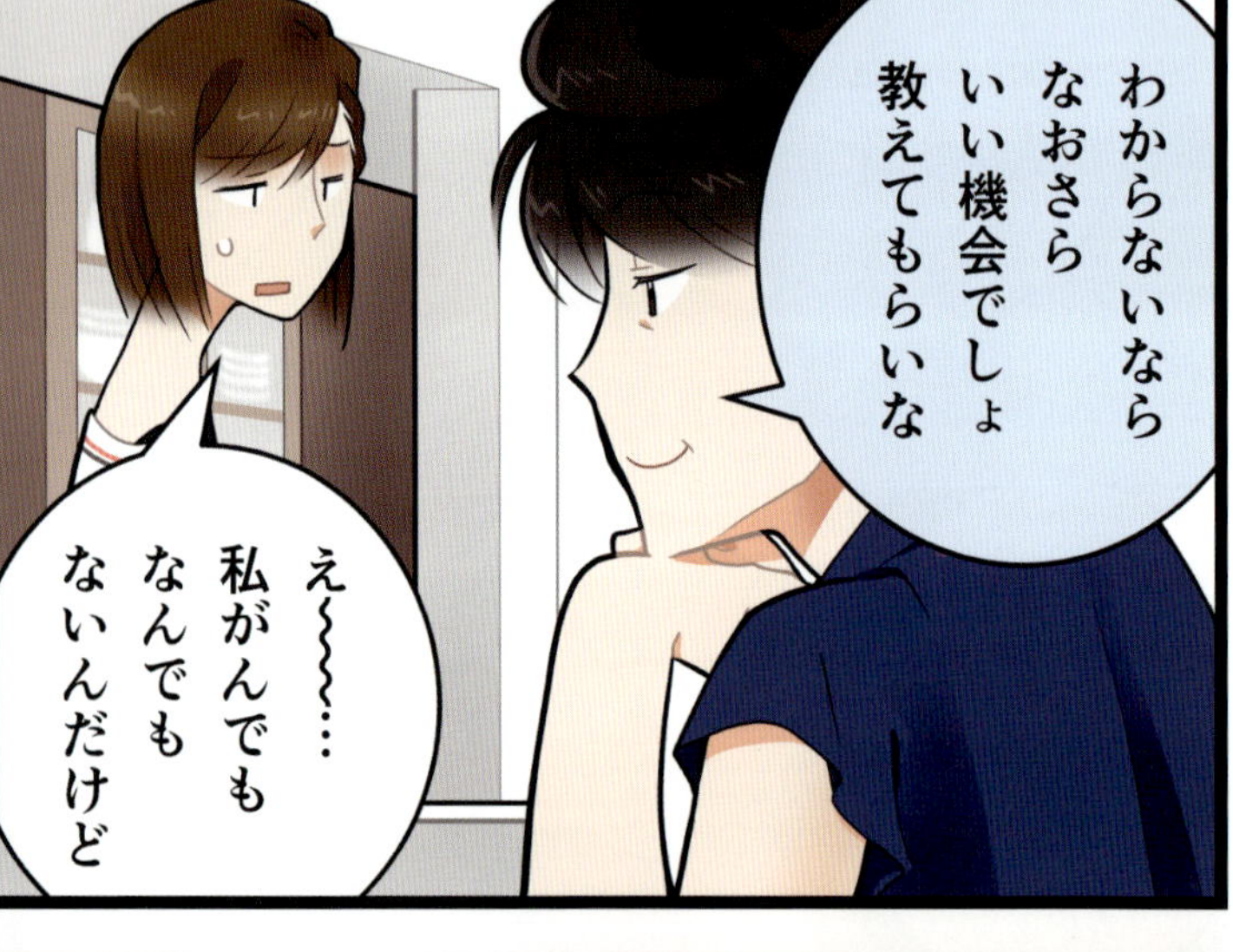
わからないならなおさらいい機会でしょ教えてもらいいな
え〜〜〜…私がんでもなんでもないんだけど

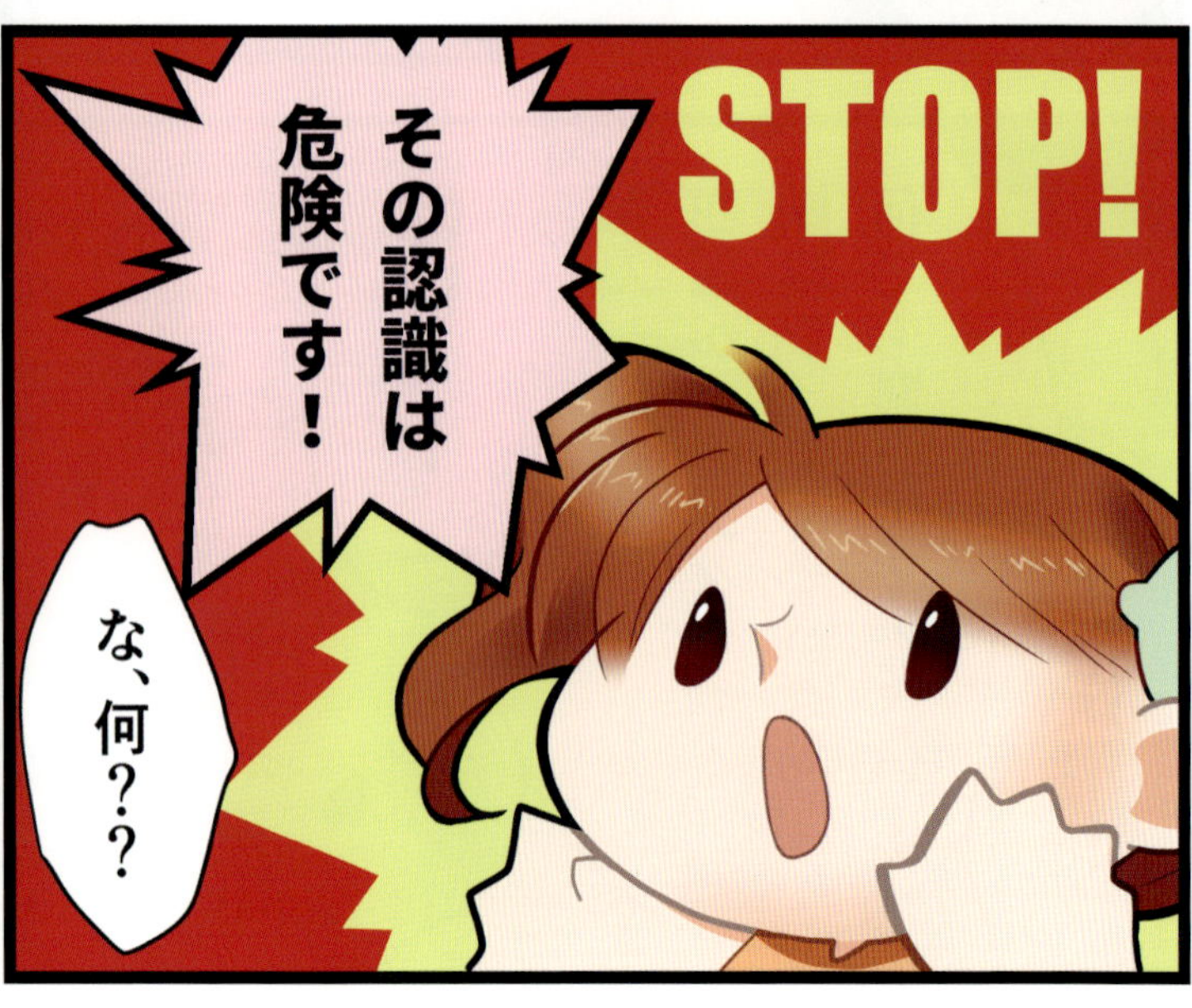
STOP!
その認識は危険です！
な、何？？

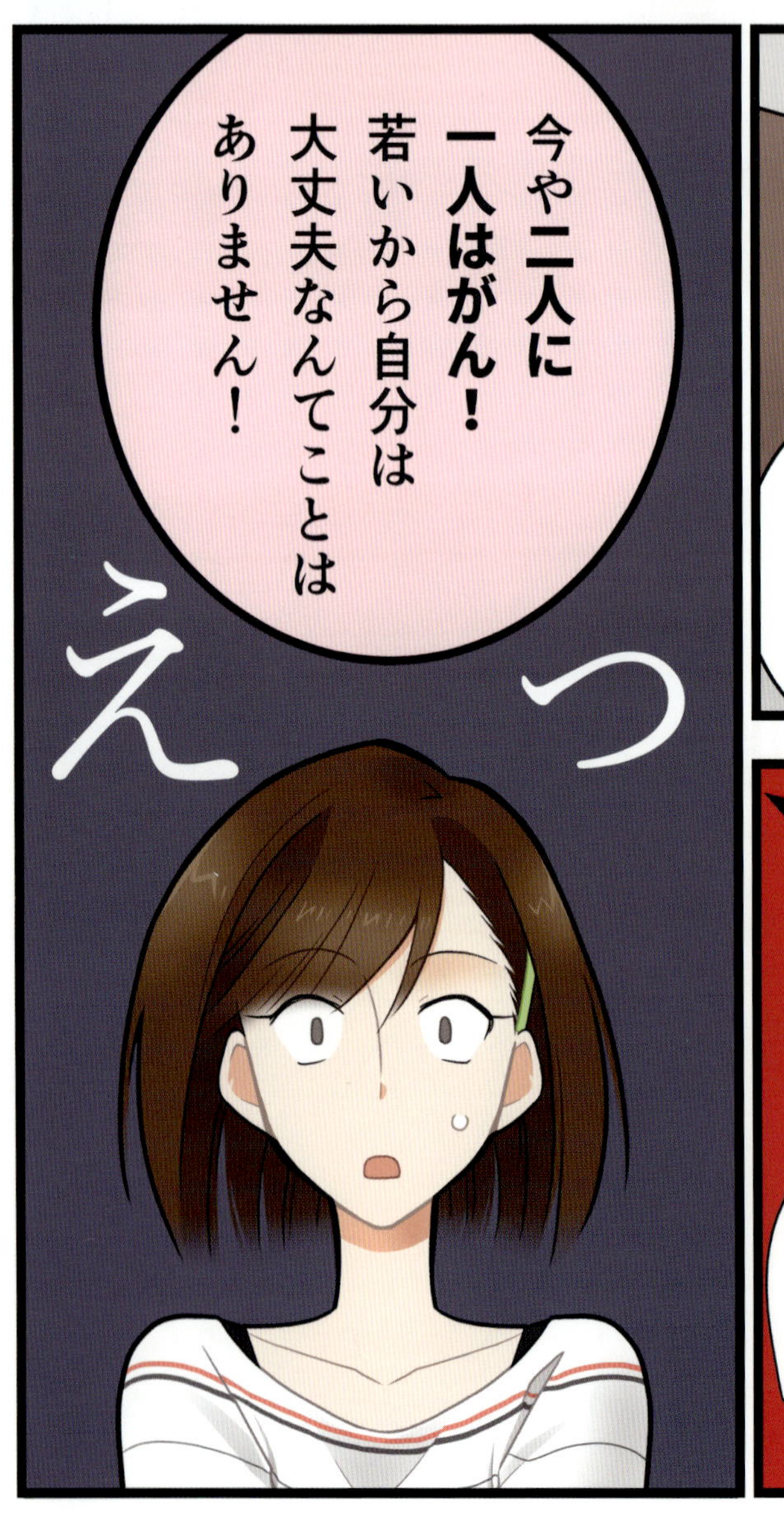
今や二人に一人はがん！若いから大丈夫なんてことはありません！
えっ

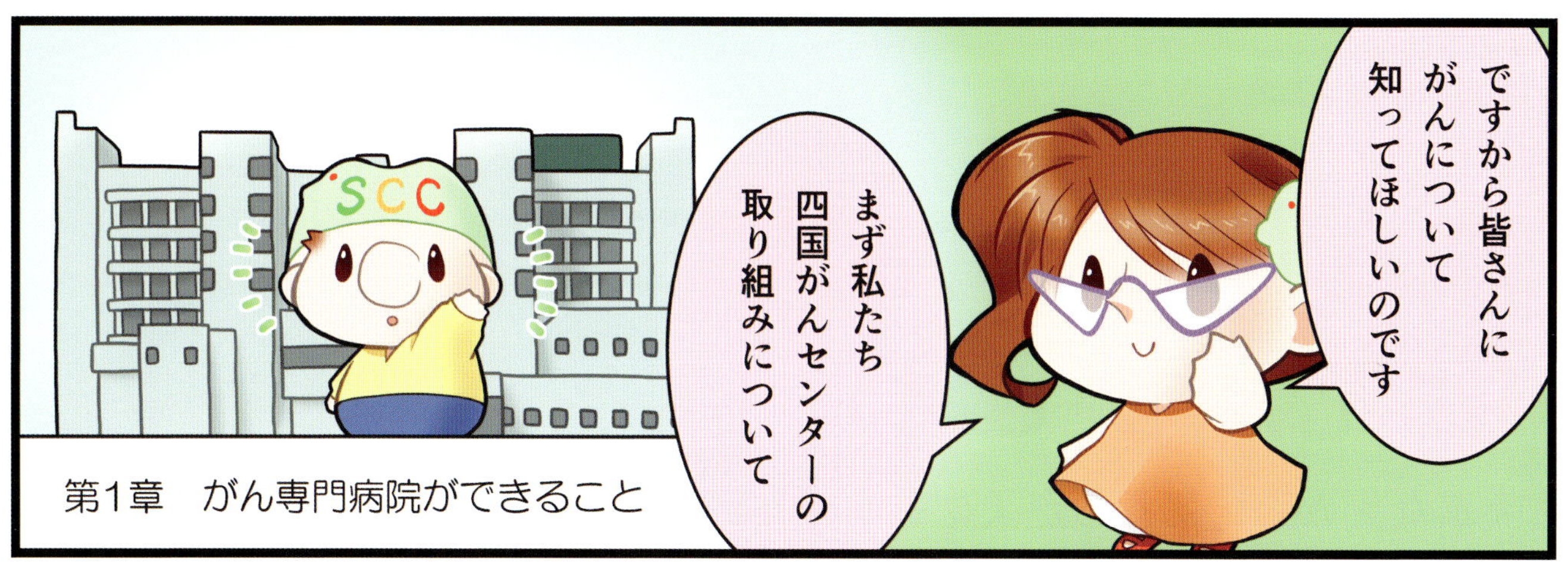

ですから皆さんにがんについて知ってほしいのです
まず私たち四国がんセンターの取り組みについて
第1章　がん専門病院ができること

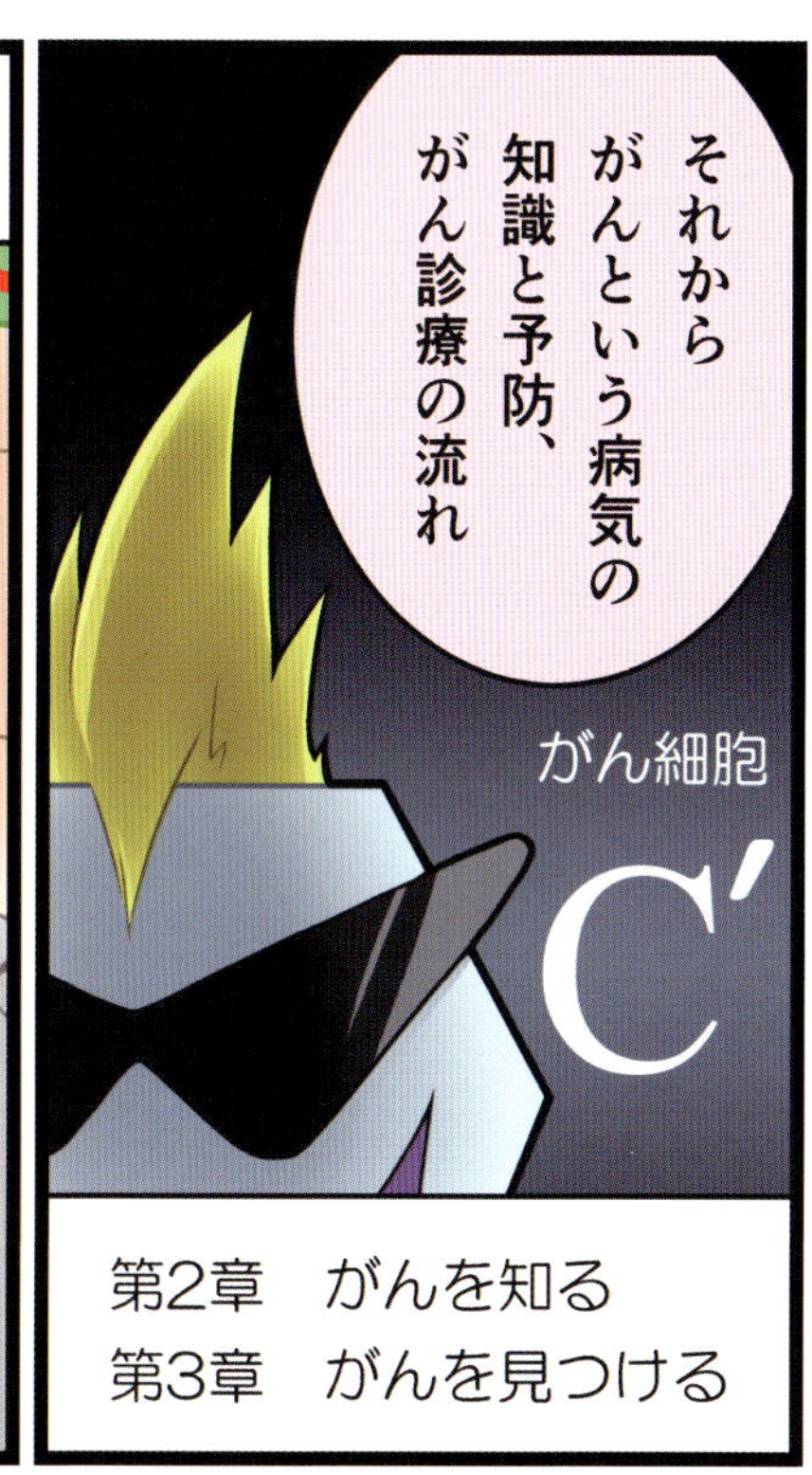

それからがんという病気の知識と予防、がん診療の流れ
がん細胞
C'
第2章　がんを知る
第3章　がんを見つける

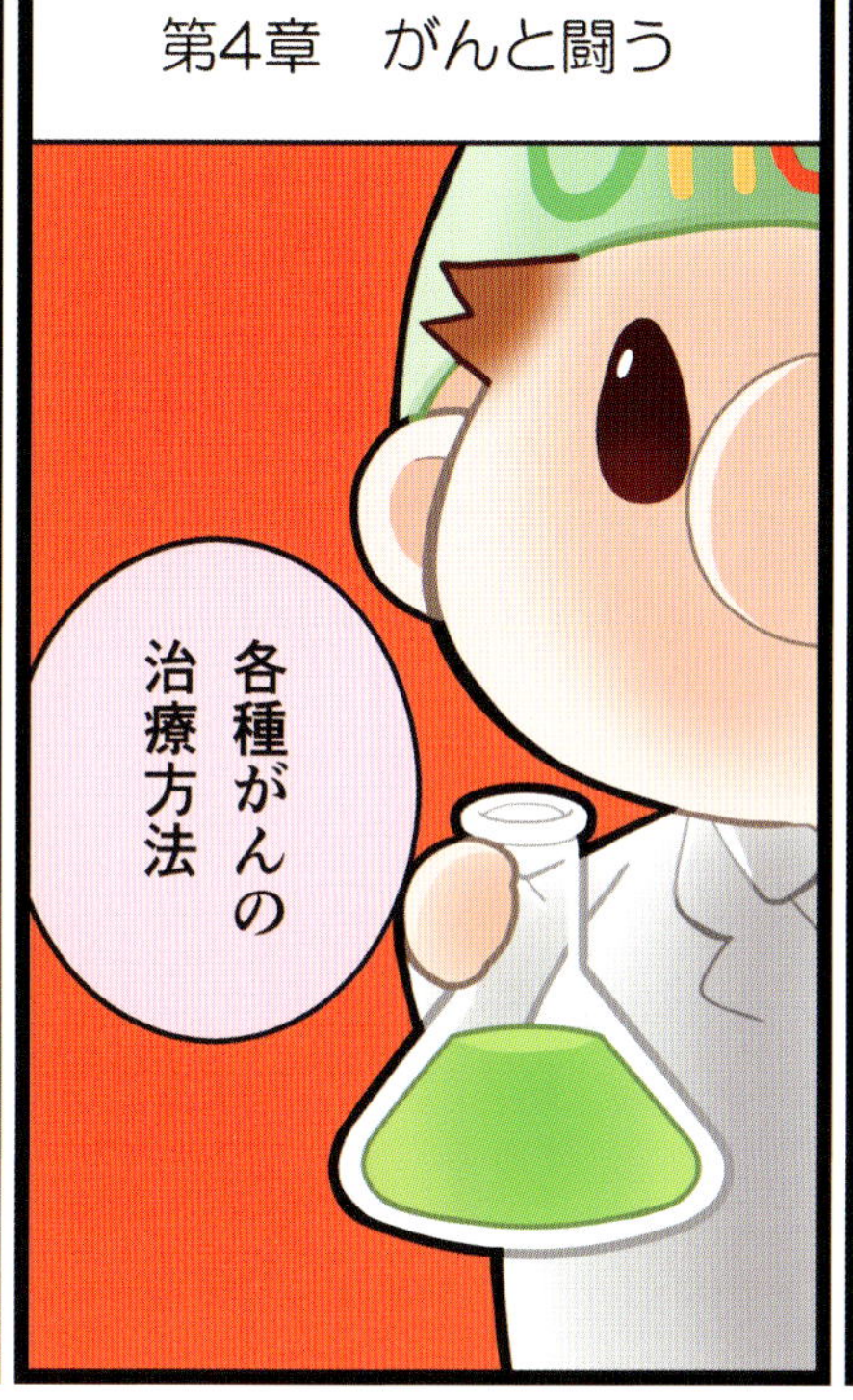

第4章　がんと闘う
各種がんの治療方法

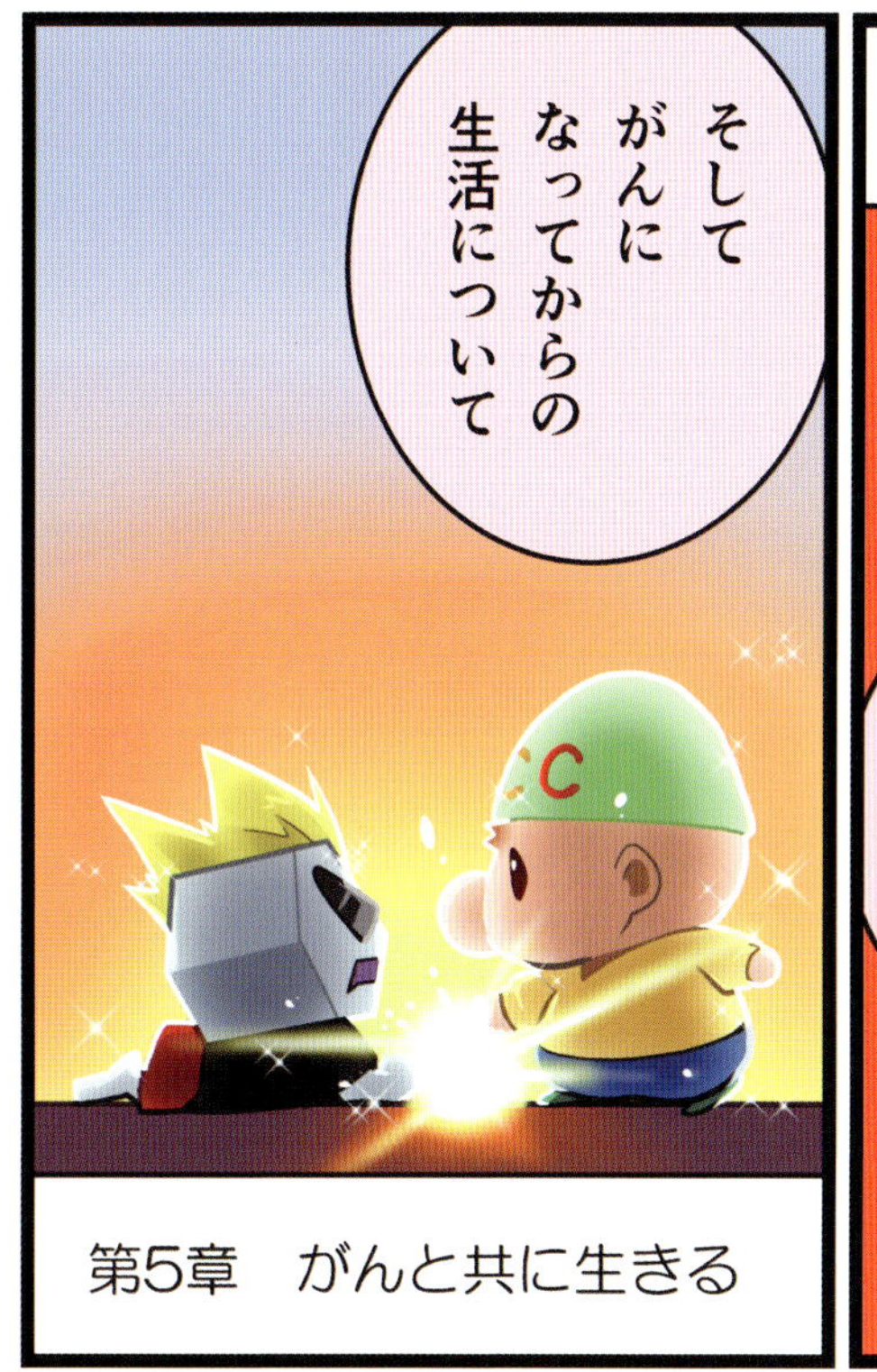

そしてがんになってからの生活について
第5章　がんと共に生きる

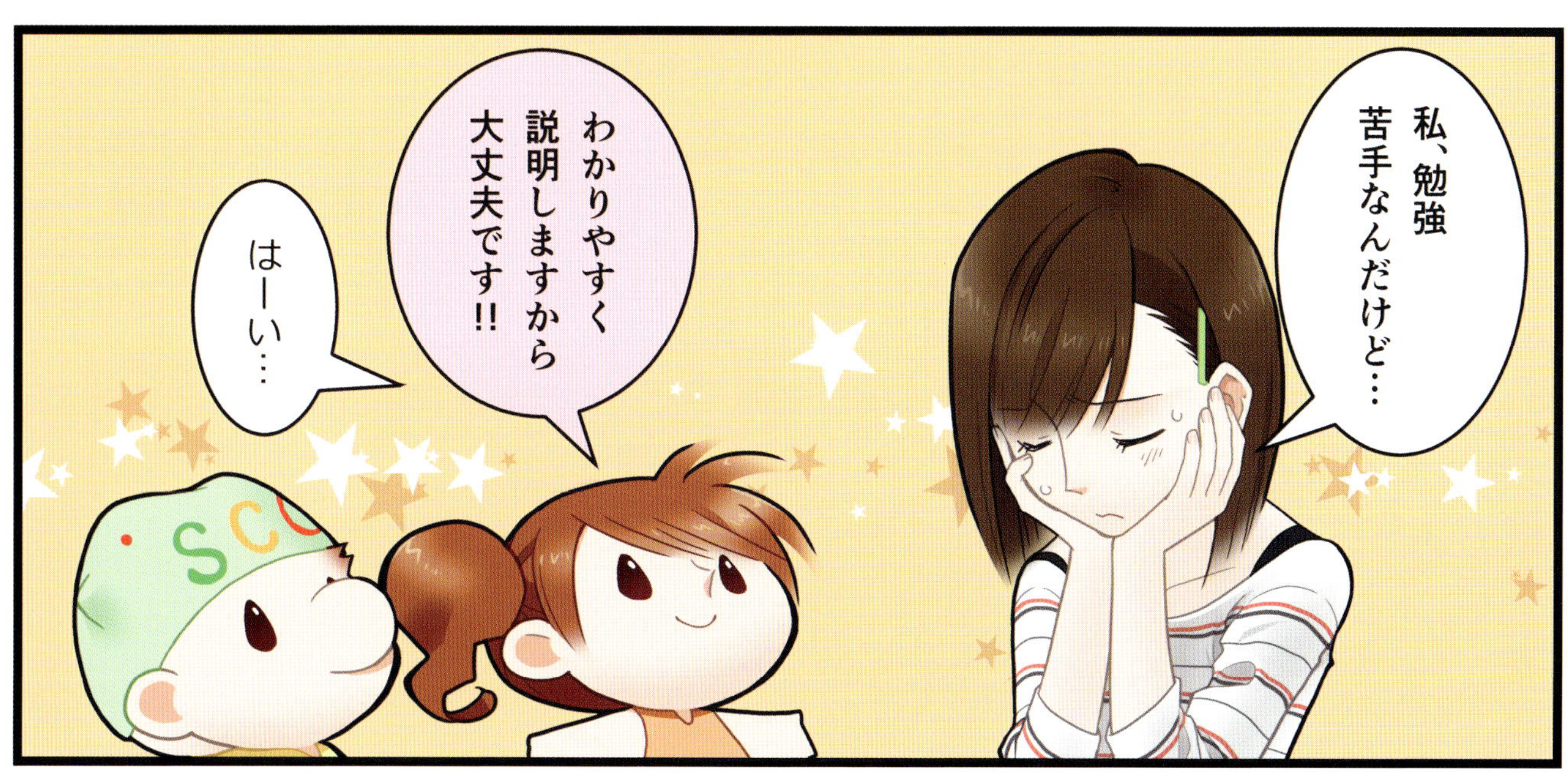

私、勉強苦手なんだけど…
わかりやすく説明しますから大丈夫です!!
はーい…

発刊にあたって

がんになった人に伝えたいこと

大事な人ががんになった人にも伝えたいこと

院長 谷水（たにみず） 正人（まさひと）

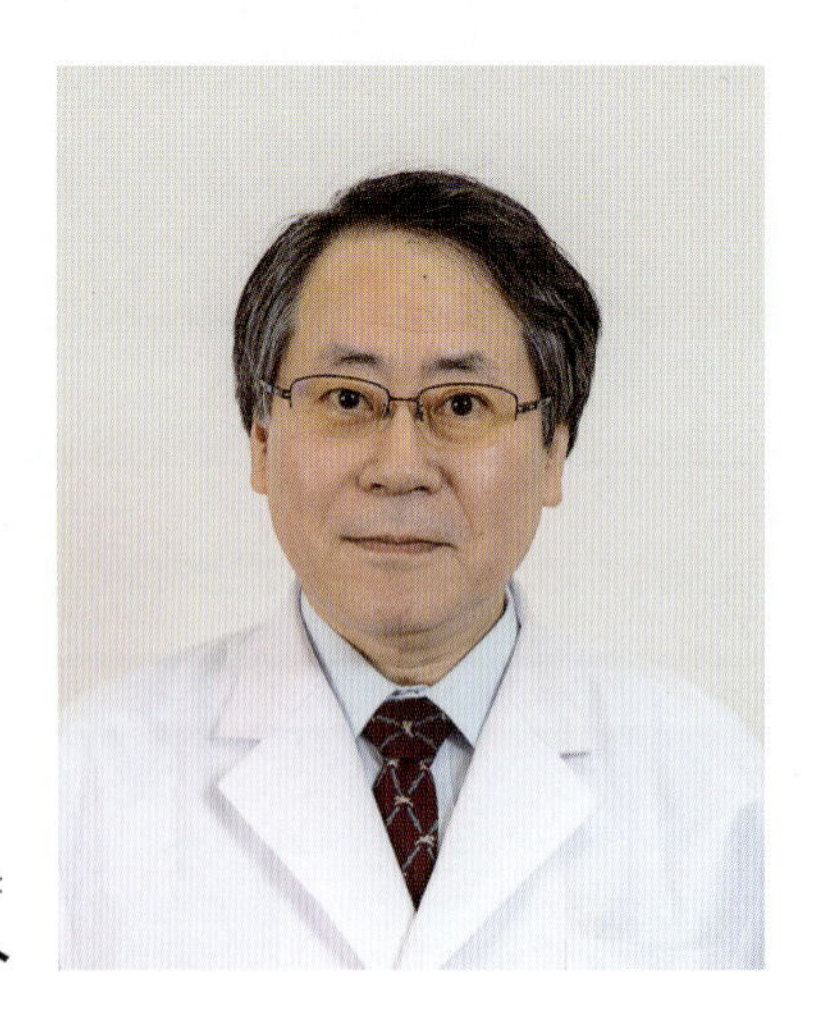

「敵を知り、己を知り、味方を知れば百戦危うからず」

本書は、現在がんにかかっている人とその家族、がんの治療をしていたけれど今は治った人、また、まだがんにかかったことはないけれど心配している人、心配していないけれどがんについて知りたい人、さらに、自由研究の題材を探している子どもたちに読んでほしいと思い、出版いたしました。ずいぶん欲張りなようですが、ご容赦ください。なぜなら、がんは皆さんにかかわる国民病だからです。でも、もし今あなたか、あなたの大事な方ががんにかかっているとしたら、特にこの本を活用していただきたいと思っています。

「敵を知り己を知れば百戦危うからず」という孫子の言葉があります。敵であるがんがどんな病気で、今のがん医療はどこまで進んでいるのか、診療を受けるにあたりどんな準備をしておけばいいかを詳しく知っておけば、あなたはがんとの闘いを優位に進められるでしょう。

しかし、闘いの場にいるのは、敵であるがんとあなただけではありません。そこには味方になりたいと思っている私たちもいます。がん専門病院は、がん診療のことをいつも考えている病院です。あなたの味方として、精一杯の支援を届けたいと思い、私たちはこの本を作成いたしました。

「敵を知り、己を知り、味方を知れば百戦危うからず」。本書の目的として、孫子の言葉をもとに、私が作った言葉です。私たちがこの本で伝えたいのは総説や理想論ではありません。自院である四国がんセンターについて語ることで、地方の現実のがん医療として、がん専門病院が実際に行っていること、考えていることを伝えたいと思っています。他県にもがん専門病院はありますので、他県の方が読まれても参考になると思います。

さて、まずは最初にがんの総論的な話をしましょう。がんは体の細胞の遺伝子に傷がつくことによって起こる病気だということが分かっています。人間の体は約37兆個の細胞からなり、細胞が生まれ変わりながら生きています。細胞が複製されるとき、その遺伝子に傷がつき、それが重なってがん細胞が生まれます。だから年齢を重ねるとがんになる確率は高くなります。

平均余命世界一の日本では、今や2人に1人が一生のうちにがんにかかるといわれています。がんにならなかった人は、がんになる前に死んでいるのです。がんになりやすい体質や、その体質を受け継ぐ家族性腫瘍（しゅよう）があることも分かってきました。それを知ることで、対策がとれることもお伝えします。

もう1つ分かっていることがあります。すべてのがんと診断された人のうち、6割以上の方が診断後5年以上生存しているという事実です。しかもこの6割というのは6年以上前の成績です。日進月歩のがん医療ですから、今からがんと診断される人たちはもっと長く生きることになります。

実は「がんゲノム医療」という新しい診断治療体系が開発され、今まさにがん医療革命が勃発しているのです。例えば、固形がんが全身に転移した状態では、以前なら一時的にがんを抑えるしか方法がありませんでした。しかし今は長期に寛解（症状が軽減またはほぼ消失した状態）を維持し、その後に再発がみられない人が出ています。

「がんになっても安心して暮らせる地域社会」に向かって

がんになっても長期生存する人や治癒する人が増えてきたこともあり、最近は「がんになっても安心して暮らせる地域社会」の構築が課題となっています。がん診療連携拠点病院を中心として、がんと診断されたときからの緩和ケアや、療養生活の質の向上、がん教育・就労の支援や小児がん対策・生殖機能温存などが、がんとの共生を目指した活動として取り組まれるようになりました。

医療者側も努力しましたが、患者さんの苦しみを取る医療の推進や、がん治療薬承認の短縮化など多くの点で、がんを経験した人や家族の活動ががん診療を改善させた原動力となりました。ほかにも、がん体験者が支えあい、情報交換する患者会やサロンの活動も必要です。

「がんになっても安心して暮らせる地域社会」では、今度はあなたががんにかかった人や、がんにかかるかもしれない人の味方になることができるかもしれません。私たちはそのお手伝いもします。そんなことも考えてみてくださるとうれしいです。

本書は6章で構成しています。「第1章 がん専門病院ができること」では、がん専門病院が地域のがん診療のために何を考えて努力してきて、今何が必要と考えているかをお伝えしたいと思います。「第2章 がんを知る」では、敵であるがんの原因と対策について、「第3章 がんを見つける」では、がんを見つけ診断するために、私たちが行っていることを解説します。「第4章 がんと闘う 最新・最良の医療を目指して」は、現在、がん専門病院が提供できるがん治療の情報をお伝えします。治ってもがんとは長いつきあいになります。「第5章 がんと共に生きる」の章は、がんと共に生きている人たちに役立ってほしいと思っています。

そして、がんは重い話題です。重くなりすぎず読めることを考慮して、各章の初めにはコミックをトッピングしてみました。難しい話が嫌いな人は、コミックだけでも読んでいただければ幸いです。

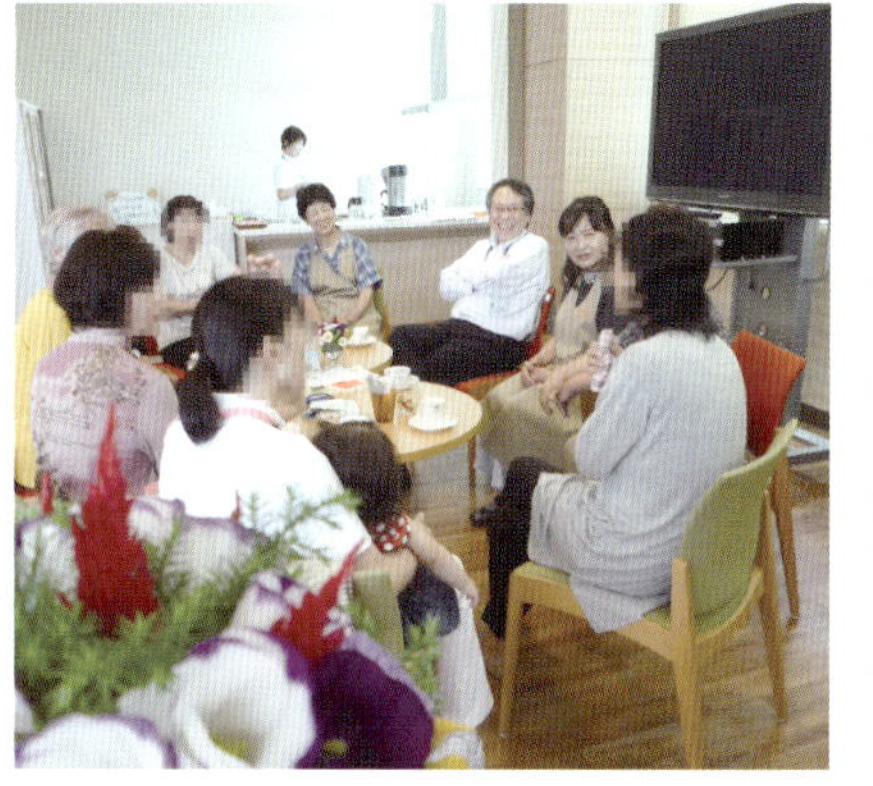

写真1　暖だんカフェで参加者と談笑

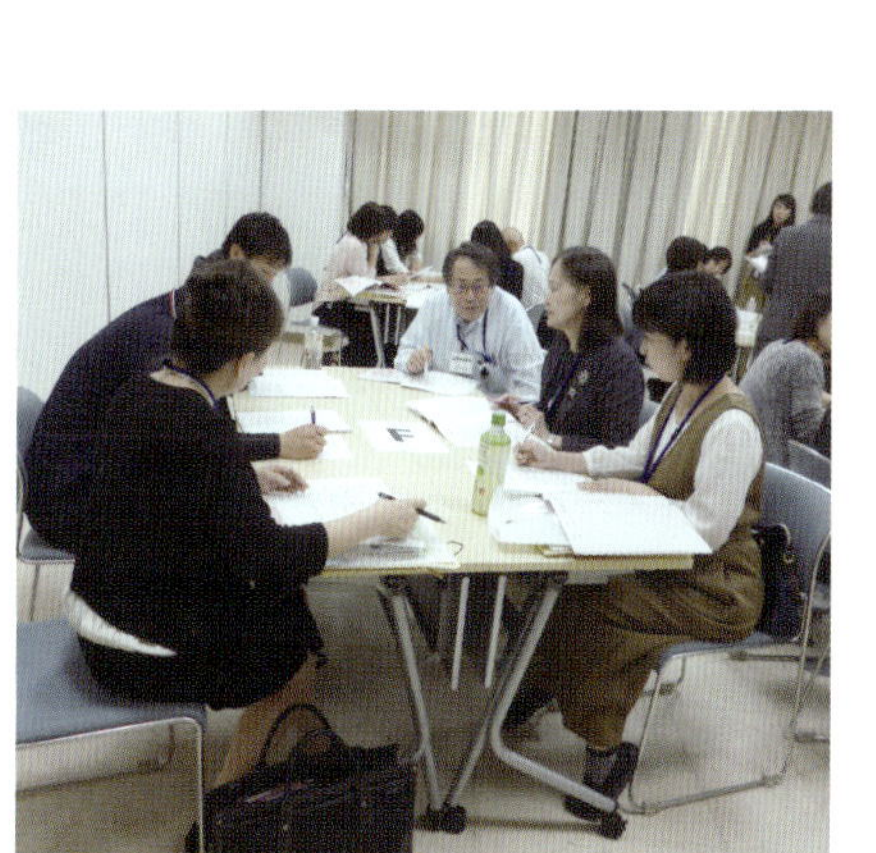

写真2　治療と仕事の両立支援について討議

がん専門病院からのメッセージ　～がんと闘い、共に生きる人を支えたい～　もくじ

第4章　がんと闘う　最新・最良の医療を目指して

第6章　がん診療の明日

第1章

がん専門病院ができること

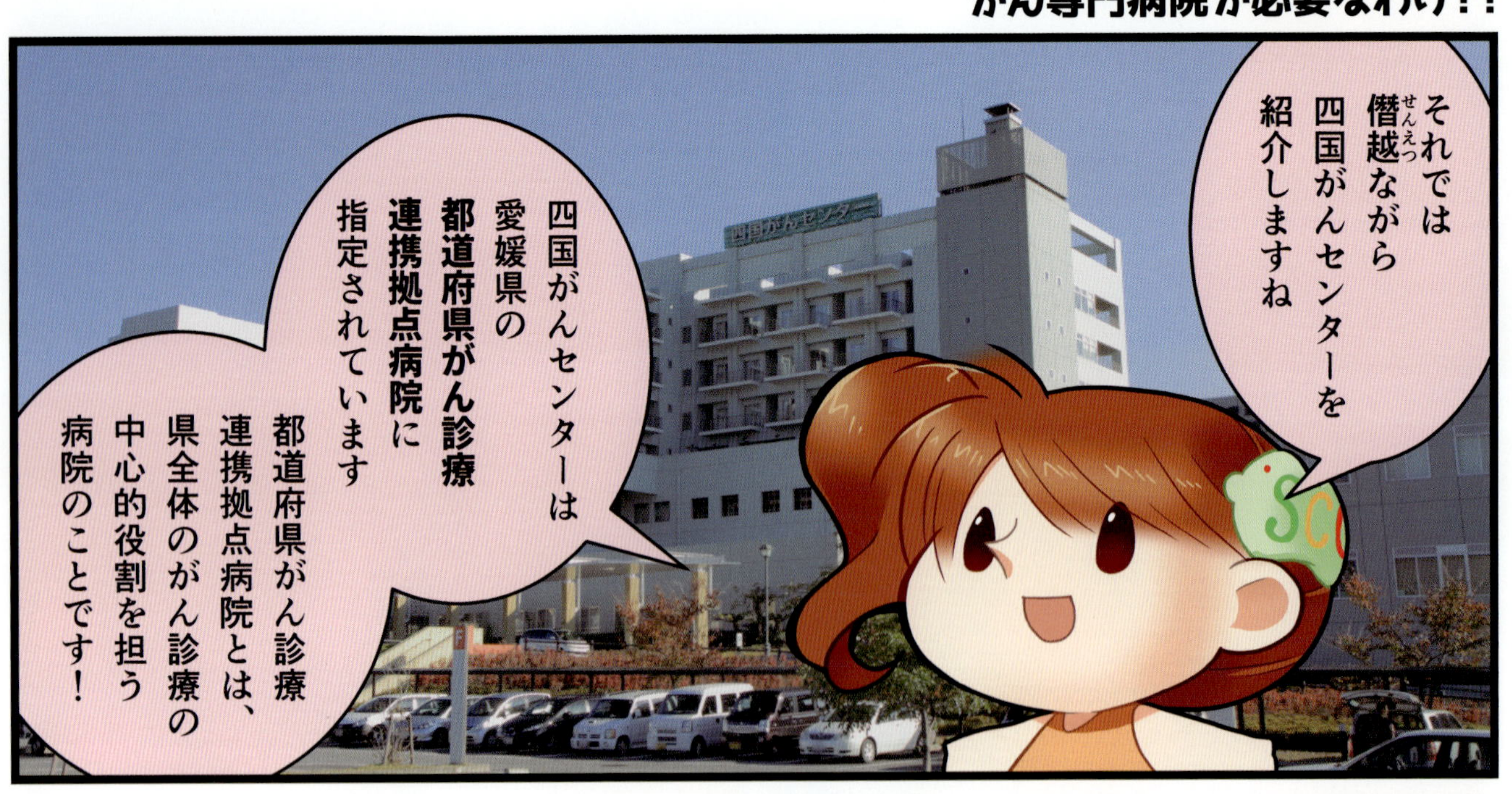
それでは僭越ながら四国がんセンターを紹介しますね
四国がんセンターは愛媛県の都道府県がん診療連携拠点病院に指定されています
都道府県がん診療連携拠点病院とは、県全体のがん診療の中心的役割を担う病院のことです！

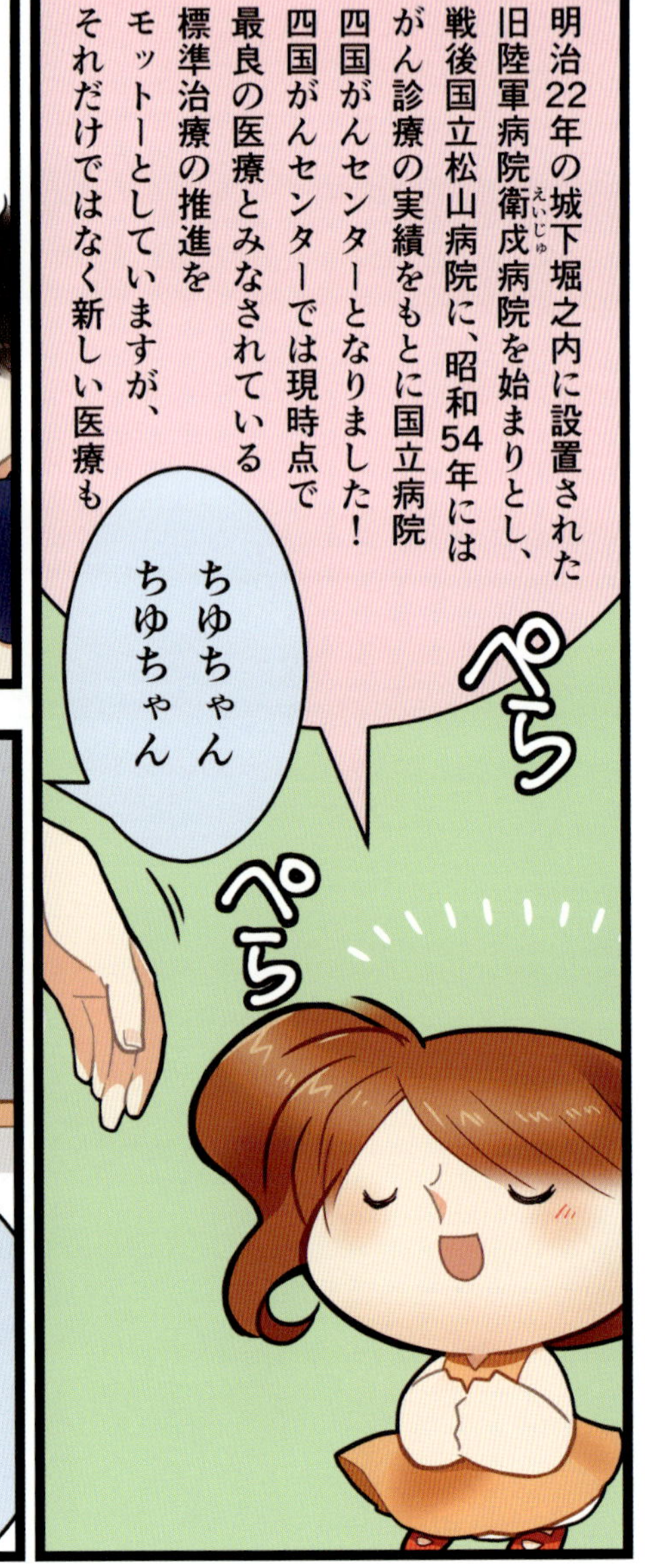
明治22年の城下堀之内に設置された旧陸軍病院衛戍病院を始まりとし、戦後国立松山病院に、昭和54年にはがん診療の実績をもとに国立病院四国がんセンターとなりました！四国がんセンターでは現時点で最良の医療とみなされている標準治療の推進をモットーとしていますが、それだけではなく新しい医療も
ぺら
ちゅちゃん ちゅちゃん
ぺら

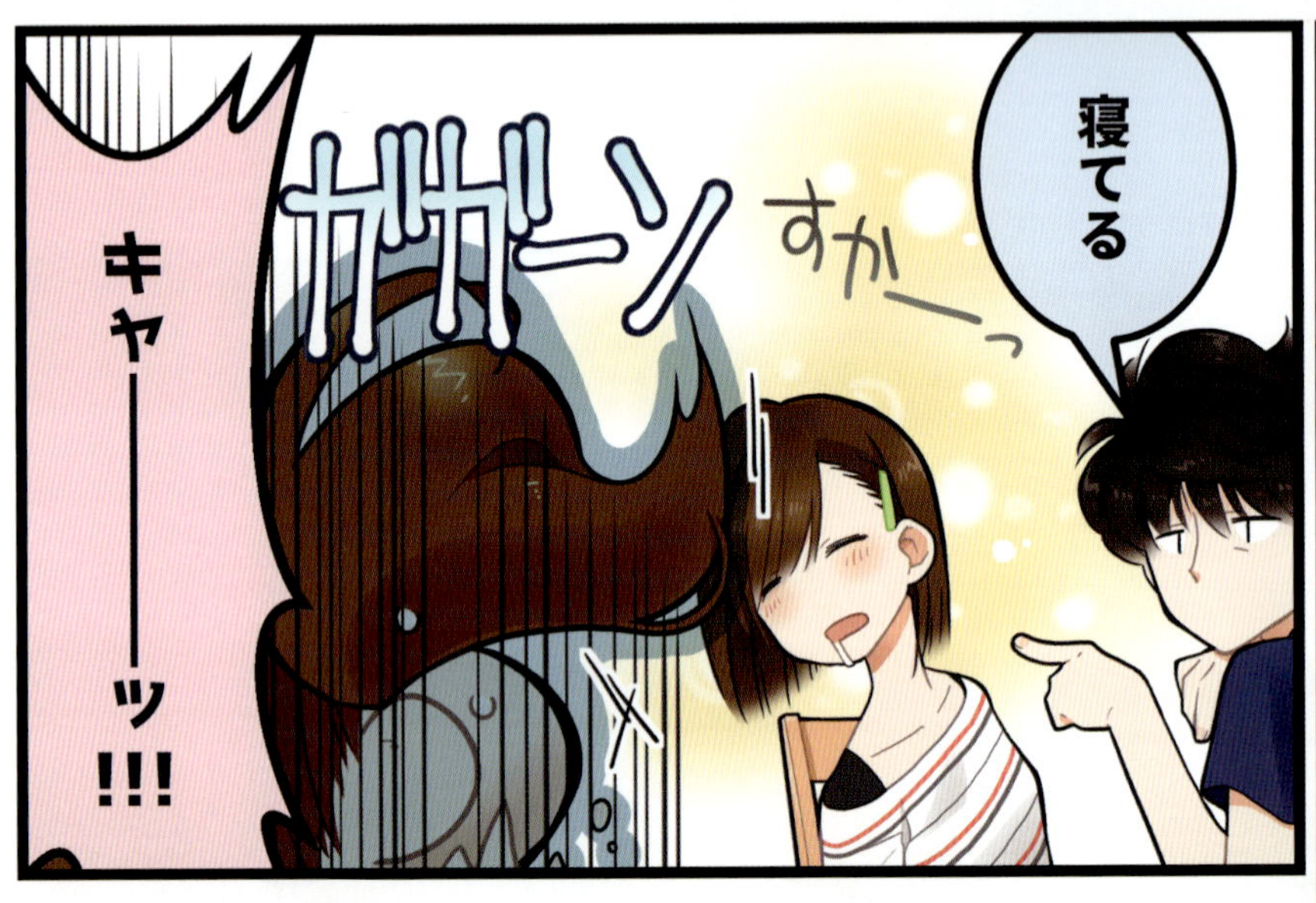
寝てる
すか——っ
ガガーン
キャ———ッ!!!

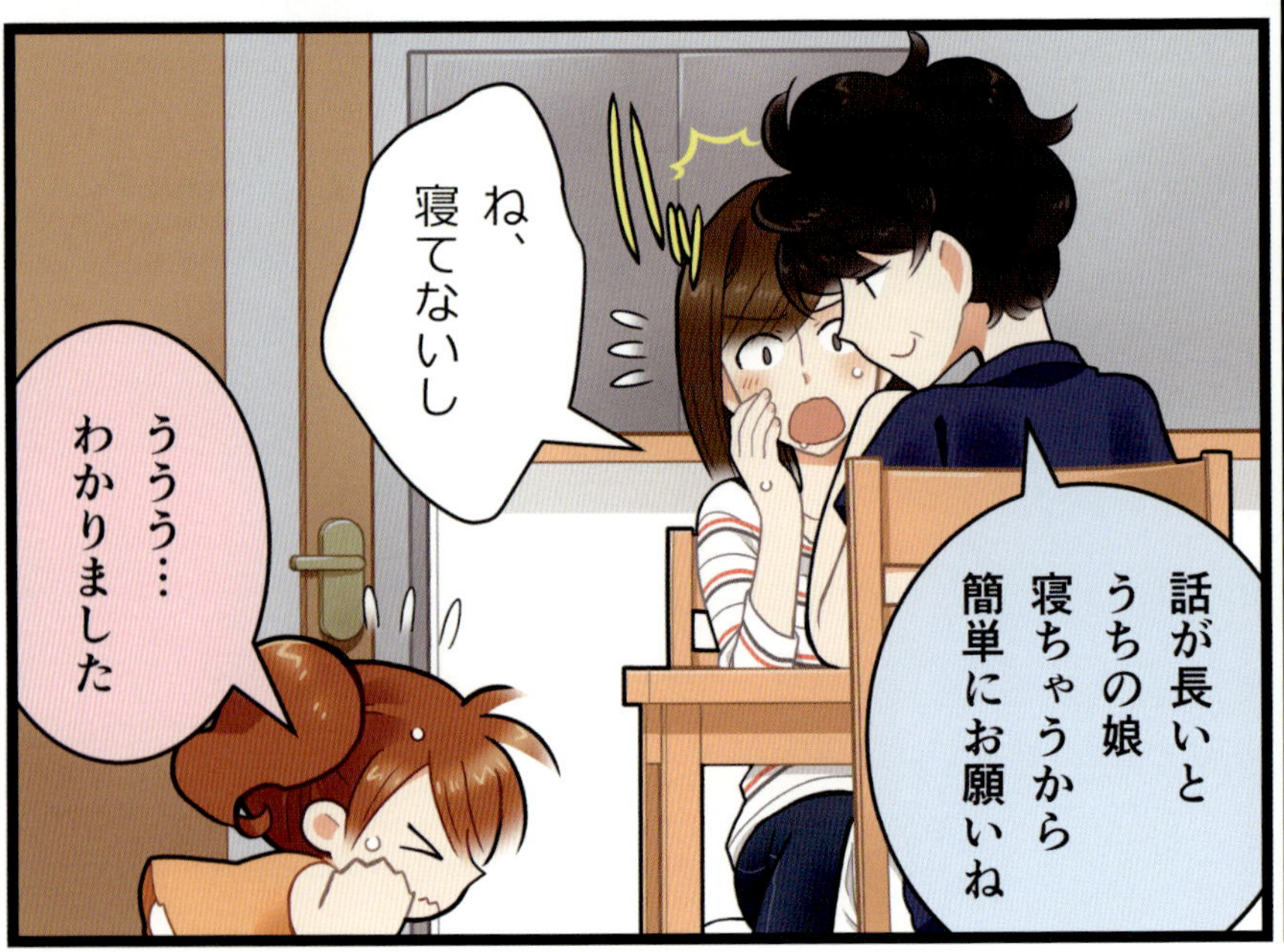
ね、寝てないし
話が長いとうちの娘寝ちゃうから簡単にお願いね
ううう…わかりました

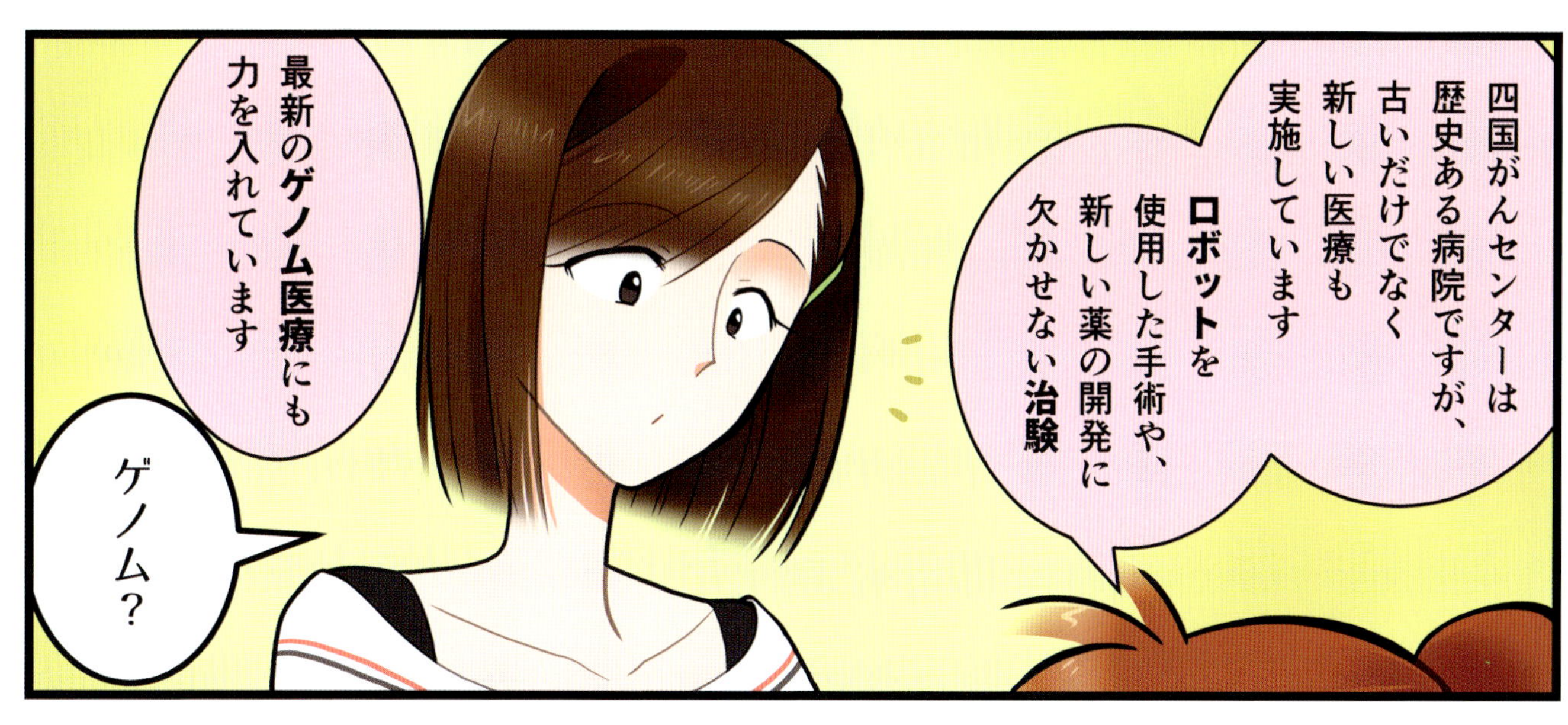
四国がんセンターは
歴史ある病院ですが、古いだけでなく新しい医療も実施しています
ロボットを使用した手術や、新しい薬の開発に欠かせない治験
最新のゲノム医療にも力を入れています
ゲノム？

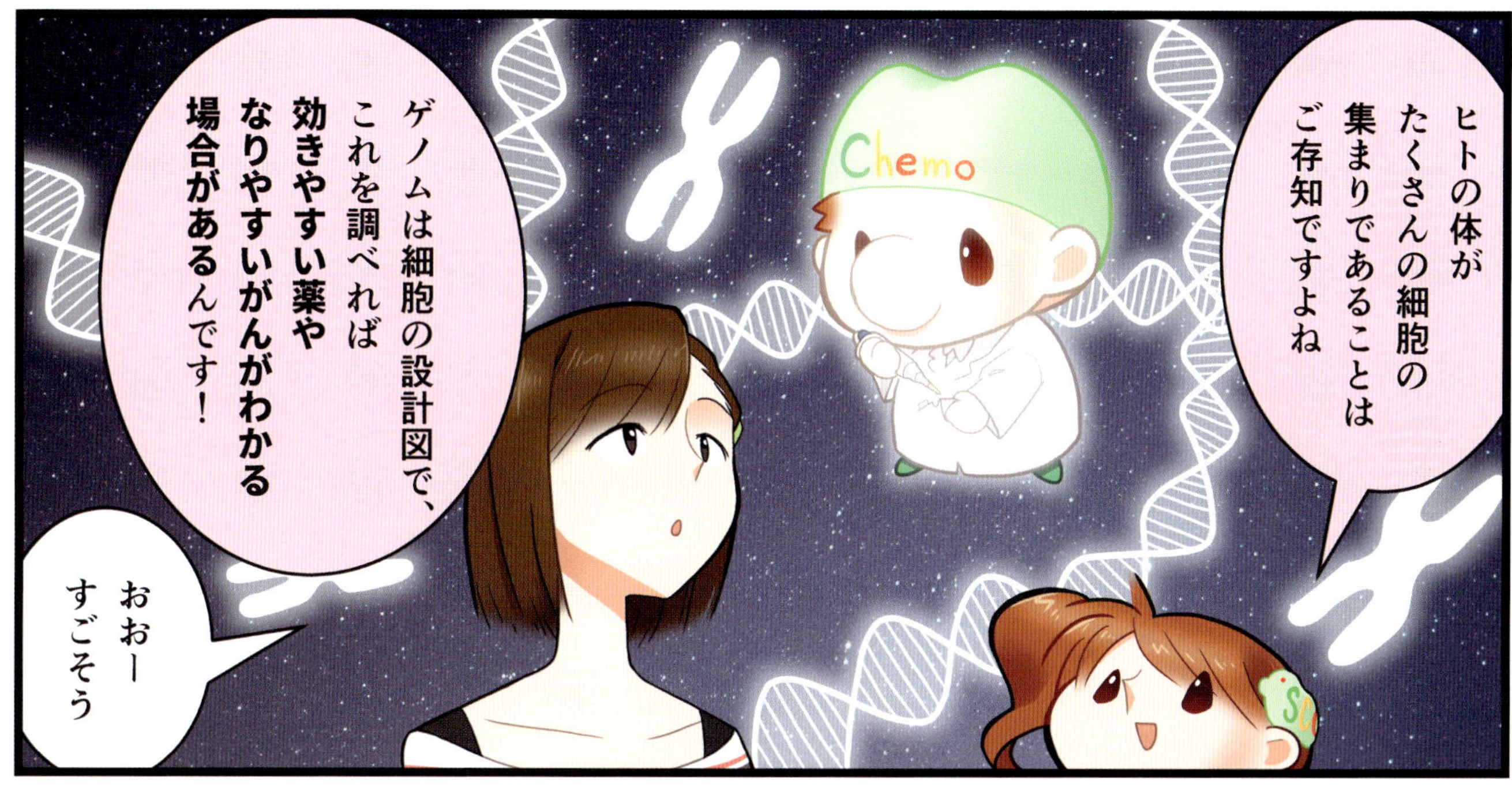
ヒトの体がたくさんの細胞の集まりであることはご存知ですよね
Chemo
ゲノムは細胞の設計図で、これを調べれば効きやすい薬やなりやすいがんがわかる場合があるんです！
おおーすごそう

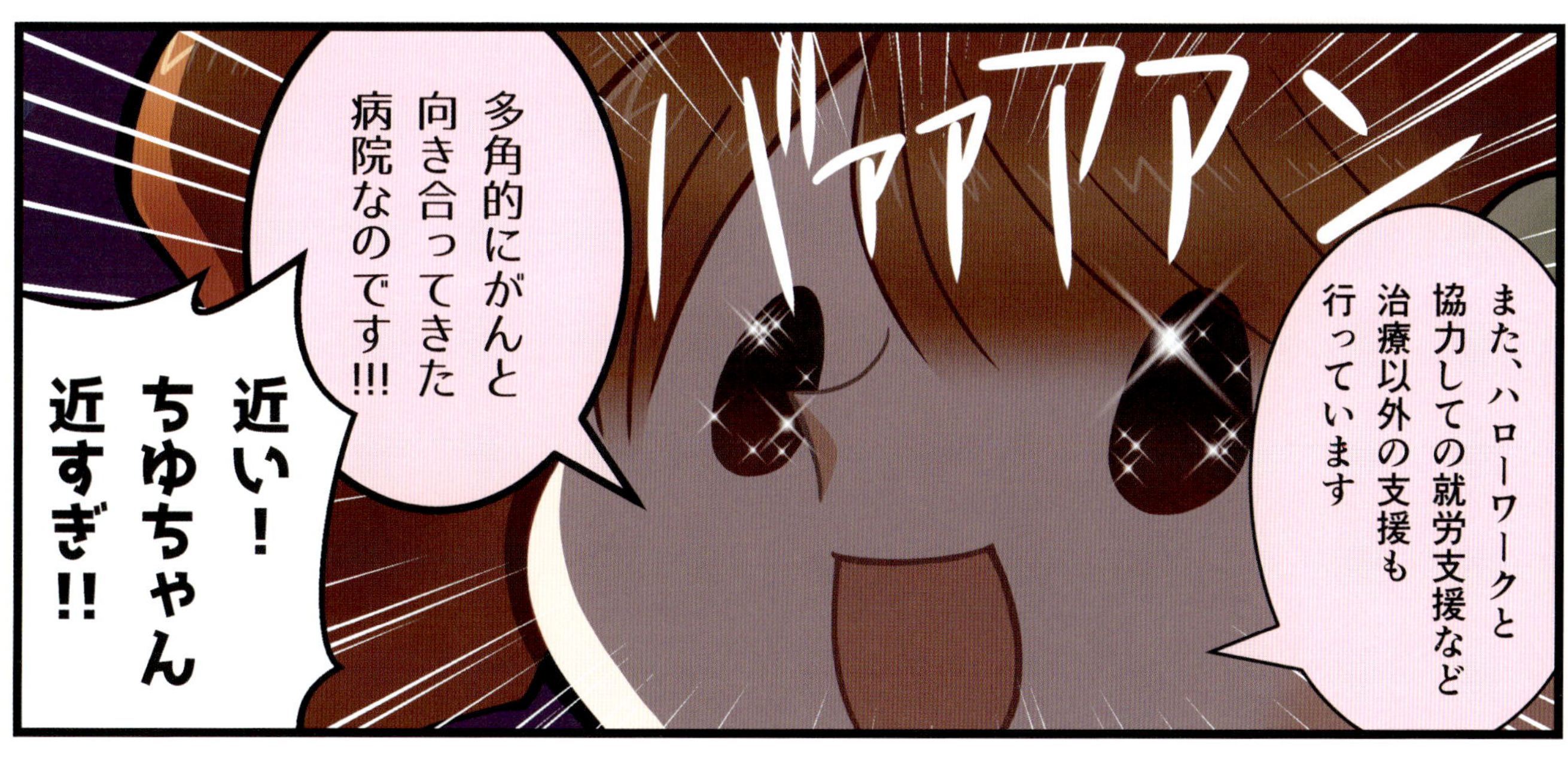
バァアアン
また、ハローワークと協力しての就労支援など治療以外の支援も行っています
多角的にがんと向き合ってきた病院なのです!!!
近い！ちゆちゃん近すぎ!!

がん専門病院の役割

私たちはがん診療のスペシャリストです

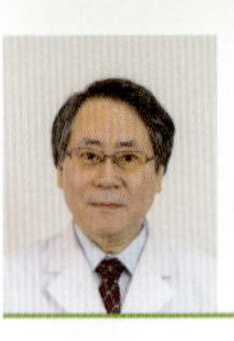

緩和ケア内科
院長　谷水（たにみず） 正人（まさひと）

この章ではまず、がん専門病院ならではの四国がんセンターの特徴を列記しています。これにより現在のがん診療、現実のがん専門病院の姿をお伝えできると思います。

がん専門病院としての四国がんセンターの歴史

歴史をたどると、戦後一般の国立病院であった当院が、全国でも早い時期からがん診療に力を入れて今日に至る経過が見えます（「四国がんセンターの概要」140ページ参照）。

四国がんセンターは昭和41年「四国地方がんセンター」を併設した後、昭和54年に正式に「四国がんセンター」としてがん専門病院となりました。全国のがん専門病院が参加する「全国がんセンター協議会」に結成当初の昭和48年から参加しています（現在は32施設が加盟）。

平成14年3月には全国で最初の「地域がん診療拠点病院」に指定され、また「がん政策医療ネットワーク」の「基幹医療施設」となり、同19年からは愛媛県をまとめる「愛媛県がん診療連携拠点病院」に指定されました。

がん専門病院ならではの機能と先見性

がんセンターは併存症のあるがん患者への対応では総合病院にはかないません。しかし、がん診療を目的に整備された病院としての特徴と、がんのことを常に考えている先見性というアドバンテージがあります。専門病院としての特徴は、次のとおりです。

1. がん専門のスタッフがいます。

医師はがんにかかわる専門医の集団です。看護師もがん看護専門看護師などの専門教育を受けたさまざまなエキスパートが多数在籍します。ほかにも、がん専門薬剤師、がん病態栄養専門管理栄養士など多種多様ながん診療の専門家が在籍しており、若手医療従事者の研修の場にもなっています。

2. 病院の組織構成や建物そのものががん診療を目的に作られています。がん治療のための急性期病棟、集中治療室、地域包括ケア病棟、緩和ケアセンター、通院治療室（外来抗がん剤治療センター）、がんドックなどを有し、病院内だけではなく、在宅や地域の、早期から終末期までの診療を、患者さんが望む場所で安心して継続できる体制を整えています。

病棟は臓器別編成となっており、同じ病棟で診断から手術、抗がん剤治療が行われています。そのため、経験が積みやすく、専門性が高いスタッフがそろいます。

3. がんの「標準治療」を行います。

「標準治療」というのは「中くらい」あるいは「最低限」の治療ではありません。科学的医学的根拠に基づいた最良（ベストな）の治療のことです。

4. がん診療のための設備としてPET-CTなどの高性能診断機器と高精度放射線治療装置、ダビンチロボット支援手術装置など最新鋭の治療機器がそろっています。

次に、専門病院として先見的に取り組んできたこと、取り組んでいることを紹介します。

1. 治験をはじめとする新しいがん治療への取り組み

臨床研究センターを中心に、新規抗がん剤開発にかかわる治験や医師主導臨床試験により、新しい標準治療を作るための研究に取り組んでいます。当院は、新薬が日本に導入されるときの最初の施設群の1つです。専任の治験コーディネーターが多数います。また、当院は乳房温存療法にも全国に先駆けて取り組みました。また、近年のある意味では新しい分野である緩和医療も率先して行ってきました。

2. 患者さん・家族への支援

年間9000件を超える相談に対応する「がん相談支援センター」があります。また、「患者・家族総合支援センター〝暖だん〟」は、がん患者さんや家族のための多様なニーズに応えるセンターです。患者図書やウィッグ・マンマ製品（乳がん術後補正下着）展示、患者サロン、がんカフェ「坂の上の雲・暖だんカフェ」などの患者サポートイベントが開催されています。最近は、がん教育やがん患者の就労支援などにも取り組んでいます。

地域のがん診療の中のがん専門病院

当院は、「愛媛県がん診療連携協議会」の幹事施設です。県内の他のがん診療を行う主だった病院と協議し、協力を図って、県内のどの地域でも質の良いがん診療が提供できるように努めています。愛媛県がん登録を受託し、愛媛県地域がん登録や院内がん登録を集計して、がん対策立案のための基礎データをまとめています。愛媛県のがん対策推進委員会にも協力し、愛媛県のがん対策に貢献しています。

これからさらに期待されること

がん医療は近年大きく進展しました。今後はさらに多様化した患者ニーズに応えていかなければなりません。今話題の「がんゲノム医療」は、がん治療に革命を起こすといわれています。がんゲノム（がん遺伝子）診断と分子標的薬の新規導入により、改めてがん専門病院の果たす役割が注目されています。私たちは時代を乗り越え、新たながん治療の専門家集団として、がんとの闘いに終止符を打つために全力を尽くしたいと思っています。

職種	分野	認定学会	専門医資格名
医師	がん一般	日本がん治療認定医機構	がん治療認定医
	放射線分野	日本医学放射線学会	放射線診断専門医
		日本医学放射線学会	放射線治療専門医
		日本核医学会	核医学専門医
	化学療法分野	日本臨床腫瘍学会	がん薬物療法専門医
	頭頸部がん	日本耳鼻咽喉科学会	日本耳鼻咽喉科専門医
		日本頭頸部外科学会	頭頸部がん専門医
	乳がん	日本乳癌学会	乳腺専門医
	肺がん	日本呼吸器学会	呼吸器専門医
		日本呼吸器内視鏡学会	気管支鏡専門医
		呼吸器外科学会	呼吸器外科専門医
	消化器がん全般	日本消化器病学会	消化器病専門医
		日本消化器内視鏡学会	消化器内視鏡専門医
		日本消化器外科学会	消化器外科専門医
	肝胆膵がん	日本肝臓学会	肝臓専門医
	消化管がん	日本食道学会	食道外科専門医
		日本大腸肛門病学会	大腸肛門病専門医
	泌尿器がん	日本泌尿器科学会	泌尿器科専門医
	婦人がん	日本産科婦人科学会	産婦人科専門医
		日本婦人科腫瘍学会	婦人科腫瘍専門医
	骨軟部がん	日本整形外科学会	整形外科専門医
	皮膚がん	日本皮膚科学会	皮膚科専門医
		日本皮膚科学会	皮膚悪性腫瘍指導専門医
	血液がん	日本血液学会	血液専門医
	口腔がん	日本がん治療認定医機構	がん治療認定医（歯科口腔外科）
		日本口腔外科学会	口腔外科専門医
		日本口腔腫瘍学会	口腔がん専門医
	緩和	日本緩和医療学会	緩和医療専門医
		日本ペインクリニック学会	ペインクリニック専門医
	精神	日本精神神経学会	精神科専門医
	病理	日本病理学会	認定病理専門医
		日本臨床細胞学会	細胞診専門医
薬剤師		日本医療薬学会	がん専門薬剤師

職種	専門医資格名
看護師	がん看護専門看護師 各種認定看護師 がん化学療法看護認定看護師 がん放射線療法看護認定看護師 がん性疼痛看護認定看護師 緩和ケア認定看護師 乳がん看護認定看護師 皮膚・排泄ケア認定看護師 摂食・嚥下障害看護認定看護師
作業療法士 理学療法士 言語聴覚士	専門理学療法士（神経） 専門理学療法士 （生活環境支援理学療法）
栄養士	管理栄養士
臨床心理士	臨床心理士
社会福祉士	社会福祉士
臨床工学技士	呼吸療法認定士 （日本胸部外科学会・日本呼吸器学会・日本麻酔科学会）
臨床検査技師	細胞検査士 超音波検査士（消化器領域）

表　専門資格一覧

個別化医療を目指して

がんゲノム医療～愛媛にプレシジョン・メディシンを

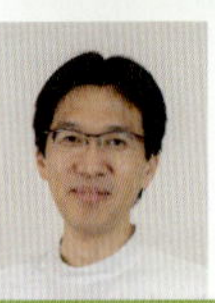

臨床研究センター、呼吸器内科

臨床研究センター長 上月(こうづき) 稔幸(としゆき)

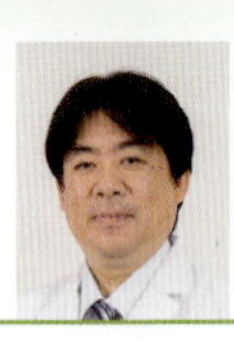

消化器内科

消化器内科医長 仁科(にしな) 智裕(ともひろ)

がんとゲノム

人間の体は、およそ37兆個の細胞によって出来ています。これら細胞の元をたどると、父親からの精子と母親からの卵子に由来する1つの受精卵が分裂、増殖することによって出来ています。その細胞がそれぞれの場所で皮膚や目、心臓となったりするのは、個々の細胞の中に存在する、「塩基」という言語で書かれた「設計図」（DNA）があるからです。その中にはおよそ2万2000種類の遺伝子からなる遺伝情報（ゲノム）が組み込まれ、その情報に基づいて、人間の体が出来上がっています（図1）。

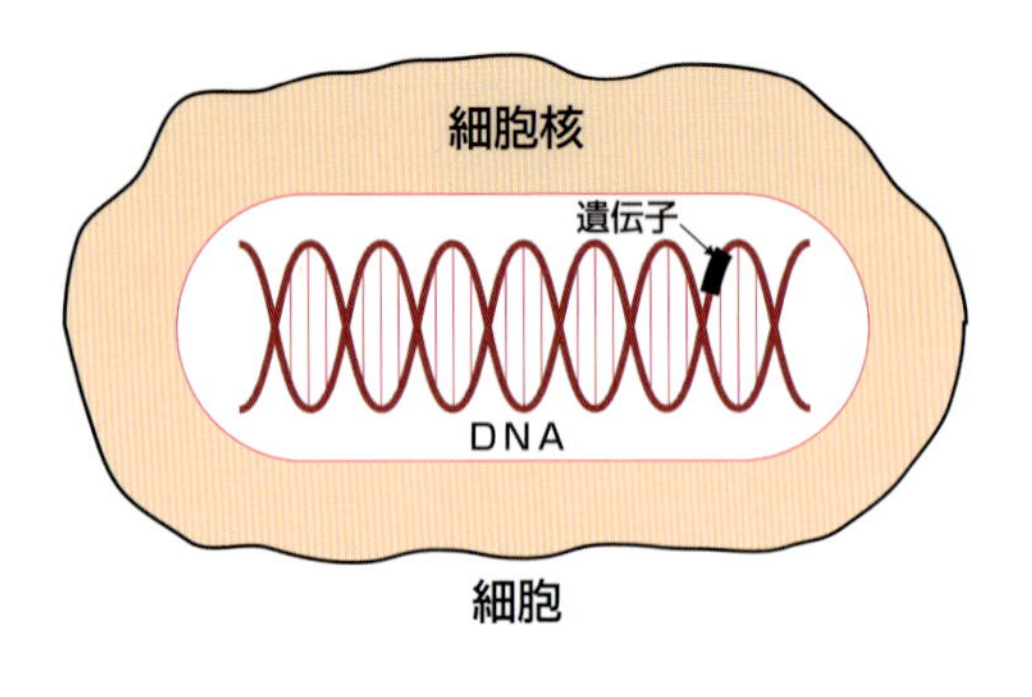

図1　DNAと遺伝子
細胞の核内のDNAに、遺伝子が含まれています

そして世の中には、目の青い人・黒い人、お酒に強い人・弱い人、ある病気にかかりやすい人・そうでない人などさまざまな人がいます。これまで、これらの現象は人種差・体質などの言葉で説明されてきましたが、遺伝子を詳しく調べてみると、一部の塩基配列の違いによるものであることが分かってきました。すなわち、遺伝子の塩基配列が異なることによって、塩基配列から翻訳されるアミノ酸の種類が変わり、そのアミノ酸からなるタンパク質が異なることが、人種差や個々の体質の違いの一因といわれています。

それでは、がん細胞とはどのようなものなのでしょうか？

体の中に存在する細胞は、タバコなどの発がん物質や紫外線、放射線、細菌・ウイルスなどの環境因子にさらされています。これらの因子は、細胞の中に存在するDNAに傷をつけ、異常な細胞の増殖につながります。本来、私たちの体には傷ついたDNAを修復したり、うまく修復できなかった場合には、異常な細胞ごと排除する機能が備わっていますが、中には異常な細胞がそのまま残ることもあります。例えば、「がん遺伝子」と呼ばれる遺伝子に傷がつくと、細胞増殖のアクセルが

タバコ、発がん物質、
紫外線、放射線など

正常細胞　　がん細胞

正常配列　アミノ酸 Cys Ser
DNA — TGCTCA —
— ACGAGT —

遺伝子変異　Cys Ala
— TGCGCA —
— ACGCGT —

図2　がんと遺伝子変異
発がん物質などにより、DNAが傷つき遺伝子変異が起こります

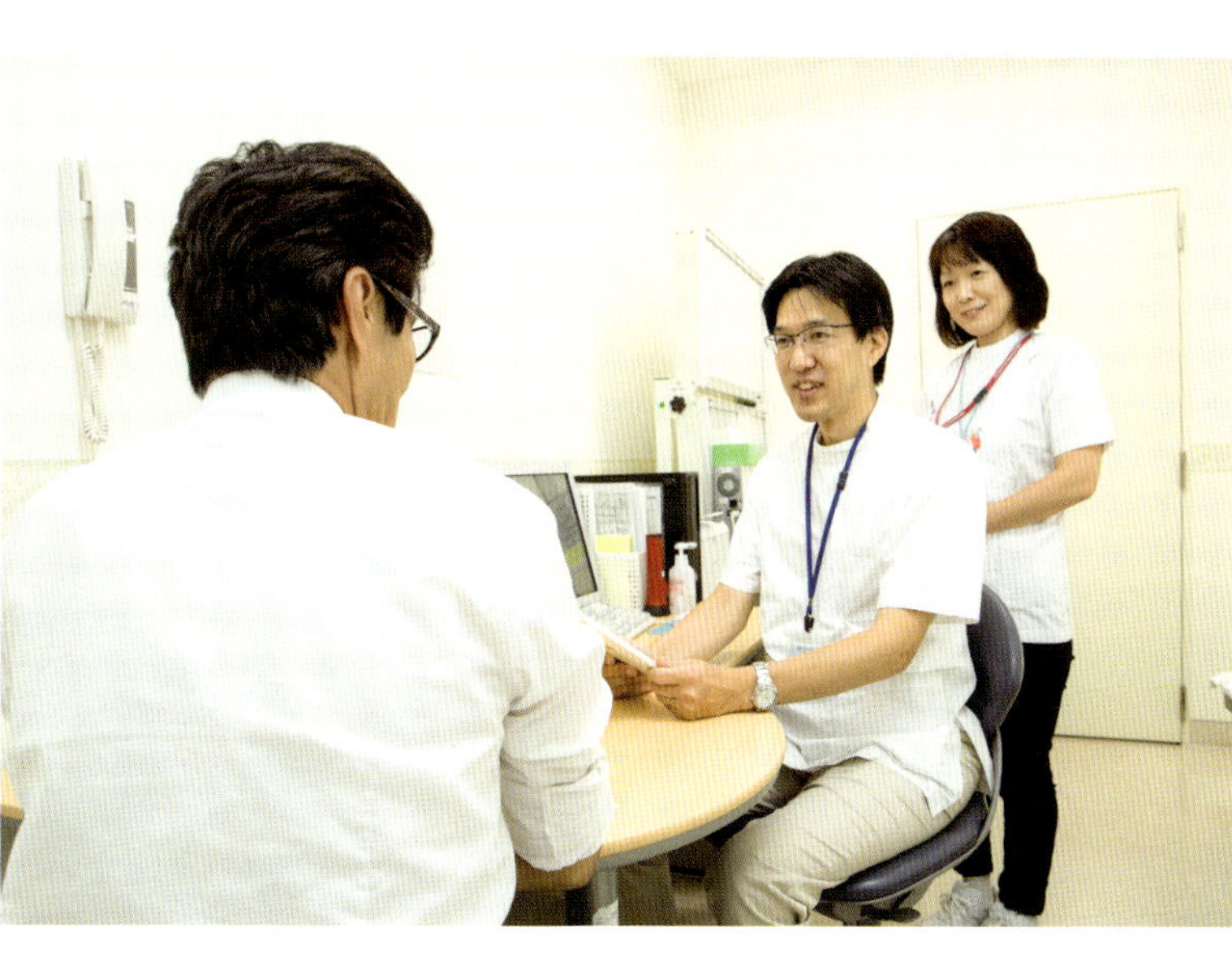

踏まれたままとなり、細胞が際限なく増殖することが知られています。また異常な細胞の増殖にブレーキをかける「がん抑制遺伝子」が働かなくなることによって、元の細胞とは異なった無秩序に増殖・浸潤・転移する性質を持った細胞が出来上がります。その細胞が、がん細胞です（図2）。

先に述べた環境因子のほかに、その方が生まれつき持っている遺伝子の変異（塩基配列の違い）が腫瘍の発生にかかわる場合があります。このような遺伝子の変異に起因する腫瘍を「遺伝性腫瘍」や「家族性腫瘍」と呼びます。

ゲノム（遺伝子）解析

塩基配列は高精度の顕微鏡があっても読めるものではありません。しかし、1977年に遺伝子の塩基配列を読み取る新しい解析法が開発されました（この技術を発明したフレデリック・サンガー博士は、ノーベル化学賞をこの技術の発明とあわせ二度受賞）。その後、その技術を使ったヒトゲノム解読国際プロジェクトが開始され、13年間の年月と約30億ドルの予算が投じられ、ようやく2003年にヒトの全ゲノム解析に成功しました。

また、この解析技術により、がんの病態解明が進み、発がんのメカニズムや、病気の進展メカニズム、がんの特徴などが分かってきました。それにより、一部のがんでは、特定の遺伝子変異の有無を調べ、その結果に基づいた治療がすでに行われるようになりました。しかし、このような遺伝子変異も近年は1種類とは限らず、複数種類見つかってきましたが、現状ではそれぞれ別々に調べていかなければならず、必ずしも効率的とはいえませんでした。

そうした中、2000年半ばに遺伝子の塩基配列を高速に読み取ることができる次世代シーケンサー（NGS）機器が開発され、1つの検体から複数の遺伝子を同時に、短時間かつ日常臨床でも実施可能な価格で解析することができるようになってきました。

がんゲノム医療の発展

遺伝子解析技術の進歩を踏まえ、2015年1月にオバマ前大統領が一般教書演説の中で、がん治療を含む各種病気の病態の解明や体制整備に「プレシジョン・メディシン（精密医療）」を取り込むことを唱え、がんゲノム医療の幕開けとなりました。

国内においては、2015年から国立がん研究センター東病院を中心に、一部のがんに対し複数の遺伝子解析を行うSCRUM-Japanプロジェクト研究が開始となり、新薬の治験情報とあわせ、新規治療法の開発にも貢献してきました。

そうした中、ようやく国も重い腰を上げ始め、2018年3月、がん対策基本法に基づき第3次がん対策推進基本計画が作成され、「がんゲノム医療」を充実させていくことが掲げられました。

そしてハード面の充実の一環として、国立がん研究センター内にゲノム情報の収集・管理などを行う「がんゲノム情報管理センター」（C-CAT）の設立や、がんゲノム医療を推進し提供する医療機関として、がんゲノム医療中核病院や、がんゲノム医療連携病院の設置が決まりました。2018年4月現在、がんゲノム医療中核病院が全国で11施設、がんゲノム医療連携病院が全国で100施設認定されています。

これらの病院では、主に進行期の

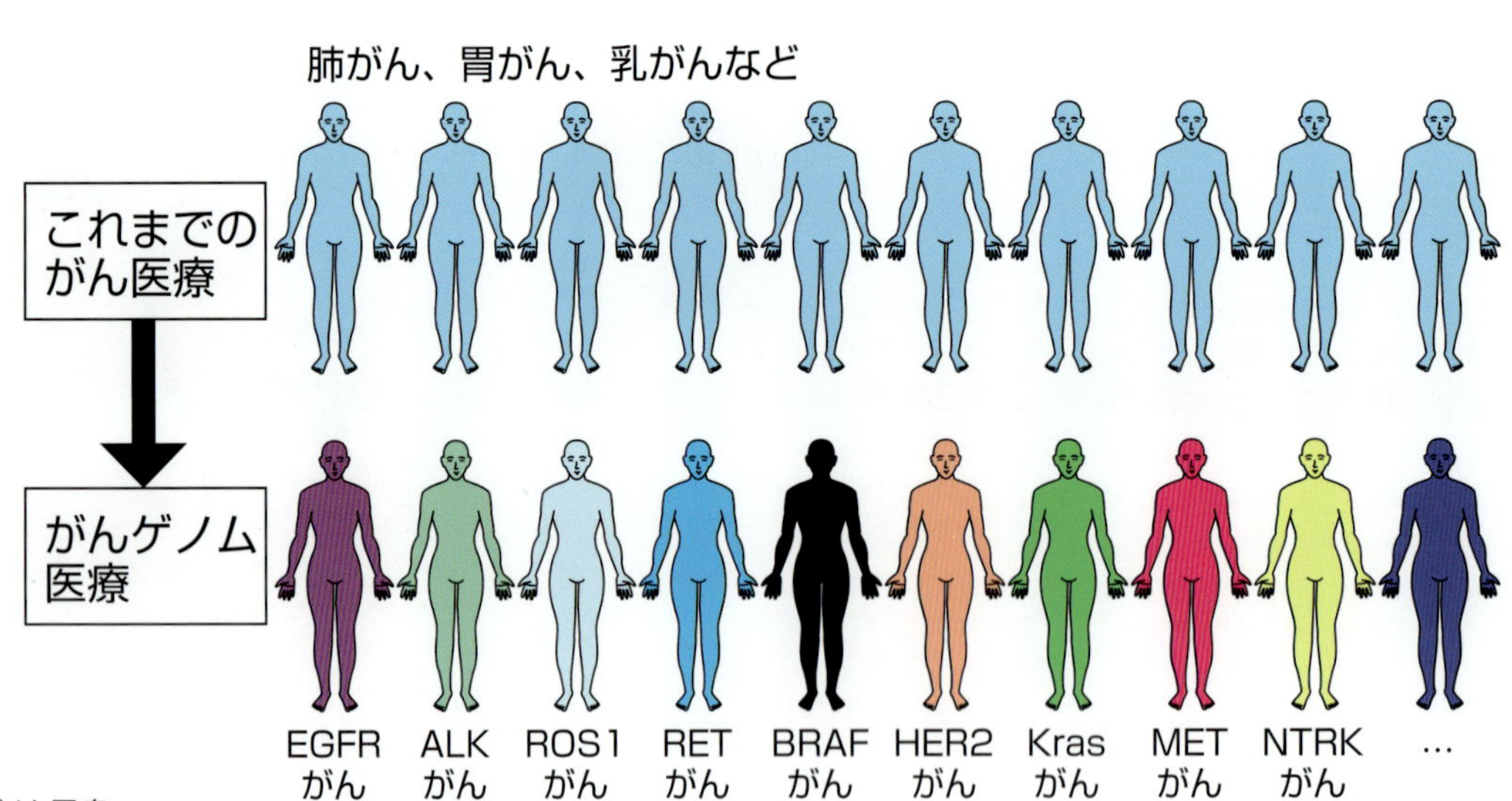

図3　がんゲノム医療
発生部位と細胞形態による分類から、遺伝子変異に基づいた分類になります

がん患者さんや、発生部位が不明の原発不明がんの患者さんを対象に、腫瘍細胞や血液からNGS機器を用いて、同時に50～400種類の遺伝子変異を調べ、それぞれの患者さんにおけるがんの特徴を見つけ出すことが可能となります。

その結果、正確な診断の手助けや正確な予後を推測することが可能となったり、効果が期待される薬剤を探し出し、治療に結びつけることができたりなど、がん医療が急速に発展することが期待されます（図3）。

当院における がんゲノム医療

当院も、愛媛県における都道府県がん診療連携拠点病院としての実績、SCRUM-Japanプロジェクトや数多くの治験・臨床試験の経験を踏まえ、2018年3月、がんゲノム医療連携病院に認定されました。

そのため、当院では、がんゲノム医療を推進する体制整備を図り、ゲノム診断を行うための「がんゲノム医療外来」を新たに開設しました。

実際のがんゲノム医療外来の流れは次のようになります（図4）。

①担当医からの検査の概要や目的などの説明
②（必要時）遺伝カウンセリングの実施
※検査によって遺伝性腫瘍が明らかとなる可能性がある場合、事前に遺伝について説明
③保存された検体や新たに採取した検体（腫瘍細胞や血液）を提出し、NGSパネル検査で解析
④結果を複数の専門家により解釈（専門家会議）
⑤担当医から結果の説明
⑥遺伝性腫瘍が疑われる患者さんには再度、遺伝カウンセリングや追加検査
⑦（有効な薬剤が見つかった場合）治療の提供

がんゲノム医療外来を希望の患者さんは、主治医の先生ともよく相談してください。

がんゲノム医療における注意点

夢の膨らむ話をしましたが、がんゲノム医療を受けるにあたっては注意すべき点がいくつかあります。

1点目は、がんゲノム医療では主に腫瘍細胞に後天的に起きた遺伝子変異を調べますが、この検査を受けることで、遺伝的に特定の腫瘍ができやすい遺伝子の変異を受け継ぐ家系であることが分かる場合があります（「家族性腫瘍相談室」22ページ参照）。

こんな話をすると、不安に思われる方もいらっしゃるかもしれませんが、当院では、2000年から遺伝性腫瘍の診療に力を入れており、「遺伝性がん診療科」という診療科を設けて対応しています。

当院では、がんゲノム医療外来で検査を受けられた際にも、遺伝性がん診療科と連携しながら、臨床遺伝専門医による診療や、遺伝カウンセラーによる遺伝カウンセリングを受け

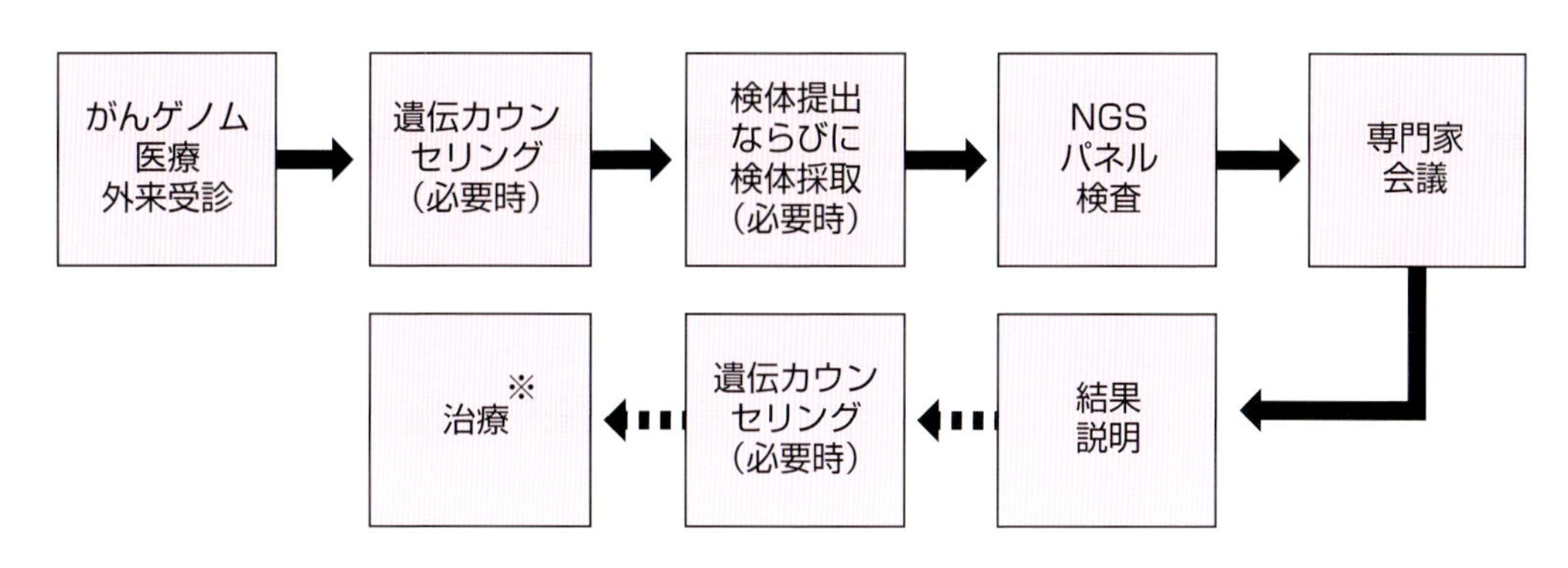

図4　がんゲノム医療外来の流れ

ることが可能な体制を整えています。

　2点目は、検査を行うための検体を持参していただいた場合でも、検査を開始してから結果を説明するまでには、およそ1か月を要するという点です。そのため患者さんの病状が進行していたり、進行が早かったりする場合には、その結果を治療に活かしきれない可能性もあります。実際検査を受けるにあたっては、主治医の先生とも病状のことをよく相談することが重要です。

　3点目は、2018年8月現在、NGSパネル検査で保険承認されたものはなく、先進医療や自由診療として実施するため、SCRUM-Japanプロジェクトなどの臨床研究で行う検査以外は、それ相当の自己負担が必要となります。ただ、がんゲノム医療は、国を挙げた取り組みの1つですので、近い将来、保険承認され自己負担額が少なくなることが期待されています。

　4点目は、検査が実施できた場合にも、実際の治療に結びつくかどうかについては、薬剤の開発状況との兼ね合いになるという点です。いくらNGSパネル検査で、それぞれの患者さんにおけるがんの特徴が分かったとしても、その特徴を持ったがんに有効な薬剤が開発されていない場合には、残念ながら治療につながらないこともあります。

　実際、有効性が期待できる薬剤が見つかる患者さんの割合は、現状では10〜20%といわれています。その薬剤で治療を受けた場合にも、すべての患者さんに同様の効果が現れたり、薬剤の効果が持続したりするわけではありません。

　そして一番の問題は、幸いなことに効果が期待できる薬剤が見つかった患者さんでも、その薬剤が保険承認されていなければ、現在の保険制度上では、保険診療で治療を受けることができません。その場合には、薬剤費だけでなく、検査代や診察代も含め自由診療となります。そのため、毎月かなり高額な自己負担が必要となります。

　現状では始まったばかりであり、まだまだ多くの解決すべき問題がありますが、近い将来、これらの問題も解決されていくことが期待されます。

がんゲノム医療の今後

　将来、がんゲノム医療が普及していくことで病気の解明が進み、より有効性の高い薬剤を見つけ出し、その薬剤で治療を受けることにつながります。そのほか、効果が低いことが予想される薬剤の治療を避けることで、薬剤の副作用から解放され、新薬の開発につながるなど、さまざまな恩恵がもたらされます。その結果、がん診療の大きな変化が期待されます（表）。

原発巣の同定
詳細な病気の診断（分類）
遺伝子異常別に最適な治療方針の決定
余計な治療（副作用）の回避
正確な予後の推定
医療費の削減
新規薬剤の開発の促進

表　がんゲノム医療でもたらされること
がんゲノム医療によりがん診療が大きく変わることが期待されます

家族性腫瘍相談室

遺伝子的にがんにかかりやすい体質を持った方のために

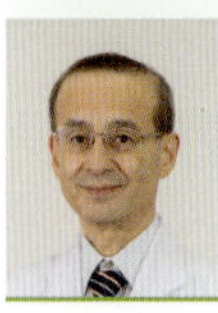

乳腺外科、遺伝性がん診療科
がん診断・治療開発部長　大住 省三

がん患者さんの5～10%のがんの原因は遺伝的体質

がんにかかることは、体の細胞の老化現象の1つと考えられます。ただ、実際にがんにかかるかどうかは生活習慣も影響し、ある程度「運」も影響すると考えられています。

その一方で、がんにかかる患者さんの一部（5～10%の方といわれています）は、もともと生まれ持った遺伝子の異常が原因で、非常にがんにかかりやすい体質を持ち、ある意味がんにかかるべくしてかかった方といわれています（図1）。このがんに非常にかかりやすい体質は、遺伝で子孫に伝わり、その体質を引き継いだ血縁者も同様に、非常にがんにかかりやすい体質を持つことになります。

がん
遺伝性腫瘍
5～10%

図1　遺伝性がんの割合

遺伝学の進歩で、こういった体質的にがんにかかりやすくする遺伝子も多数見つかっています。遺伝子のいずれかに異常がある場合、遺伝子の種類によって「特定のがん」に非常にかかりやすくなります。遺伝が強くかかわっているがんとしては、乳がん、卵巣がん、大腸がん、子宮体がんなどがあります(表)。そして、遺伝子異常があるかどうかは、血液を使った遺伝子検査で分かります。

もし、体質的に「特定のがん」にかかりやすいことが分かっていれば、そのがんに対して、予防や早期診断を行うための特別な検診などを実施することで、がんによって命を落とすことを極力避けられます。

主な遺伝性がんの種類
遺伝性乳がん卵巣がん
リンチ症候群／遺伝性非ポリポーシス大腸がん
家族性大腸腺腫症

表　主な遺伝性がんの種類

このことを目指して、遺伝的にがんにかかりやすい方を見つけ出して、その方に適切ながん予防を行うために活動しているのが「家族性腫瘍相談室」という診療グループです。

遺伝性かどうかをどうやって見極める？

がんにかかりやすい遺伝的体質を持っている方を見つけ出すには、まず、がんにかかった方の中から遺伝の可能性が高い方を絞り込んで、同意の上で遺伝子検査を受けていただくようにしています。遺伝子検査で調べた遺伝子に異常が見つかった方

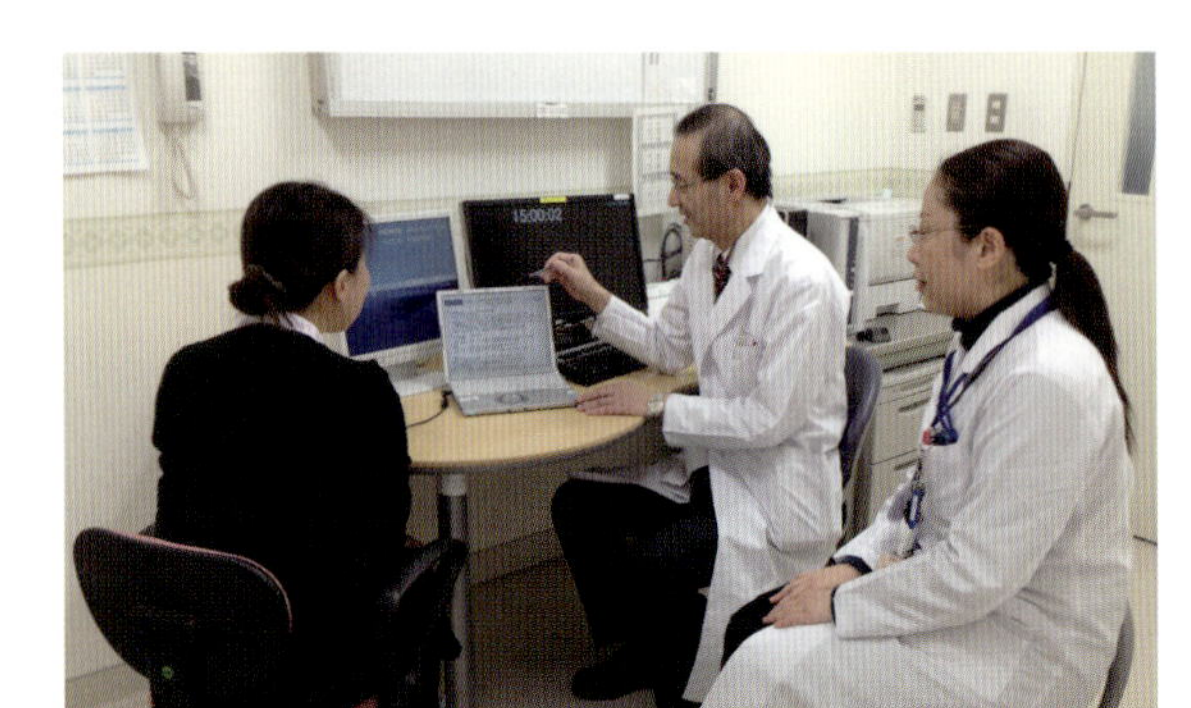

写真1　診察の様子

が、遺伝性のがんにかかりやすい体質を持っていることになります。

「遺伝性のがん」が疑われる方の特徴は、がんにかかった年齢が若い、何度もがんにかかっている、乳房など両側に臓器がある場合は両側にがんができる、血縁の方に同じようながんにかかった方がいる、などがあります。

「遺伝性のがん」の原因となる遺伝子の異常を有する人が見つかると、次に起こるがんの予防をすることも重要ですが、血縁者で同じ遺伝子異常を有する人を見つけて、その方のがん予防も行います。

注意が必要なのは、血縁者すべてが同じ遺伝子異常を持っているわけではないことです。同じ遺伝子異常を持っているかどうかも血液検査で分かります。同じ遺伝子異常を持っていなければ、がんにかかるリスクは一般の人と同じで、特別な対策は必要ありません。

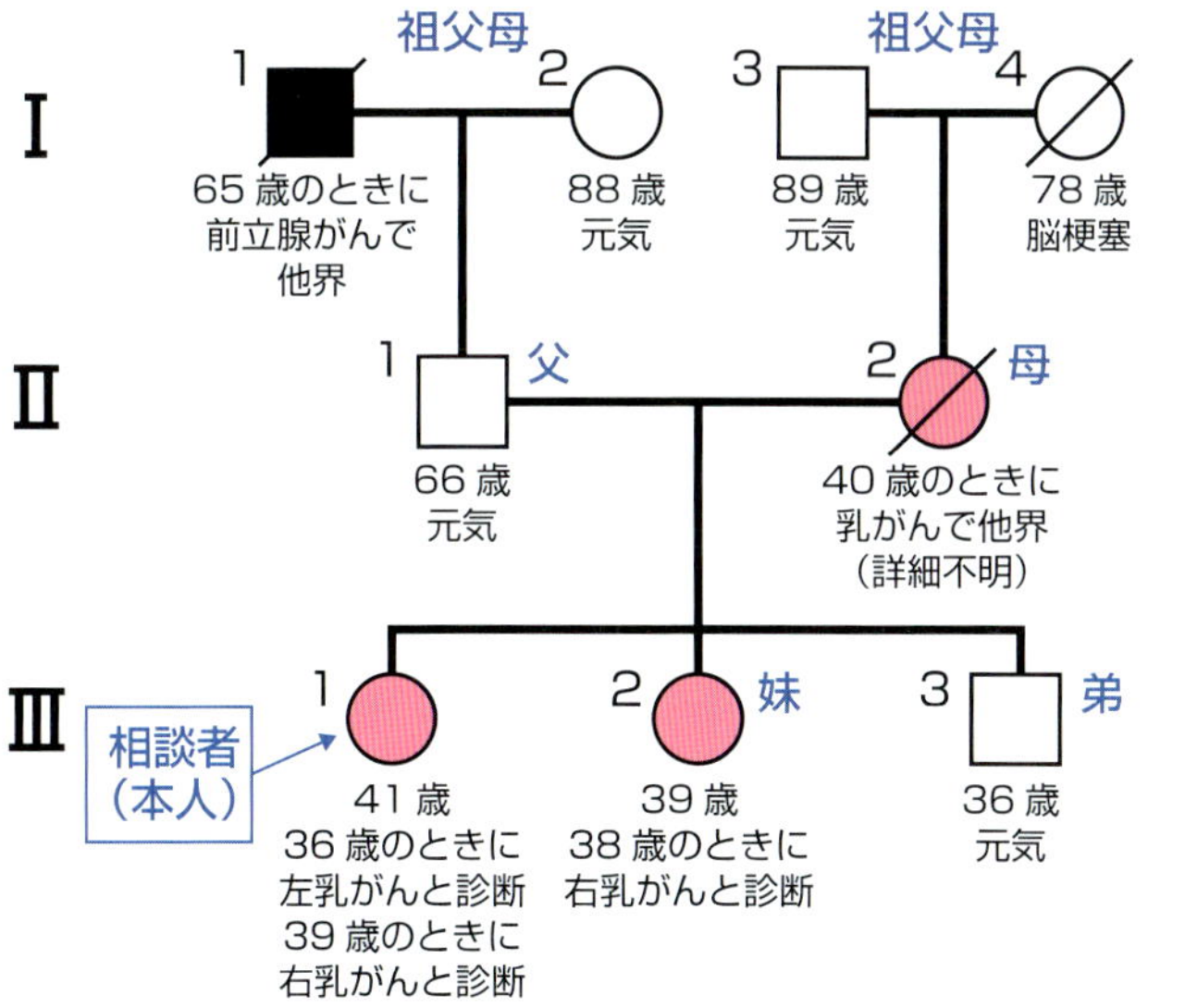

Ⅰ
1 65歳のときに前立腺がんで他界
祖父母
2 88歳 元気
3 89歳 元気
祖父母
4 78歳 脳梗塞

Ⅱ
1 父 66歳 元気
2 母 40歳のときに乳がんで他界（詳細不明）

Ⅲ
相談者（本人）
1 41歳 36歳のときに左乳がんと診断 39歳のときに右乳がんと診断
2 妹 39歳 38歳のときに右乳がんと診断
3 弟 36歳 元気

図2　家族性腫瘍の家系図

遺伝性のがんに特異的によく効く薬が承認されました

以上のように、遺伝性のがんの診療の基本は「がんの予防」ですが、最近、遺伝性のがんに特異的によく効く薬が承認されて、実際に使えるようになりました。オラパリブという薬です。この薬はBRCA1あるいはBRCA2という遺伝子のいずれかに異常を持っている方に起こったがんに非常によく効きます。

現在、卵巣がんと乳がんに適応があり、特に乳がんではオラパリブを使用する前にBRCA1とBRCA2の遺伝子検査を受けることが義務付けられており、そのいずれかに異常がみられる場合に限って使用できます（2018年現在）。

当院は「遺伝性のがん」の診療を全国に先駆けて2000年から開始し、全国的に見てもその診療体制の完全に整った数少ない病院の1つです。遺伝子検査はもとより、遺伝性の体質を有する方に対する予防・検診の体制をすべて整えています。また、全国的に見てもわずかしかいない「がんの遺伝」を専門とした臨床遺伝専門医が2人、遺伝カウンセラーが3人で対応しています。

四国がんセンターでのこの「がんの遺伝」に対する診療体制は全国トップクラスです。もちろんオラパリブを使用するためのBRCAの遺伝子検査、オラパリブでの治療もできます。「もしかして、遺伝性のがん家系？」と思われる方は専門病院へご相談ください。

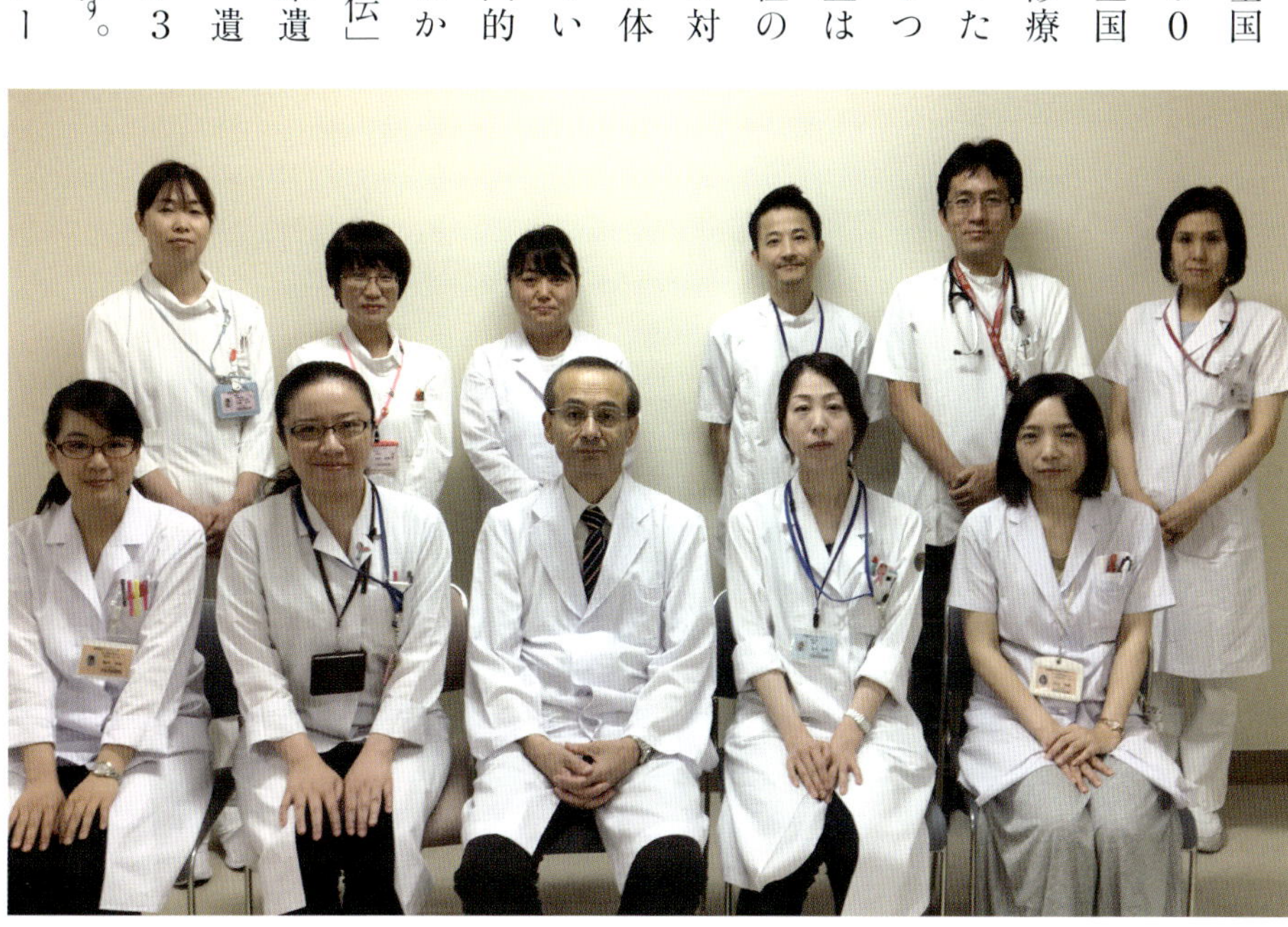

写真2　遺伝性がん診療科メンバー

臨床研究センターの役割

地域から世界へ、世界から地域へ──がん臨床研究への取り組み

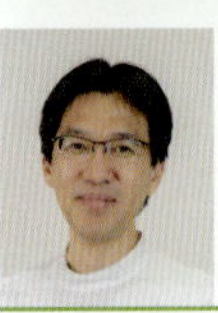

臨床研究センター、呼吸器内科

臨床研究センター長　上月 稔幸

新薬、新規医療技術が日々登場しています

近年、がん治療の方法は大きく変わってきています。手術の領域では内視鏡手術や、ロボット手術をはじめとする小さな切開で行う体腔鏡手術、粒子線治療や定位放射線（ピンポイント照射）治療、そして薬物療法の領域でも目覚ましい進歩が起きています。その結果、各がんの治療成績も大きく改善してきました。中でもがんの薬物療法では、分子標的薬と免疫チェックポイント阻害薬の登場により、2000年頃と比べると、抗がん剤治療の適応となるステージの非小細胞肺がんでは、予後が2倍以上まで向上しています。

従来は臓器ごとにがんを分類し、治療に使う抗がん剤を決めていましたが、今では特定のがん遺伝子の変化を解析し、効果的な分子標的薬を選択することも行われています。これをさらに推し進め、網羅的にがん遺伝子変異を検索し、治療薬を選択する医療をゲノム医療あるいはプレシジョン・メディシン（精密医療）といいます。私たちは、その先がけとして行われたSCRUM-Japanという消化器がんや、肺がんを対象とした全国的なプロジェクトに主要施設として参加しました。

一方、免疫チェックポイント阻害薬はがん治療に対する考え方を大きく変える新薬として注目を浴びています。従来の抗がん剤治療で効果の乏しかった悪性黒色腫をはじめ、肺がんや胃がん、腎がんなど、さまざまながん種の一部で効果が確認されるようになりつつあります。

こういったプレシジョン・メディシンや免疫チェックポイント阻害薬をはじめとするがんの新しい治療は、医学研究に基づいて生まれてくるものです。

治験と臨床試験

新しい薬剤や治療法をがん患者さんへお届けすることの一翼を担うことは、がん専門病院としての重要な役割と考えています。そのためには日々の研究の積み重ねが大切です。国立病院機構内には、臨床研究を行う拠点として「臨床研究センター」が全国142病院の中で10病院に設けられています。当院は、中国四国地域では唯一の臨床研究センターを併設しています。

当院の臨床研究センターには、臨床研究推進部、がん診断・治療開発部、がん予防・疫学研究部の3部門があります。それぞれの部門では、

前臨床試験	第1相試験	第2相試験	第3相試験	承認申請 新規治療法の確立
	臨床試験			
基礎実験 動物実験 など	安全性の評価 至適用法・用量の設定 薬物動態の評価 効果の確認 など	効果の確認 安全性の確認 など	効果の検証 安全性の検証 など	

※実際には、開発状況に応じて試験の進め方や実施目的は試験毎に異なります

図　臨床試験の進め方と目的

新しい治療薬・治療法・治療機器の開発、がんにかかりやすい患者さんの調査・対策、がん医療の実態調査研究などを行っており、質の高い情報を国内外に発信しています。

その中で、新しい治療法を開発するためには、実際の患者さんで効果や安全性などを確認する必要がありますが、その研究のことを「臨床試験」といいます。新薬の開発に際して義務づけられる治験も臨床試験の1つです。臨床試験は、科学的であること、患者さんが大きな不利益を被らないこと、法律に則って行うことが求められています。

写真1　研究室の光景

一方で、直接研究に携わる研究者や薬剤を開発する製薬企業の方には、「より良い結果を出したい」という思いがありますので、試験方法や結果の解釈にゆがみが生じる恐れがあります。それらを防ぐために、院内の職員や外部の有識者3人からなる「倫理審査委員会」を院内に設置し、本委員会で、試験開始前に試験計画書の手順・内容に問題がないか、試験実施中に発生する副作用の頻度や重篤なものが起こっていないか、研究の手順を守っているか、研究の進行状況などを厳しくチェックしながら試験を実施しています。

また、臨床試験に参加する患者さんは、先生から臨床試験の話を聞き、不安になったり、内容が複雑で分かりにくかったりすることがあります。そのため、臨床試験を実施する病院には、臨床試験に参加する患者さんをサポートする臨床試験コーディネーター（CRC）が在籍しています。当院にも12人のCRCが在籍し、治験参加中の患者さんのサポートや、患者さんの困りごとなどに対応しています。

世界最先端の治療を目指して

がん治療は日進月歩です。治験への参加により、現在の治療成績を上回る治療を受けることができる可能性があります。したがって、がん患者さんの関心は高いものがあります。そのため、当院の臨床研究センターでは、治験を安全に行える体制の整備や、スタッフ教育に力を注いできました。その結果、国内でも有数のがんに関する治験実施数を誇る病院として知られています。そして、患者さんは治験に参加することで、この愛媛の地で世界最先端の治療を受けることが可能かもしれません。

医療の進歩は、まだ治療効果を実証されていない治療法の臨床試験に参加してくださった皆さんに支えられています。臨床研究センターでは、より良い医療が行えるよう日々奮闘しています。

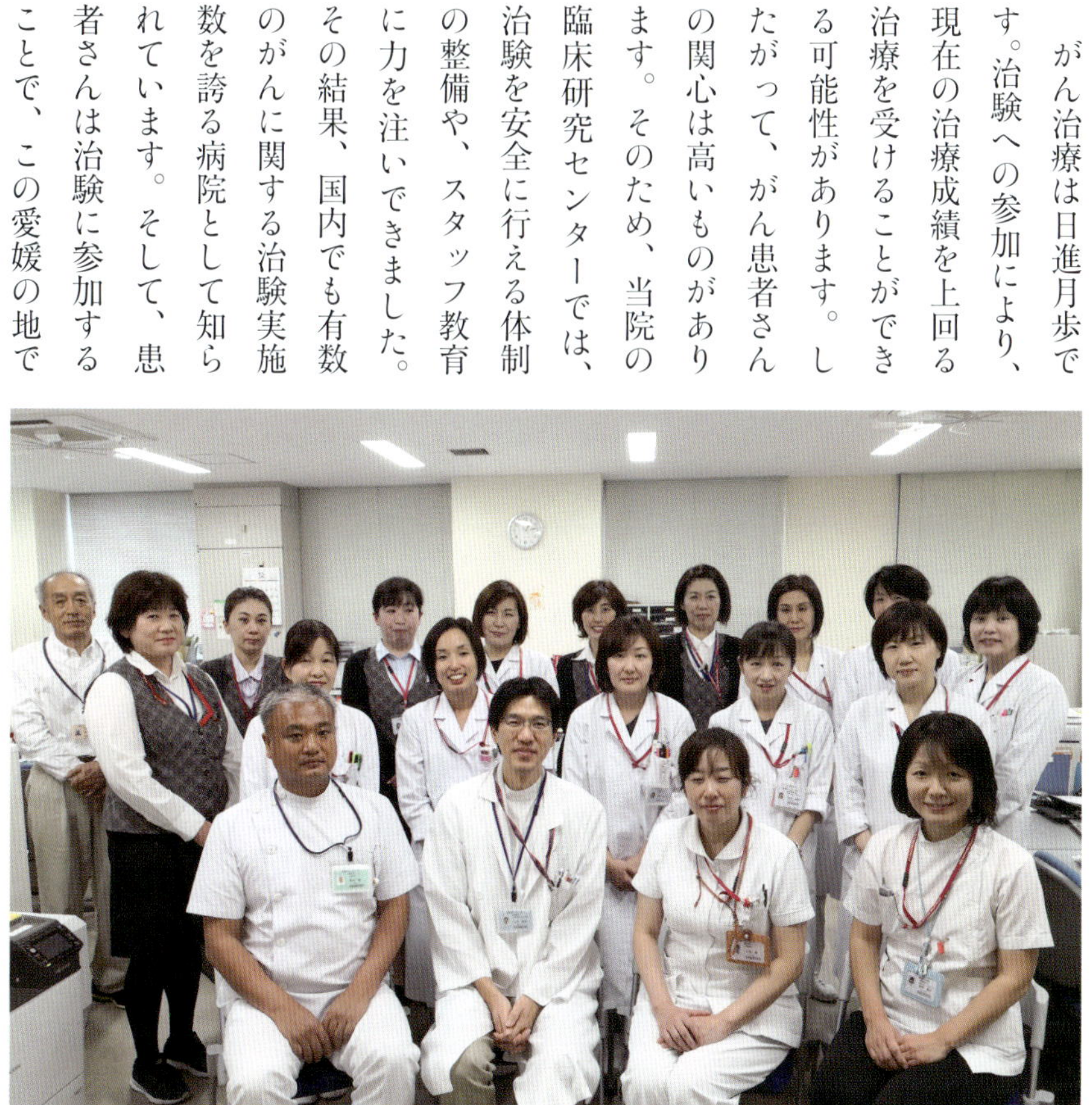

写真2　臨床試験支援室のメンバー

がんの苦しみをやわらげたい

緩和ケアを愛媛県に

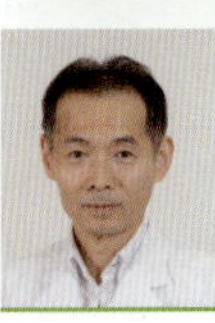

緩和ケア内科
緩和ケアセンター長　成本 勝広（なるもと かつひろ）

がん専門病院の緩和ケア病棟

当院は、２００６年４月に現在の場所に新築移転し、緩和ケア病棟を開設しました。緩和ケア病棟の特徴は、がん専門病院（がん診療連携拠点病院）にあるということで、開設当時から大事な役目を担ってきました。

そのひとつが、がんによる苦痛な症状をしっかり緩和するということです。がんには、身体的な痛みだけでなく、社会的、精神的あるいはスピリチュアルな側面を含めたさまざまな苦痛があります。その苦しみを、いろいろな職種の人がかかわることで解決できることがあります。

例えば、気持ちの問題、経済的な問題、スピリチュアルな問題（生きることの意味、死の恐怖、後悔、罪悪感）を抱えているときは、看護師、臨床心理士、医療ソーシャルワーカー、臨床仏教師などが相談に乗り、つらさを軽くするようにします（図）。

ふたつ目の役目は、家で過ごしている患者さんの症状や状態が変わったときに、24時間３６５日対応することです。電話相談、外来診療を行い、入院が必要であれば、緩和ケア病棟で受け入れます。

重要なことは、入院の必要がある患者さんを待たせないことです。救急車での入院も受け入れてきました。救急病院をたらい回しされることは、ありません。そうすることで、患者さんは、自宅でも安心して暮らすことができます。

苦しみのためのがん難民を出さないために

一時期、がん難民という言葉が流行ったときがありましたが、私たちはそれを生み出さないのが使命だと思います。年間２６０人前後の患者さんの人生の最終段階を看ていますが、がん難民をなくすには、緩和ケア病棟が必要といえます。がんの治療における最後の砦のような存在と考えています。

緩和ケアは、入院での対応以外に、外来でも受けることができます。緩和ケア外来は月曜から金曜まで行っており、当院通院中の患者さんはもちろんですが、他の病院でがんの治療を受けている患者さんも

身体的苦痛
痛み、他の身体症状
日常生活動作の支障

精神的苦痛
不安
いらだち
うつ状態

全人的苦痛
Total Pain

社会的苦痛
経済的な問題
仕事上の問題
家庭内の問題

スピリチュアルペイン
生きる意味への問い
死への恐怖、自責の念

図　全人的苦痛

主治医と相談して、外来紹介してもらうことができます。

外来受診ではなく、何か気がかりや困ったことなどがある場合には、がん相談支援センターで相談を受けています。

緩和ケアに対する誤解

緩和ケアに対して誤解している方がまだまだ多いので、それについて説明します。

緩和ケアは、がんの末期の人が受ける治療だと考えられていることです。2002年にWHO（世界保健機関）が緩和ケアを次のように定義しています。

「緩和ケアとは、生命を脅かす病に関連する問題に直面している患者とその家族のQOL（生活の質）を、痛みやその他の身体的・心理社会的・スピリチュアルな問題を早期に見出し的確に評価を行い対応することで、苦痛を予防し和らげることを通して向上させるアプローチである」

緩和ケアの対象は、がんの末期だけではないということです。

国内では、がん対策基本法が2006年に制定されてから急速に緩和ケアが広がってきました。最近では、がんと診断されたときからの緩和ケアが求められるようになっています。また、がんではない患者さんの緩和ケアも話題となり、2018年には、心不全も緩和ケアの対象と認められるようになりました。悪性腫瘍と後天性免疫不全症候群を対象としていた国内の状況が、やっと少しだけ世界レベルに近づいたともいえます。

このように、緩和ケアの目標は、患者さんの苦痛を適切に評価し、対応することで、患者さんと家族のQOL（生活の質）を改善していくことです。今後、緩和ケアがますます普及し、誤解がなくなることを期待します。

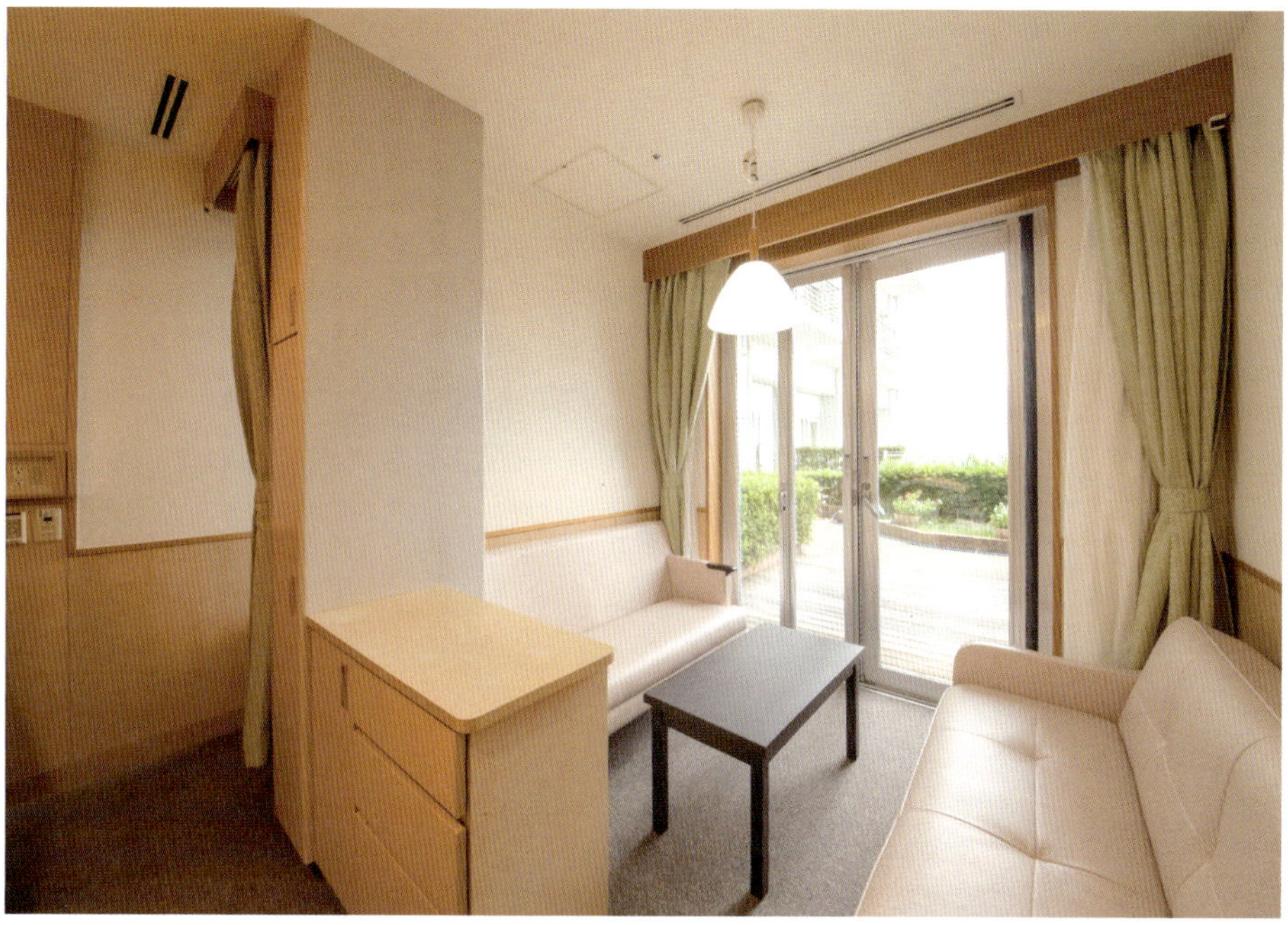

写真1　緩和ケア病棟の室内

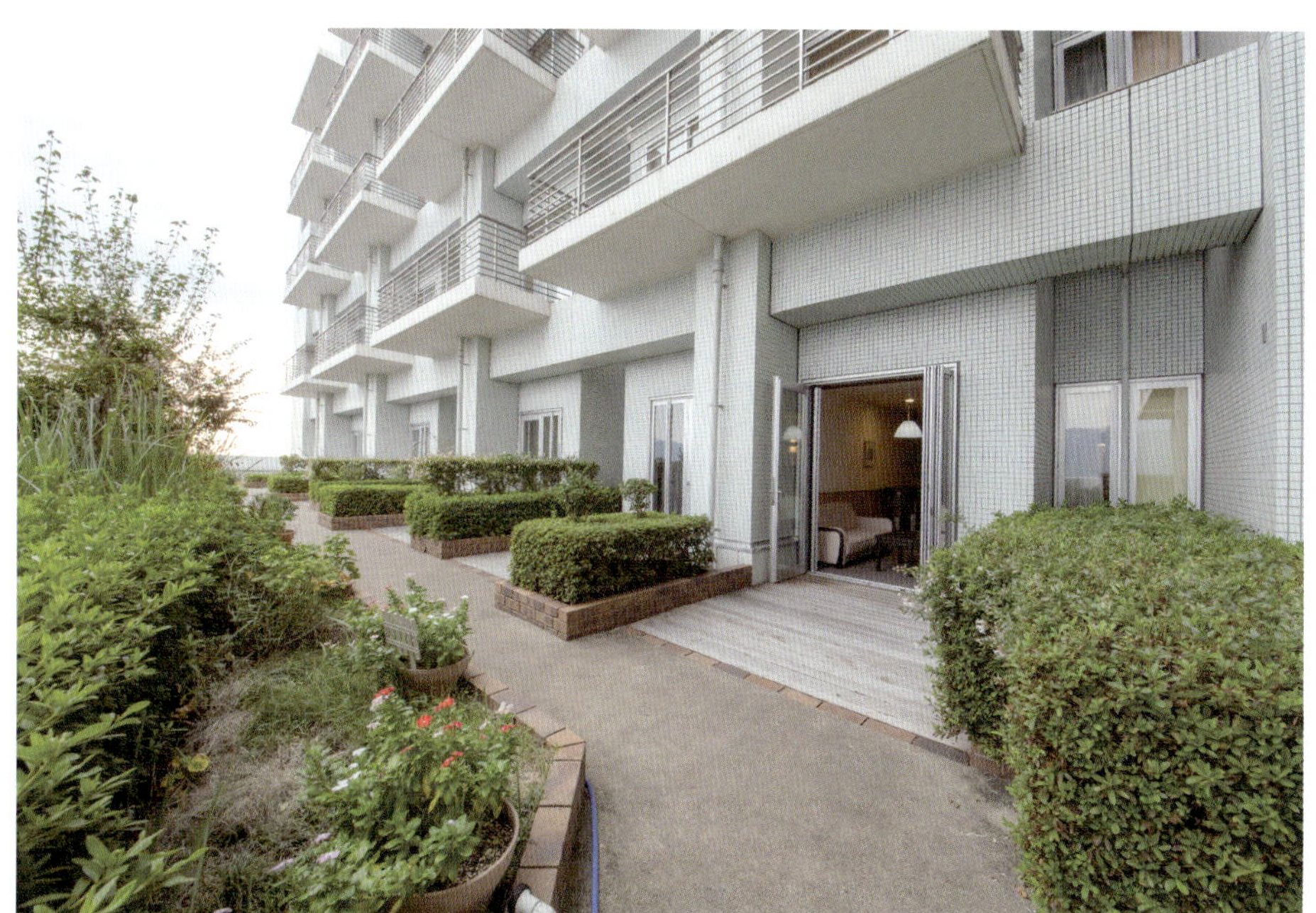

写真2　病室からつながる中庭

原発不明がん外来

早い診断、早い治療開始を目指して

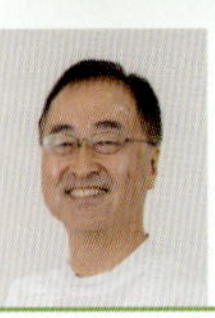

乳腺外科、原発不明がん診療科、化学療法科
臨床研究推進部長　青儀（あおぎ）健二郎（けんじろう）

原発不明がんの持つ問題点と当科での取り組み

がんの治療は、がんができる部位とがんの性状、進み具合にあわせて行われます。しかし、最初の診断の時点では、がんが発見されたにもかかわらず、さまざまな症状から、がんの見つかった部位がもともと発生したところではなく、不明な部位からの転移であると思われる場合がかなりの割合であります。がんがもともと発生した部位を原発部位と呼びますが、それが不明であるがんを「原発不明がん」と呼びます。その場合、詳しい検査により、できるだけ早く原発臓器が推定されなければなりません。どうしても原発臓器が分からない場合でも早めに最適な治療を開始します。

しかし、原発臓器が分からないまま各診療科別に順番に診療すると、治療開始までに時間を要します。また、原発不明がんは原発臓器が分からないだけで、腫瘍そのものの特性についての知識を持つ専門家の協力があれば治療可能であるとされています。さらに、原発臓器が不明であり、治療方針が決まらないという状態は、患者さんにとって進行したがんがあるという宣告以上に、治療が遅れるという不安が大きいと思われます。

そこで2016年5月、当院はいち早く「原発不明がん診療科」を立ち上げ、原発が不明な患者さんへ、各科が横断的な対応を素早く行えるよう組織を整備しました（図1）。

当科が中心となり、患者さんの状態や必要な検査結果を把握した上で、診療科合同の「原発不明がんカンファレンス」（写真）を行い、治療方針の決定を行っています。

原発不明がん診断のポイント

治療方針を決めるために、画像診断（CT、PET-CT、MRIなど）と組織検査、腫瘍マーカー検査を、各科が協力して短時間に行います

原発不明がん外来初診
画像全身検索、組織診断、血液検査の実施
↓
形成外科　頭頸科　呼吸器内科　消化器内科　血液内科　婦人科　整形外科　泌尿器科　皮膚科　他
迅速に（できれば当日）必要に応じて
各科へのコンサルトを開始する
病理　放射線診断科
迅速、正確に
↓
診断がつき次第加療開始

図1　当院における原発不明がん診療体制

（図2）。治療法を早く決定するためと、患者さんと家族が診断に時間を取られている間に不安になるのを避けるためです。

画像検査は病変の広がりや時間的な推移を検討できるので、原発臓器の推定にかなり有効です。特にPET-CTは極めて有用で、当初、原発不明と思われた広義の原発不明がんの大半において、原発臓器の推定が可能になります。

疑い
画像診断
生検・病理診断
血液腫瘍マーカー
診断
真の原発不明がん
治療
セカンドオピニオン
原発巣判明
治療

図2　原発不明がん診断の流れ

病理検査も大変重要で、胸腹水に出現した腫瘍細胞も検査します。臓器に特有な蛋白質の発現やウイルス感染、遺伝子異常なども調べたりします。それにより、原発臓器の推定をしたり、抗がん剤治療が効く組織タイプかどうかを確認します。

多くの手技を用いて診断を行うので、どうしても診断に時間がかかる場合もありますが、当初原発不明がんとされた患者さんの約7割は、原発臓器を確定診断した上で、早めに治療を開始することができます。「詳しい検索にもかかわらず原発部位が明らかにならない腫瘍」、つまり、真の原発不明がんは全悪性腫瘍のうち3～5%とされています。

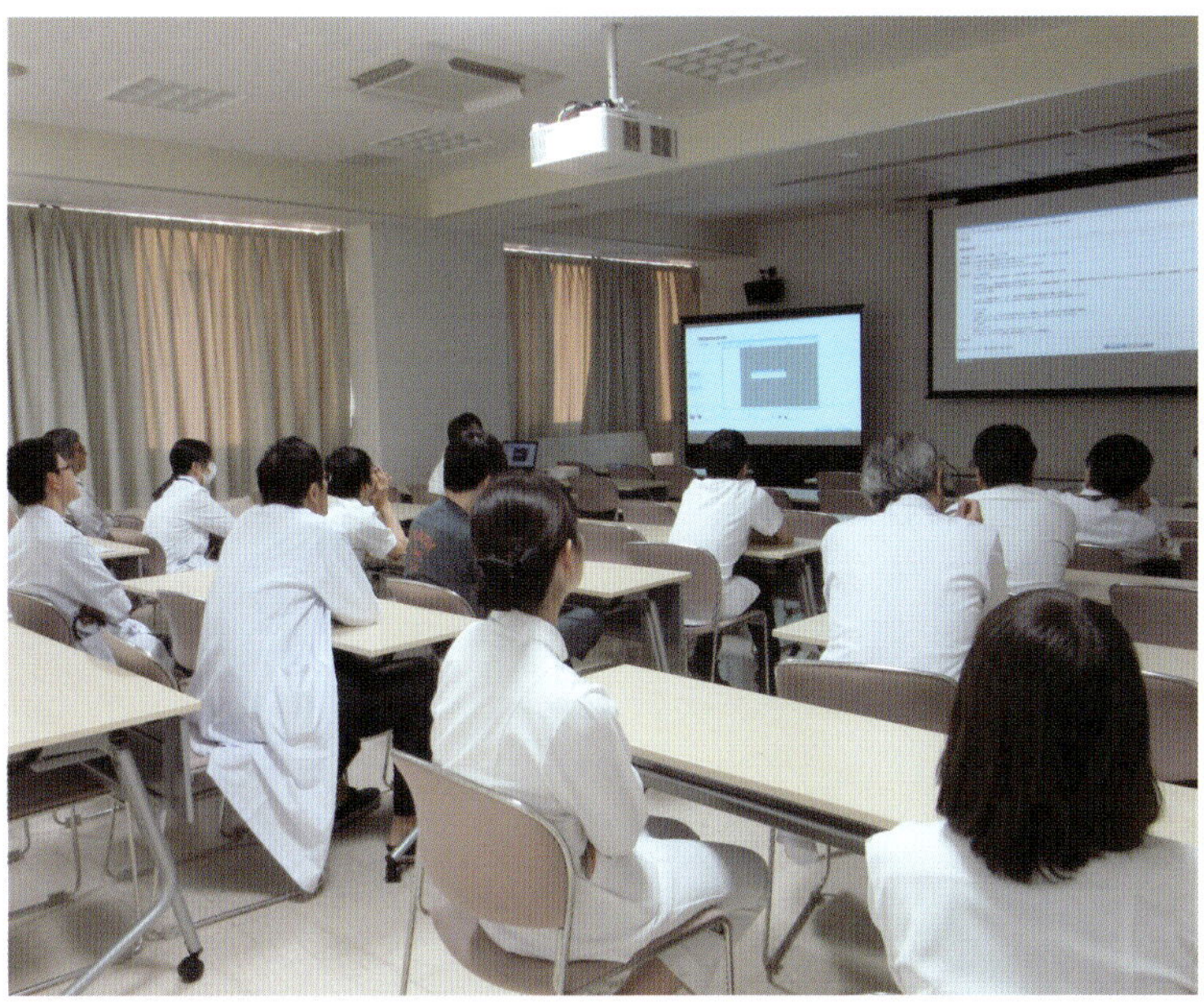

写真　原発不明がんカンファレンス

原発不明がんを早く治療するために

原発臓器が特定できた場合は、ただちにその専門科で、がん治療ガイドラインに沿った抗がん剤治療を行います。ただし、検索開始から1か月経過しても原発臓器が完全に不明な場合には、「原発不明がん診療ガイドライン」に従って、プラチナ製剤とタキサン製剤を併用した抗がん剤治療を開始することもあります。また、合同の院内カンファレンス（原発不明がんカンファレンスやキャンサーボード）で、原発不明がんのケースは必ず検討され、早く治療を始める努力をしています。

原発不明がん診療科の開設以来、年間30以上の原発不明がん症例を診察してきました。適切な抗がん剤治療で、治療効果が得られた患者さんは約7割になります。診断や治療を早く行うことで、原発不明がんのコントロールは可能となる場合が多いのです。

がん専門病院として、専門性の高い各科のスタッフが力を合わせ、原発不明がんの速やかな診断、最適な治療実現のため努力してまいります。

キャンサーボード

がん専門家が結集して――患者さんの治療を検討しています

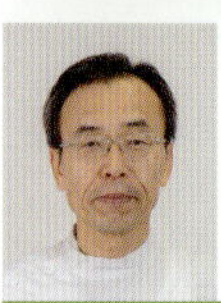

放射線診断科

放射線診断部長　菅原 敬文（すがわら よしふみ）

キャンサーボードとは

「キャンサー（Cancer）」は「がん」、「ボード（Board）」は「会議」を意味する言葉で、キャンサーボードとは、個々の「がん」患者さんの診断や治療方針などについて、いろいろな分野の専門家が一同に集い、話し合う会議のことです。一口に「がん」といってもその性質はさまざまで、診断がやさしいものから難しいもの、治療も手術、化学療法、放射線治療、これらの組み合わせ、さらに最近では免疫療法と多岐にわたります。個々の患者さんの症状や病態に応じた最適ながん診療を提供するために、各々の分野の専門家が結集して、意見交換、知識の共有、検討を行う場がキャンサーボードです（図1）。

なぜ、キャンサーボードが必要なのでしょうか

がん患者さんの多くは、ある部位のがん（胃がん、大腸がん、乳がんなど）と診断されて、治療のためにがん専門病院に紹介されてきます。診断が確定している場合には、がんができた臓器に関連する診療科で治療法について検討されます。しかし、「どこのがんか不明（いわゆる原発不明がん）」「一度にいくつかのがんが見つかった」といった患者さんも紹介されてきます。

例えば、「首や脇のリンパが腫（は）れて、取って調べたらがんの転移だったが、どこの臓器に発生したがんの転移か分からない」「肺がんと診断されたが、術前の検査で大腸にもがんが見つかった」などです。このような場合には、どのような性質のがんなのか、どこのがんなのか、どこまでがんが広がっているのかをきちんと診断することが大切です。診断ができたら、その上で、その後の治療の優先順位をどうするかなど、治療方針を考えていく必要があります。肺がんと診断されて手術目的で紹介されてきたが、患者さんの状態や病気の広がり方によっては、

患者背景
- 年齢、病歴
- 病状認識
- 家族背景
- 心理的背景
- 社会的背景など

個々の患者情報提供

検査データ
- 血液検査所見
- エコー、CT、MRIなどの画像所見
- 病理検査所見

キャンサーボード

（定期的な合同カンファレンス、臓器・領域別、各科別などで開催）

対象症例：・診断が困難な症例　・治療方針の難しい症例など

確実な診断

最適な治療方針
- 手術
- 化学療法
- 放射線療法
- 症状の緩和など

- 主治医
- 外科系医師
- 内科系医師
- 化学療法医
- 放射線科医
- 病理医
- 緩和ケア医 など

――以下の職種が参加する場合もある――

療養生活支援

服薬管理指導

心理社会的支援 など

- 看護師
- 薬剤師など
- その他のコ・メディカル

適切ながん治療の提供

療養生活の質の向上

個々の患者・家族にとって質の高いがん医療の提供

「キャンサーボード」（厚生労働省のホームページをもとに作成）

図1　キャンサーボードのシステム

抗がん剤や放射線治療を優先する方がいい場合もあります。また、他の臓器のがんが見つかり、そちらの治療を優先する方がいい場合もあります。個々の臓器や分野の専門家だけでは、このようなケースに対応していくのは大変困難で、診療科や職種を越えて、広く治療方針を検討する場としてのキャンサーボードが必要になってきます。

当院でのキャンサーボード

以前から、がんの種類ごとに関連する診療科の医師が集まり、術前や術後の症例検討会や化学療法、放射線治療についての検討会（カンファレンス）を各々毎週行っています。

このような検討会に加えて、診断や治療方針の決定が難しいがん患者さんの検討を行うキャンサーボードを開催しています。

具体的には、次の12のグループが毎月交替で症例提示や司会を担当しています。①呼吸器外科、②消化器外科（消化管）、③消化器外科（肝胆膵）、④乳腺科、⑤婦人科、⑥泌尿器科、⑦頭頸科、⑧血液腫瘍（しゅよう）内科、⑨整形外科・形成外科、⑩呼吸器内科、⑪消化器内科（消化管）、⑫消化器内科（肝胆膵）。

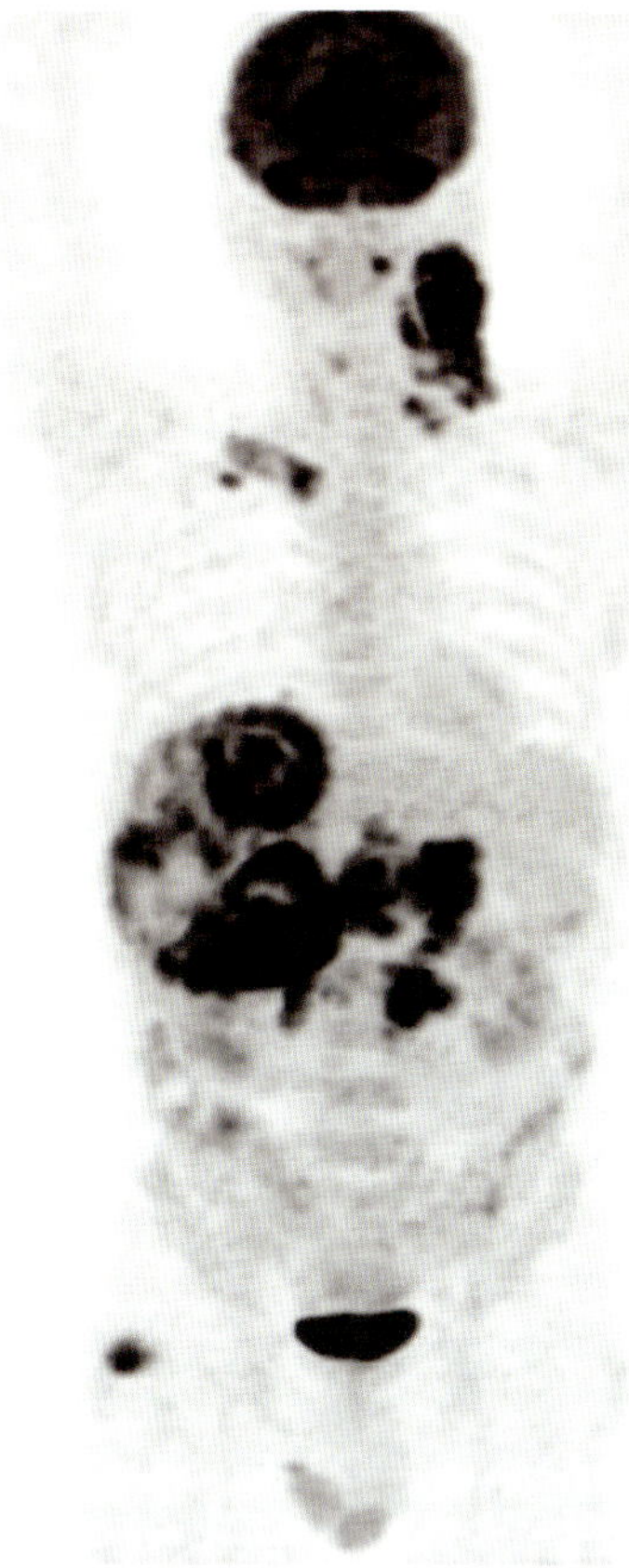

図2　原発不明がんの症例（PET画像）：検討の結果、咽頭のがんの全身転移

さらに、原発不明がん（例えば、全身のリンパ節が腫れて、がんの転移と診断されたが、どこのがんか分からない症例）の相談、治療がいろいろな科で必要ながんの相談を行っています。検討の場では、内科、外科の専門医に加えて、画像診断を専門とする医師や病理診断医も加わって討論します。

「図2」は肝臓やリンパ節に転移があり、内科に紹介受診した患者さんの画像です。当初、どこの臓器が原発か不明だったのですが、キャンサーボードでの検討を経て、咽頭のがんが原発と診断され、その後、抗がん剤を使った治療が開始されました。また、治療が終了した患者さんについても、診断や治療にかかわったスタッフから経過の報告や課題が示され、最善の診療ができたかどうかなどについて、専門外のスタッフも交えて意見交換がなされます。医師だけでなく、看護師や薬剤師、検査技師や放射線技師、臨床心理士など多職種のスタッフも参加しています。このように、病院全体の検討会として、個々の患者さんに最善のがん医療が提供できるように取り組んでいます（写真）。

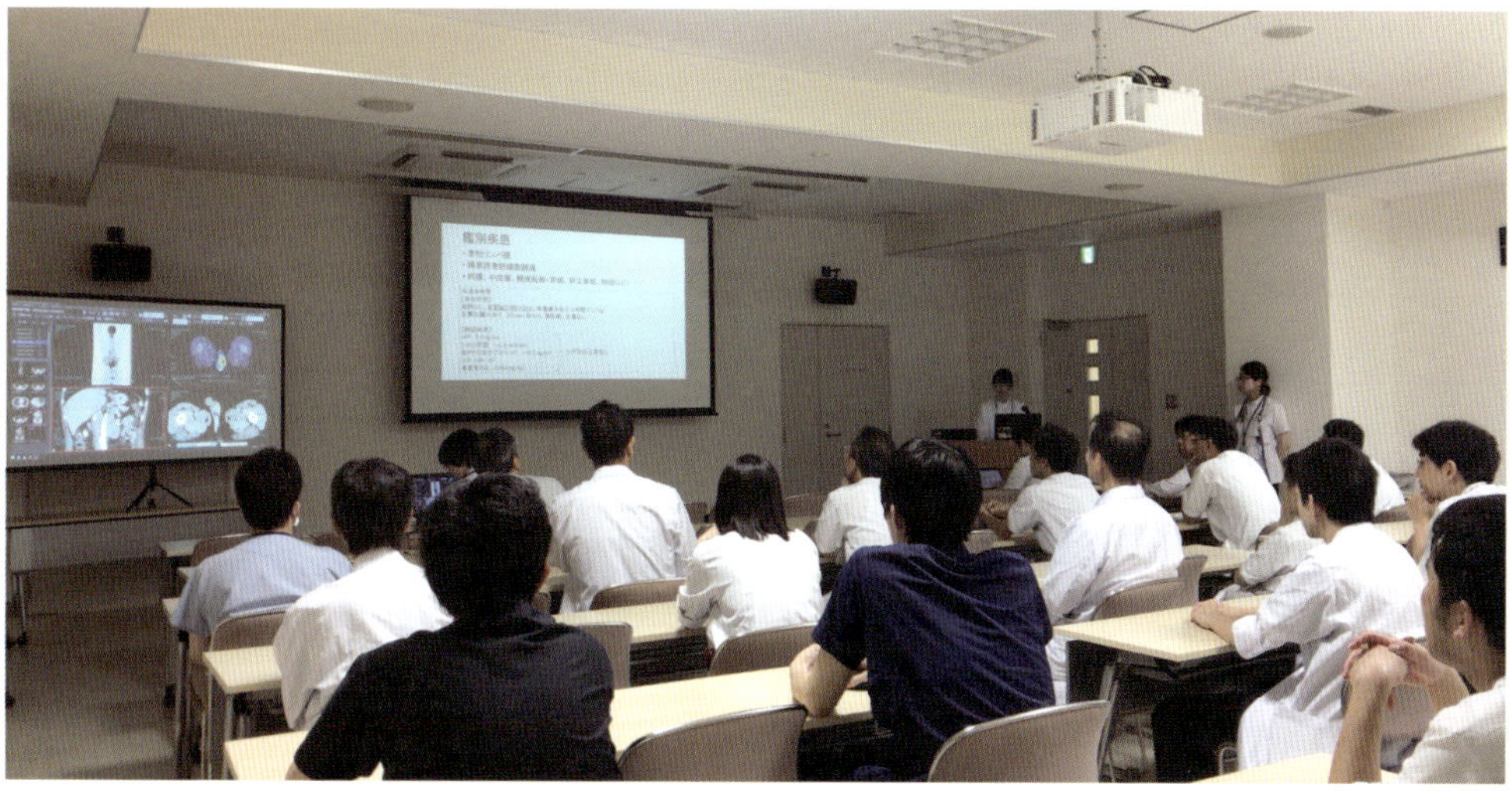

写真　キャンサーボードの様子：いろいろな領域のがん専門スタッフが集まり討論します

愛媛県がん診療連携協議会を主催

より良い診療連携体制とがん診療のレベルアップのために

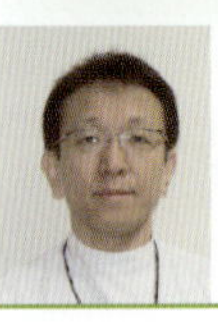

形成・再建・皮膚腫瘍外科
特命副院長 河村 進（かわむら すすむ）

愛媛県がん診療連携協議会の役割

当院は原則として都道府県に1つ、国から指定される「都道府県がん診療連携拠点病院」です。愛媛県には、ほかに6つの国指定の「がん診療連携拠点病院（拠点病院）」と8つの県指定の「がん診療連携推進病院（推進病院）」があります。いずれも県内どこでも、質の高いがん医療が提供できることを目指して指定されました。

当院は、「都道府県がん診療連携拠点病院」の役割として、「愛媛県がん診療連携協議会（協議会）」を議長病院として開催しています。この協議会には全拠点病院と推進病院の協議会には全拠点病院と推進病院、2つの緩和ケア病棟を持つ病院、さらには行政として愛媛県、がん患者会の代表が参加しています。

愛媛県では全拠点病院・推進病院を合わせると、県内の9割ほどのがん患者さんを診療していることが分かっています。会を持つことによって、愛媛県内のがん診療に対する協力体制を作り、自地域で質の高いがん診療を受けられるように活動することを目的としています。

協議会の役割は「がん診療連携拠点病院の整備に関する指針」に基づきます。幹事会で拠点病院間の方針などを話し合い、役員会で承認します。その下には、7つの専門部会を設け、より高度ながん医療が提供できるように、さまざまな取り組みを行っています。愛媛県の協議会は活発な活動を行っており、全国のモデルケースとされることもあります。

役員会
事務局
幹事会
PDCA部会
専門部会
がん地域連携専門部会
緩和ケア専門部会
がん相談支援専門部会
がん登録専門部会
がんの集学的治療専門部会
がん看護専門部会

図 愛媛県がん診療連携協議会組織図

専門部会の活動が愛媛県のがん診療を進歩させてきました

7つの専門部会は、各々の参加病院から、その分野の専門家が参加して構成されています（図）。

●PDCA（Plan→Do→Check→Act）部会は、県内各施設で医療体制を評価、改善計画を立案・実施し、診療体制の充実とレベルアップを目指します。

●がん地域連携専門部会は、拠点病院・推進病院間の連携推進だけでなく、それぞれの病院が中心となり各地域で医療機関との連携を図ることで、愛媛県全体のがん診療の均てん化*を目指しています。

●緩和ケア専門部会は、「いつでもどこでも緩和ケア」というスローガンのもと、愛媛県の緩和ケアの提供体制と質の向上を目指し、緩和ケアにかかわるスタッフが集まり、グループワークを行っています。

●がん相談支援専門部会は、県内で実施されているがんに関する情報提供と相談支援体制の機能強化と質的向上を目的にしています。がん相談員研修会の開催、がんサロン担当者の交流・検討会の開催、チェックリストの実施、相談支援の広報活動を行っています。

●がん登録専門部会は、拠点病院・推進病院の義務である院内がん登録の精度向上や利用促進のための事業を行っています。部会で作成するがん登録の冊子によって県内のがん診療のあらましが分かります。

●がんの集学的治療専門部会は、がん治療を実際に行う医療者の円滑な活動の支援や医療者間の情報共有を目的とした部会です。がん治療に携わるスタッフが連絡を取り合い、より良いがん治療を目指した活動を行っています。

●がん看護専門部会は、県内のがん看護にかかわる看護師の資質向上と、がん看護実践レベルの均てん化を目的とし、がん看護実践力の向上のため、研修会等の開催を通して人材育成に努めています。

また県の委託で県内のがん患者のためのポータルサイト「がんサポートサイトえひめ」を作成中です。

＊ 均てん化／全国どこでもがんの標準的な専門医療を受けられるよう、医療技術などの格差の是正を図ること

がん診療連携協議会における当院の役割

協議会は当院の組織ではなく、すべての拠点病院・推進病院が共に連携するための組織です。しかし、協議会議長としての当院の役割は、直接の診療活動ではありませんが、大変重要なものだと考えています。県内多施設のがん診療に携わる専門的な知識を持つ関係者が一同に集まって協議する枠組みはこれが唯一のもので、行政では行いきれない種類のがんに対する施策を話し合ったり、実行したりするためには協議会を生かすしかないからです。

当院からは医長以上が必ずどこかの専門部会に参加し、専門性を生かして県のがん診療の水準向上に寄与することを目指しています。各々の専門部会長は当院から配置し、専門部会が共働して事業を行いやすい体制となっています。

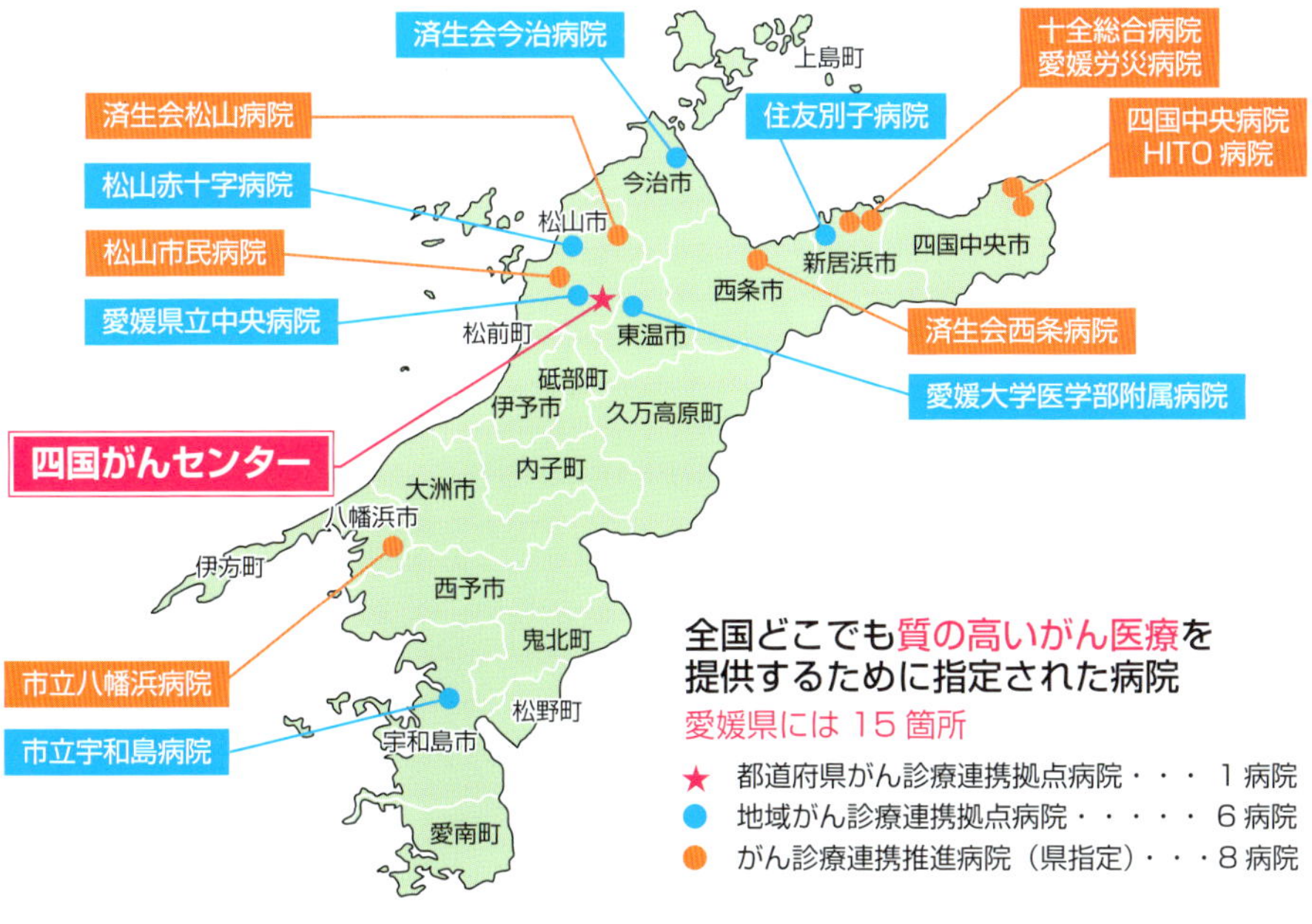

済生会今治病院
上島町
十全総合病院
愛媛労災病院
済生会松山病院
住友別子病院
四国中央病院
HITO 病院
松山赤十字病院
今治市
松山市
新居浜市
四国中央市
松山市民病院
西条市
愛媛県立中央病院
済生会西条病院
松前町
東温市
砥部町
愛媛大学医学部附属病院
伊予市
久万高原町
四国がんセンター
内子町
大洲市
八幡浜市
伊方町
西予市
鬼北町
市立八幡浜病院
松野町
宇和島市
市立宇和島病院
愛南町

全国どこでも質の高いがん医療を
提供するために指定された病院
愛媛県には 15 箇所
★ 都道府県がん診療連携拠点病院・・・ 1 病院
● 地域がん診療連携拠点病院・・・・ 6 病院
● がん診療連携推進病院（県指定）・・・ 8 病院

Topics1

がんと地域医療連携

患者・家族総合支援センター、地域医療連携室
副看護師長　平岡 久美（ひらおか くみ）

なぜ今、地域医療連携なのか？

現在、日本は少子高齢化の進展が見込まれる中､限られた医療資源を効果的に活用するため、病院の機能を分かりやすく分類し、どの地域に住む患者さんでも「がん」を含む適切な医療を適切な場所で受けられることを目指しています。患者さんが、地域で継続性のある適切な医療を受けられるようにするためには、各医療機関同士が自らの施設の現状や地域の医療状況に応じて、円滑に連携を図る必要があります。これを「地域医療連携」といいます。

「病診連携」「病病連携」ってなに？

地域医療連携は､大きく２つに分類されます。１つは病院と診療所が、それぞれの役割や機能を分担し、お互いに連携しながらより効率的、効果的な医療を提供する「病診連携」です。もう１つは、病院がその機能や役割を明確にし、日頃から病院同士で連携を取り合いながら、患者さんの病状に応じた適切な医療を提供する「病病連携」です。

当院は、「がんの積極的治療を行う急性期病院」という機能を持ち､県内外の病院や診療所、クリニックから治療目的でがん患者さんの紹介を受けています。

当院を受診するには

当院を受診するには、原則外来予約が必要です。患者さんが直接病院に電話をかけて予約を取るのは大変ですが、当院では、診療所やクリニック、病院から患者さんの紹介状（正式には診療情報提供書といいます）をファクスで送ってもらうと、希望の日時の外来予約をお取りします（図）。外来予約票は、紹介元の診療所や病院にファクスで送りますので、外来で待っている間に受診の予約が取れるというシステムになっています。

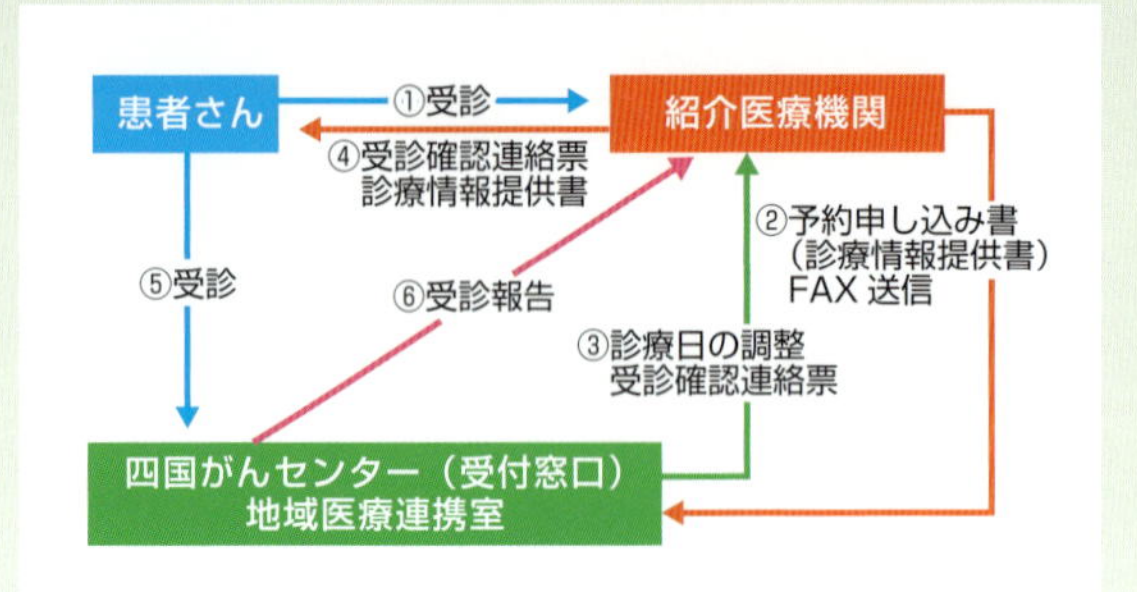

図　四国がんセンター FAX 予約の流れ

また､患者さんをお待たせしないように､ファクスが届いてから 20 分以内の予約調整を推奨しています。患者さんの受診後は、医師が紹介元の診療所や病院宛に、治療方針や検査の結果などを記載した返書を送っています。

そのほか、当院には、市外や県外など遠方からの紹介患者さんも多く、必要なときには患者さんの地元の病院や診療所に治療の継続や検査の依頼、在宅医療の相談なども行っています。このように当院では、患者さんがどこでもがん診療が受けられるように、地域医療連携を積極的に行っています。

Topics 2

セカンドオピニオンについて

患者・家族総合支援センター、がん相談支援センター
社会福祉士 大西(おおにし) 明子(あきこ)

セカンドオピニオンとは

現在かかっている病院の主治医とは別の病院の医師に「第二の意見」を聞くことをいいます。

例えば、がんの診断についての見解や、主治医から提案されている治療法以外に、何かほかの選択肢がないかなどについて、意見を求めることができます。よく主治医や病院を変わることと混同されますが、同じ意味ではありません。診療情報提供書（主治医からの紹介状）や検査データなどの資料を参考にしながら、ほかの医師の意見を聞き、相談することをいうため、セカンドオピニオンでは、新たに検査や診療を行うことはありません。

セカンドオピニオンで主治医とは異なる新たな見解が得られた場合は、さらに選択肢が増えます。あるいは主治医と同様の見解を聞いた場合は、より理解が深まり納得度が増すでしょう。セカンドオピニオンを聞いた後は、その見解も含めて、改めて主治医とよく相談し、納得のいく方法を選択しましょう。

主治医を怒らせない？

「ほかの病院の先生の意見を聞きに行くと言ったら、主治医が気分を悪くしないかな」と気兼ねする患者さんが多くいらっしゃいます。しかし、セカンドオピニオンを聞くことで、診断や治療について理解を深め、患者さんの選択の一助となるのであれば、主治医にとっても望ましいことです。遠慮なく主治医に申し出てみましょう。きっと気持ちよく送り出してくれるはずです。

どこでセカンドオピニオンを受けられますか？

がん医療は日進月歩で、めまぐるしく状況は変化しています。豊富な知識と高い技術を持った医師の意見は、最善の選択の一助となることでしょう。全国にはがん診療連携拠点病院が設置されており、がん治療を行う医師が在籍しています。セカンドオピニオンを受ける病院の参考にするとよいでしょう。どこで受けるか迷う場合は、がん相談支援センターに相談してみましょう。

相談料金、申し込み方法

セカンドオピニオンの料金は、基本的に健康保険の適用外で医療機関によって異なります。また、セカンドオピニオン外来は予約制が多く、予約方法や必要な書類は医療機関によって異なります。診療情報提供書（主治医からの紹介状）や検査データなどを事前に準備する必要があるため、セカンドオピニオンを希望する医療機関に事前に確認しましょう。

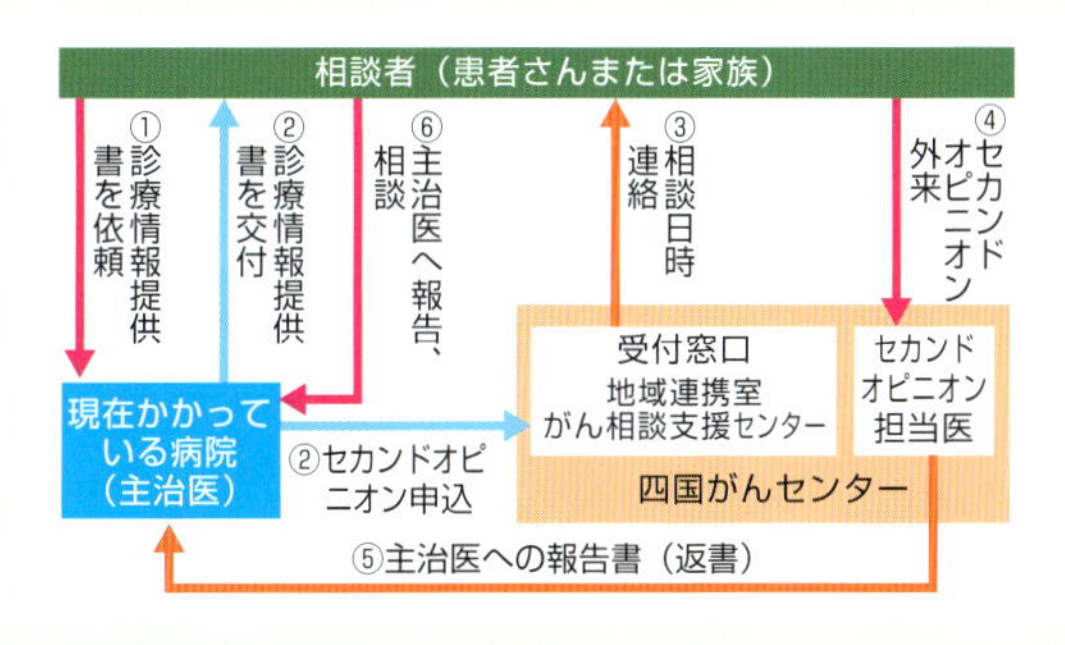

図 セカンドオピニオン外来の流れ

Topics 3

ボランティア・グループ「ふれ愛」

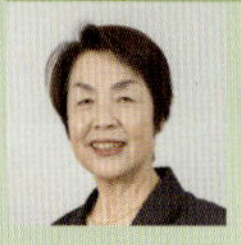

病院ボランティア・グループ「ふれ愛」　グループ「ふれ愛」代表　**塚野 加代**

病院ボランティアとともに支え合う がん療養生活

私たちは1997年から20年以上、当院内で活動しています。がん治療で入院生活を余儀なくされた患者さんへ、少しでも日常を感じていただきたいと活動しています。病院イベントの企画や応援など、病院のスタッフだけでは手が届かないところの支援をすることで、患者さんのお邪魔にならないように、そっと寄り添わせていただいています（表）。

活動内容
・入院病棟での図書貸出
・ティーサービス
・患者さんの身に着ける機器入れ、脱毛帽子などの縫製
・敷地内への季節の花植え
・玄関での車椅子の介助、ロータリーでの交通整理
・車椅子の整備・クリスマスツリーの飾り付けなど
・患者・家族総合支援センター「暖だん」のイベント手伝い
・がん哲学外来（がんカフェ）でのティーサービス

表　活動内容：グループ「ふれ愛」はこんな活動をしています

私たち会員のほとんどが元がん患者であり家族でしたので、いろいろな活動の中で、患者さんの思いがとてもよく分かります。「がんだと宣告されて、心と体がつらいときでも、あなたは決してひとりではありませんよ。共にがんばって生きる仲間がいます。私たちボランティアもいますよ」。この想いを感じていただきたいのです。そしてちょっとずつ、元気に前向きに進むことができるよう、心のお手伝いをしたいのです。私たちボランティアも、患者さんの支援を謳っていますが、患者さんからたくさんの学びをいただいています。人間的な成長をしています。感謝です。

これからも、患者さんと病院スタッフ、そして病院と地域の架け橋になりたいです。患者さんの声や想いが病院へ届き、患者さんが安心して治療を受けられる病院、地域からも信頼のある病院であってほしいと思います。ボランティアがいる病院は、情報開示の面でも信頼いただけると思います。病院スタッフとボランティアが共助することで、患者さんの治療の相乗効果が良くなればと思います。私たち「グループふれ愛」は、病院スタッフではできない患者さんへのサービスを目指しています。これからは、会員の増員が目標です。月一度のボランティア活動で良いのです。私たちの仲間になって、活動してみませんか。お待ちしています。

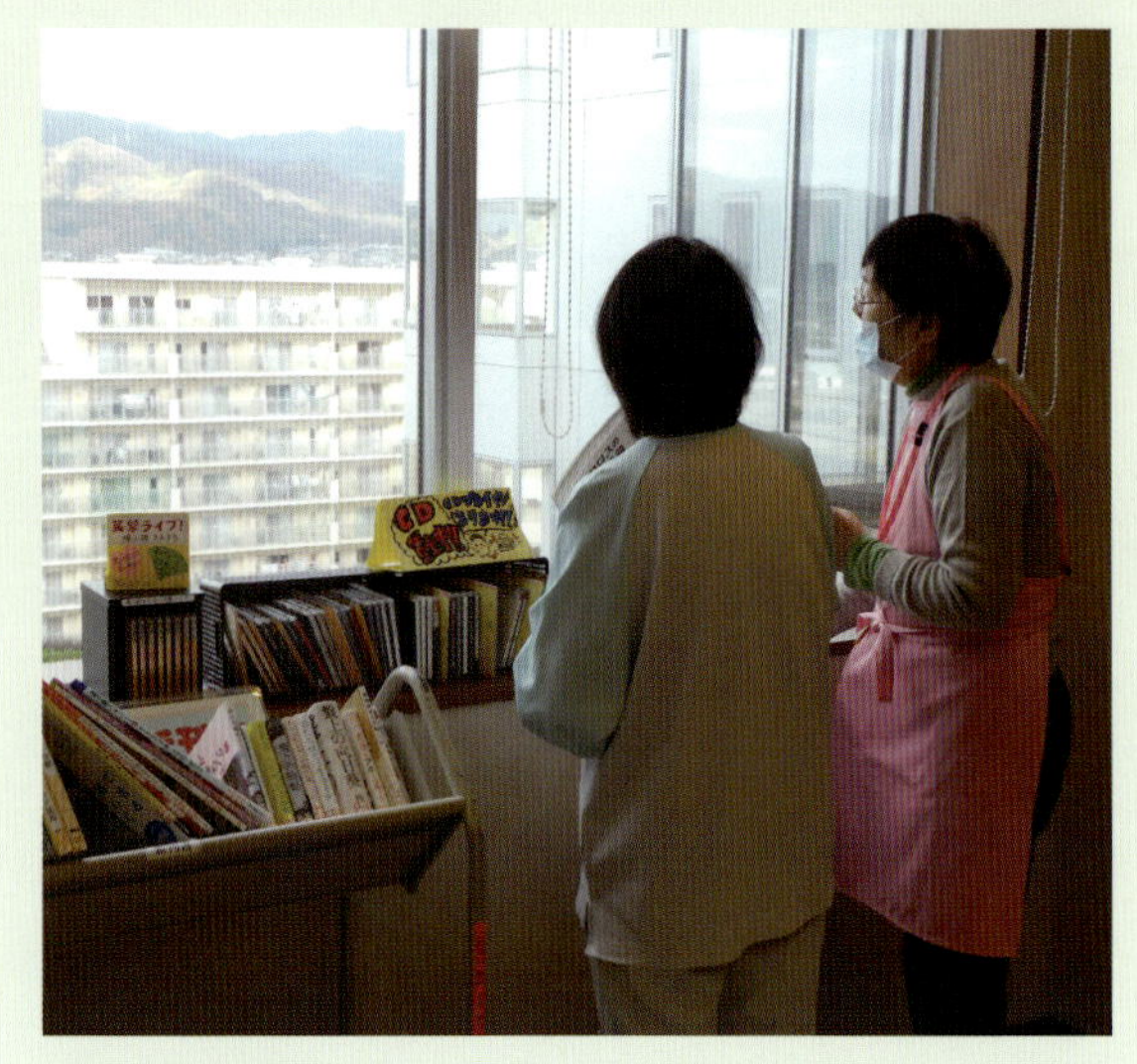

写真　活動風景

第2章

がんを知る

ではいよいよ
がんについてです！
がんが
できるまでを
見ていきましょう
これはヒトの
細胞たちです
みんなそれぞれ
役割に従って
働いています
ウイルス
紫外線
タバコ
アルコール
しかしお酒や
※タバコなどの
影響を受けると

※ 他にもさまざまな原因があります

不死化
10年以上の
時間をかけて
おかしくなって
しまうんです
うわぁ…

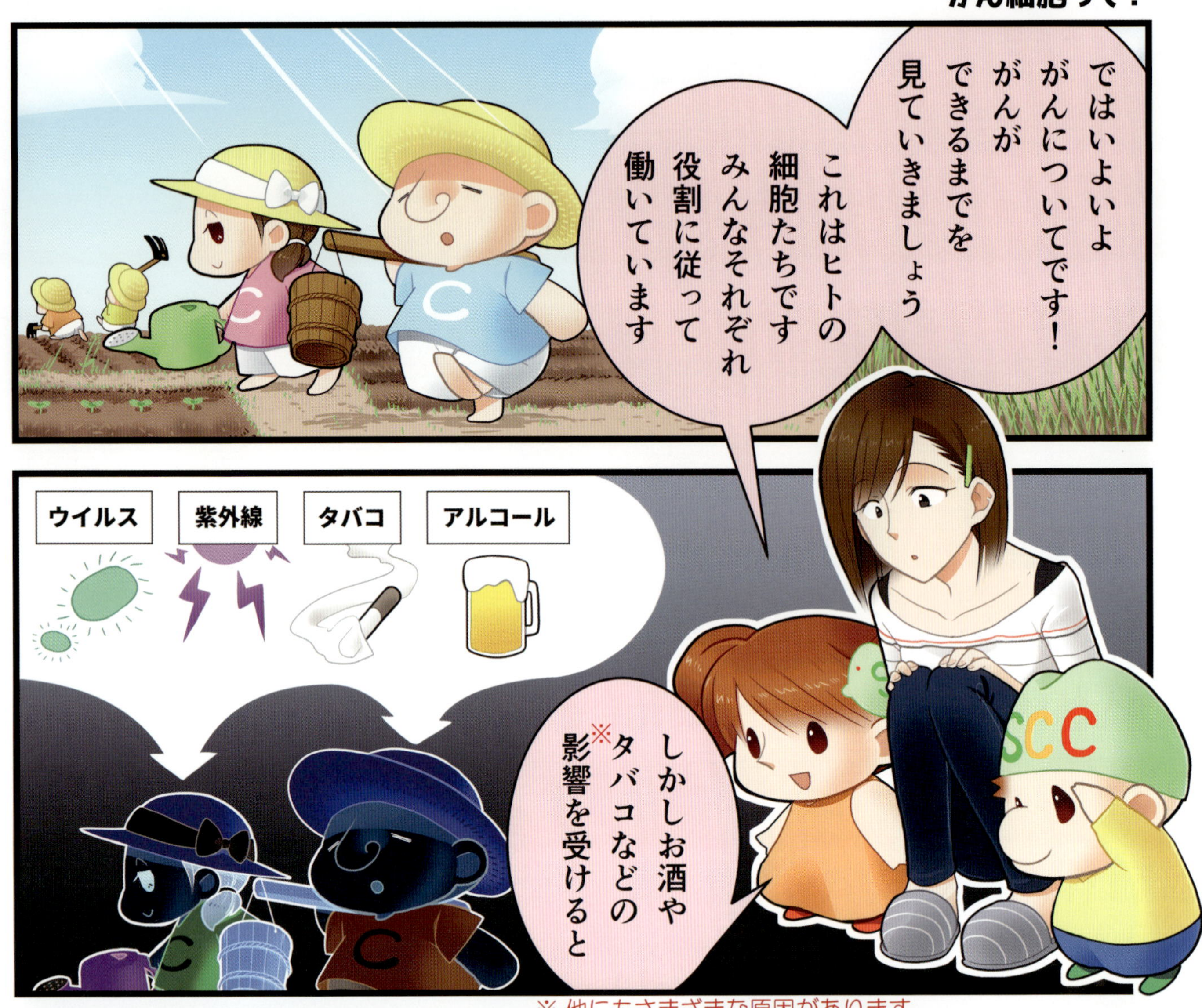

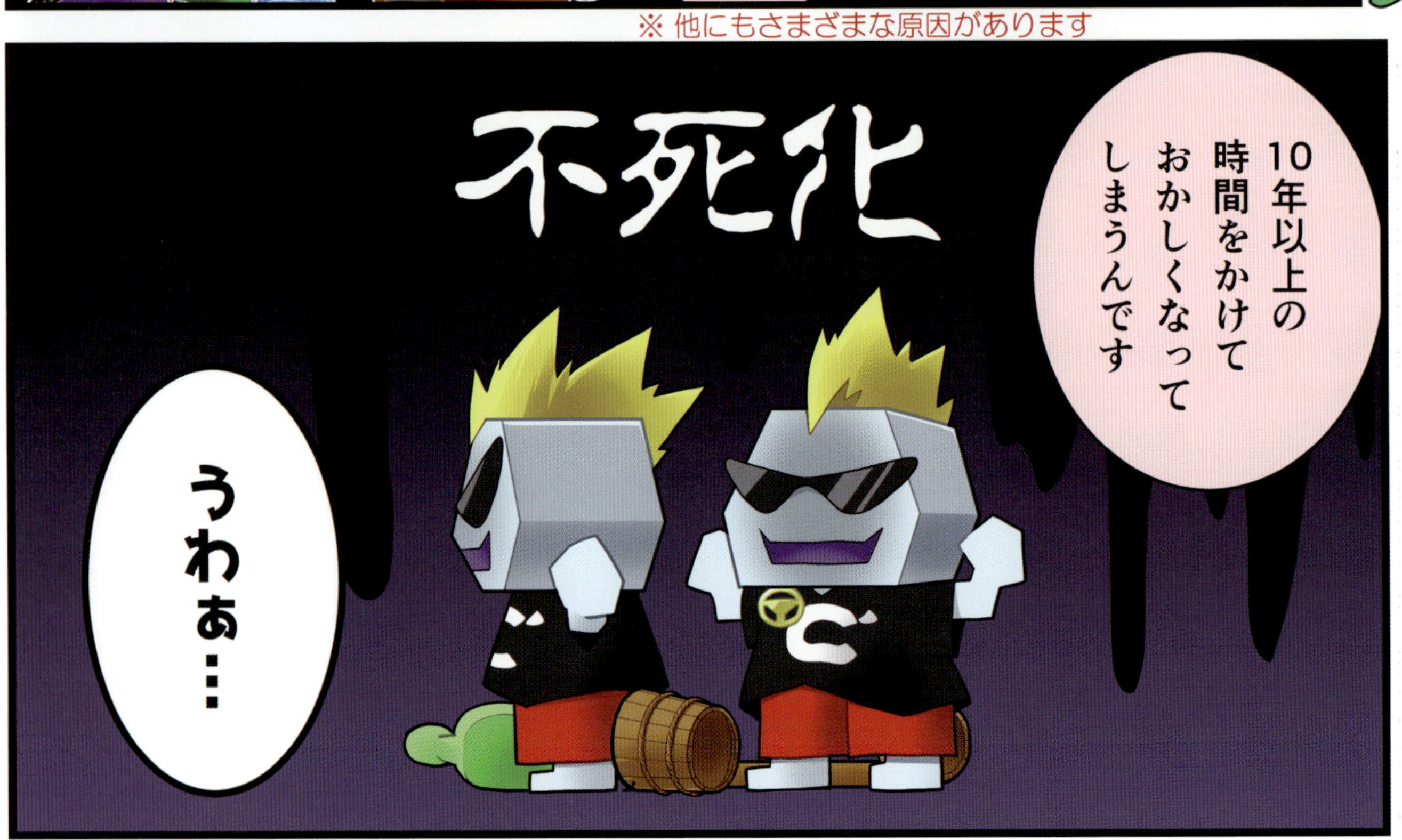

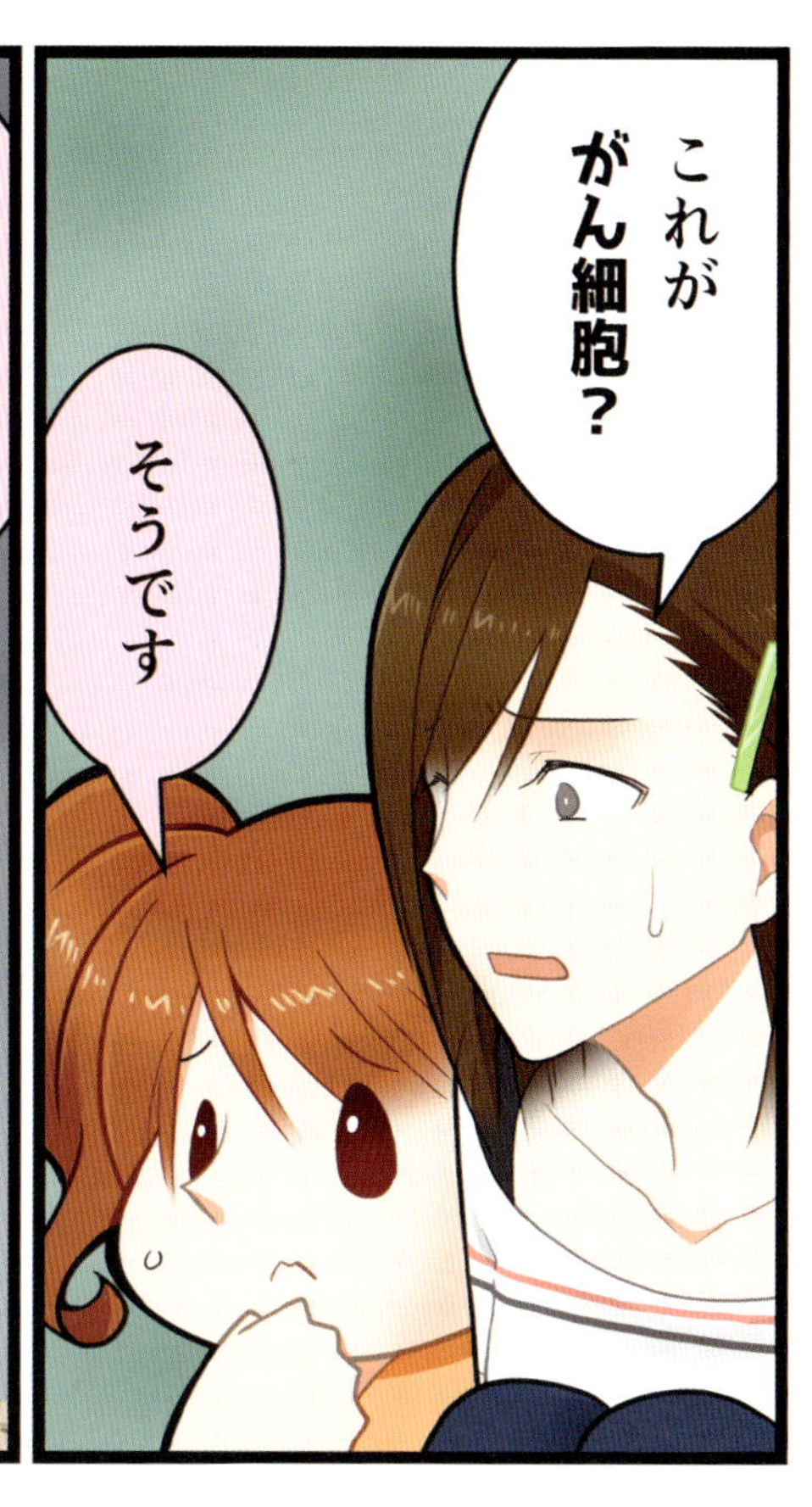
これが
がん細胞?
そうです

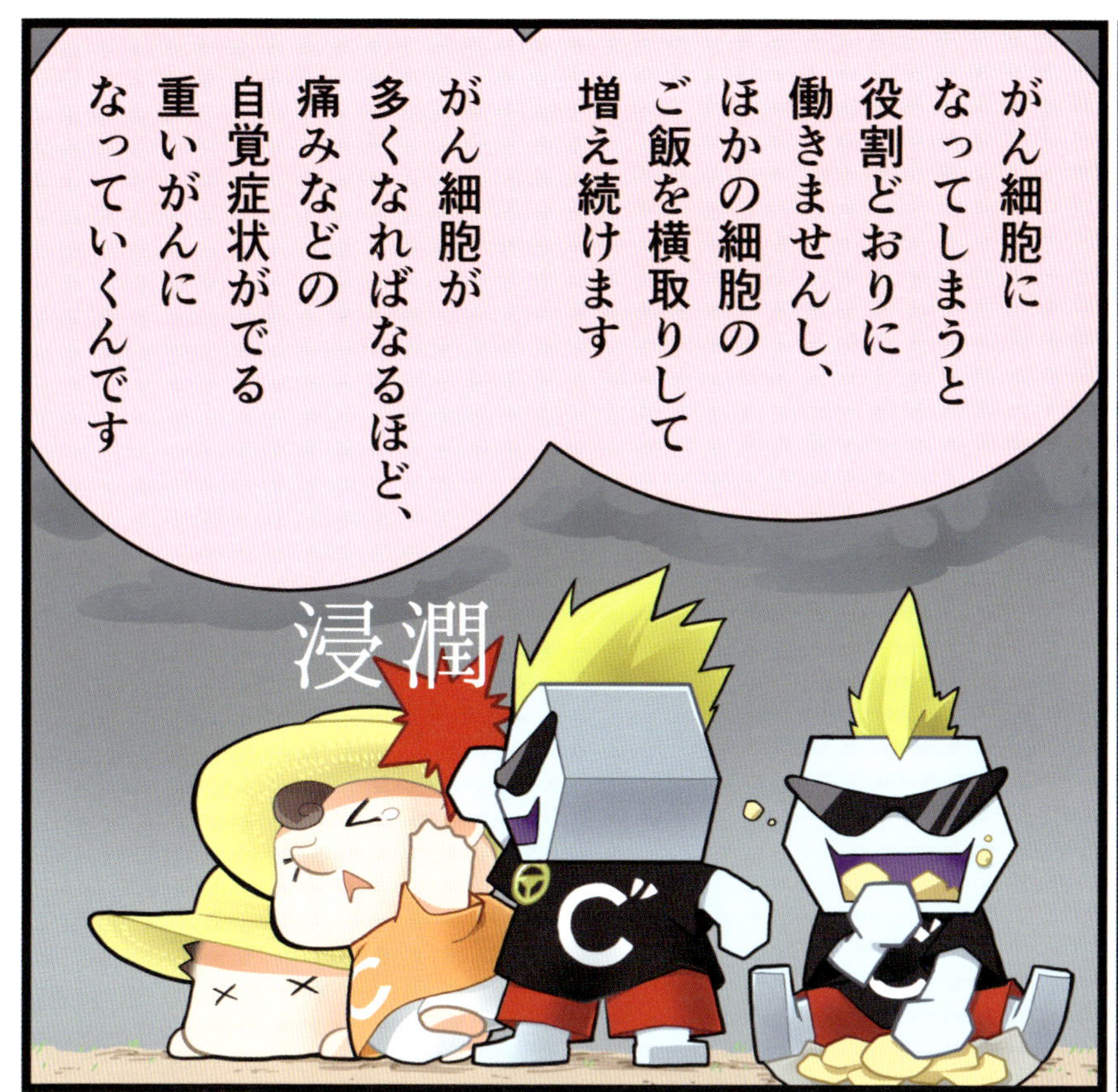
がん細胞に
なってしまうと
役割どおりに
働きませんし、
ほかの細胞の
ご飯を横取りして
増え続けます
がん細胞が
多くなればなるほど、
痛みなどの
自覚症状がでる
重いがんに
なっていくんです
浸潤

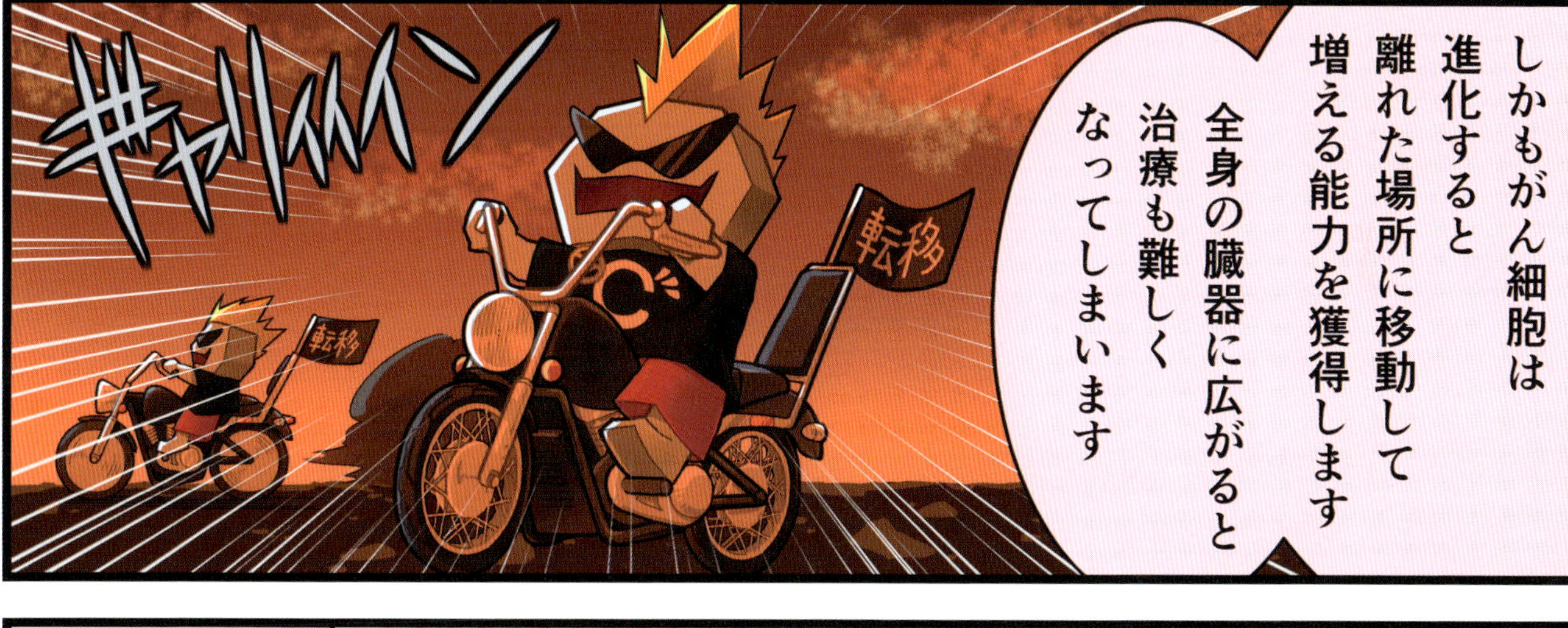
しかもがん細胞は
進化すると
離れた場所に移動して
増える能力を獲得します
全身の臓器に広がると
治療も難しく
なってしまいます
ギャルルルイーン
転移
転移

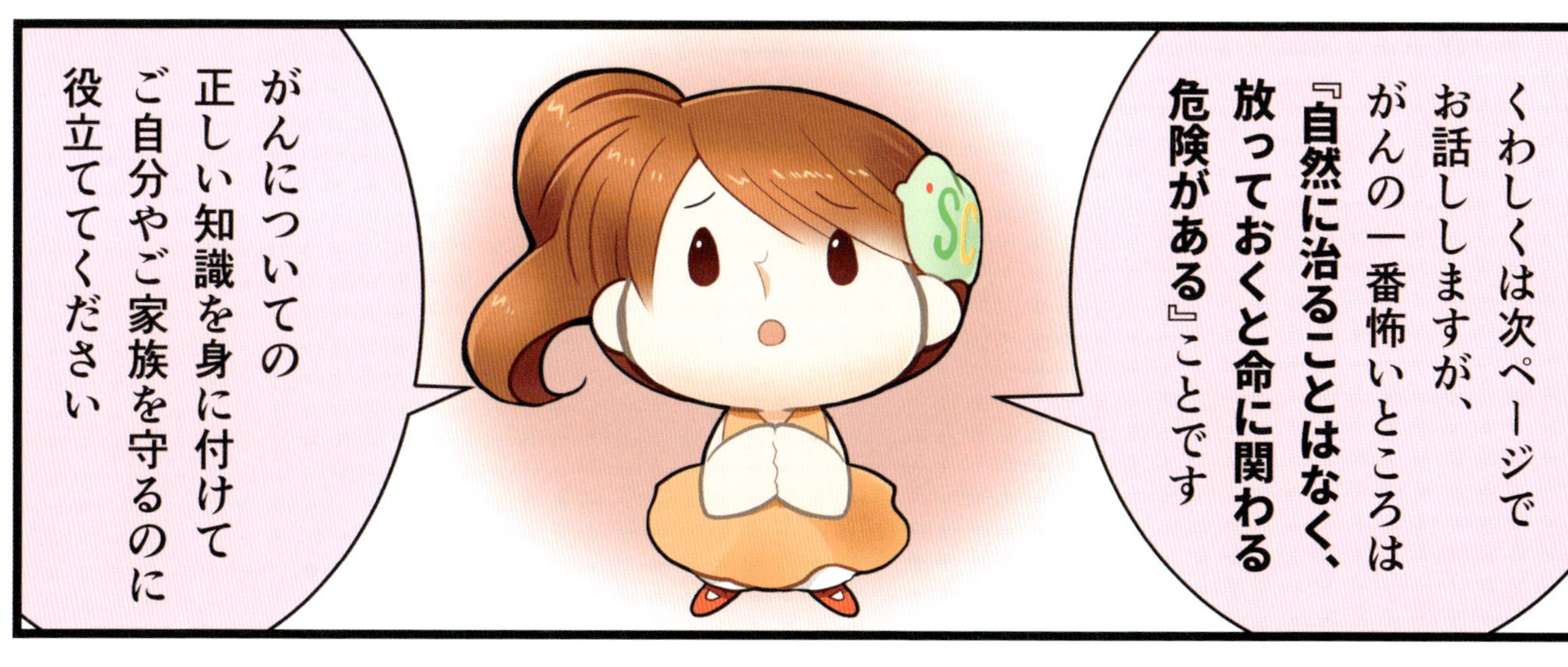
くわしくは次ページで
お話ししますが、
がんの一番怖いところは
『自然に治ることはなく、
放っておくと命に関わる
危険がある』ことです
がんについての
正しい知識を身に付けて
ご自分やご家族を守るのに
役立ててください

がんってなに？

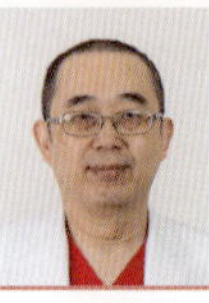

がん予防・疫学研究部、病理科
がん予防疫学研究部長　寺本 典弘（てらもと のりひろ）

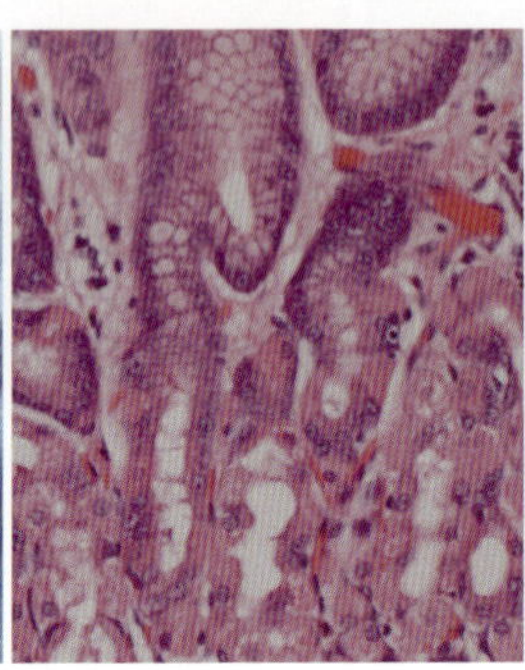

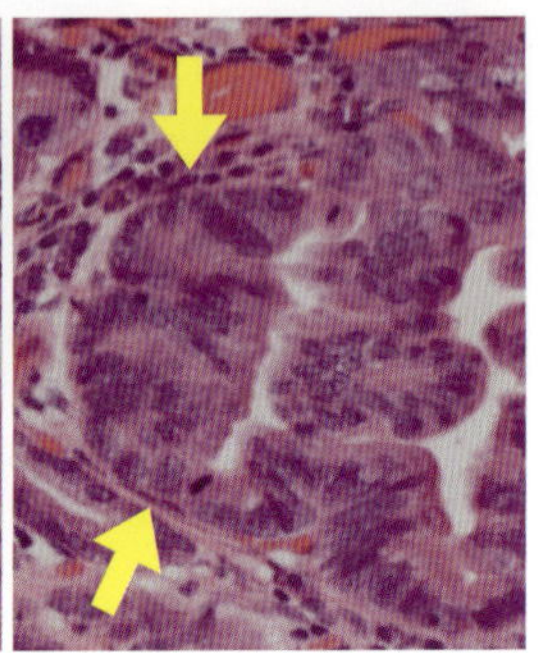

図1　がん細胞（左）。異常な遺伝子は青紫色の核と呼ばれる部分にあります。正常な胃粘膜（中）では、さまざまな種類の細胞が協力して働いていますが、胃がん（右）になるとがんになった細胞が増生します

がんは危険な病気です

　単純化すると、人は細胞の集まりです。細胞は核の中に体の設計図に当たる遺伝子を持っており、それに従って働きが決まります。いろいろな発がん刺激を受けて、それが書き換えられた異常な細胞が勝手に増え続け、生命に危険を及ぼすものを「がん」といいます（図1）。

がんの3大特性は不死・浸潤・転移です

　正常な細胞は必要なだけ増えると増殖を止めますが、がん細胞は無限に増えることができます。この能力を得ることを「不死」化といいます。これががんの最大の特徴です（図2）。

遺伝子異常の蓄積
発がん刺激
時間経過
がんが獲得する能力

不死	浸潤	転移	悪液質
・増殖能力↑ ・遺伝子修復↓ ・異常細胞の監視↓ ・ドライバー遺伝子獲得	・自立的増殖 ・周囲を破壊 ・低酸素耐性 ・免疫から逃れる	・血管壁などを破壊して内部に入る ・血管の中で生きる ・血管から出る ・出身部位と違う環境で生きる	・化学物質を分泌

図2　がん化チャート

　最初のうち、がん細胞は発生した場所でしか生きていけません。「前がん状態」「異形成」「上皮内癌」などと呼ばれる状態です。多くのがんで10年以上この状態を保ちますが、やがてさらなる遺伝子異常が加わって、周囲に広がることができるようになります。この能力を「浸潤（しんじゅん）」と呼びます。がんは浸潤することによって、臓器を壊し、痛み・出血・通過障害など、さまざまな症状を引き起こします。この時点で正式に「がん」と呼ばれるようになります。さらに異常が集積すると、離れた別の臓器に移って増えるという最も危険な「転移」能力を獲得します。がんが転移すると、手術や放射線などの局所療法で駆逐することができないため、治療法が限られてしまいます。

　がんが進行すると重要な臓器を破壊するこ

とや、がん細胞自身の出す化学物質の影響から、食欲不振、体重減少や倦怠感などが引き起こされ、日常生活に重大な悪影響を及ぼします。これを悪液質といいます。

がんは遺伝子の暴走 しかし、それだけで説明できるわけではありません

がん細胞が不死になるには、分裂して増えることを担当する〝遺伝子の過剰な働き〟と、異常な増殖を監視し抑制する〝遺伝子が働かなくなること〟の両方が必要です。浸潤や転移に関係する遺伝子も知られています。がんに関係する遺伝子を一般に「がん遺伝子」といいます。細胞は遺伝子に生じた異常を修復したり、遺伝子に異常が生じた細胞を死なせたりして、がん化を抑える仕組みを担当する「がん抑制遺伝子」と呼ばれる遺伝子を持っています。がん抑制遺伝子が無効化されると異常な細胞を排除できません。これらの遺伝子の異常が遺伝的に引き継がれたため、生まれつきがんになりやすい人もいます（「家族性腫瘍相談室」22ページ参照）。

このように細胞ががん化するには多数の遺伝子異常が必要です。そのうち、そのがんにとって特に重要な異常遺伝子をドライバー遺伝子と呼びます。ドライバー遺伝子は、がんの急所でもあるので、分子標的薬という抗がん剤の攻撃目標となります（「個別化医療を目指して」18ページ参照）。

しかし、遺伝子の異常だけではがん化には不十分です。一旦、がん化しても大部分のがん細胞は体に備わった強力な免疫反応で初期に駆除されます。免疫から逃れる手段を持ったがんだけが成長できるのです。がん細胞が免疫を逃れる手段を阻害してがんを制御する免疫療法が、最近有力な治療として登場してきました。一方、一部のがんでは、ホルモンなど体内の環境や持続する炎症が、がんの発生を援助することも知られています。

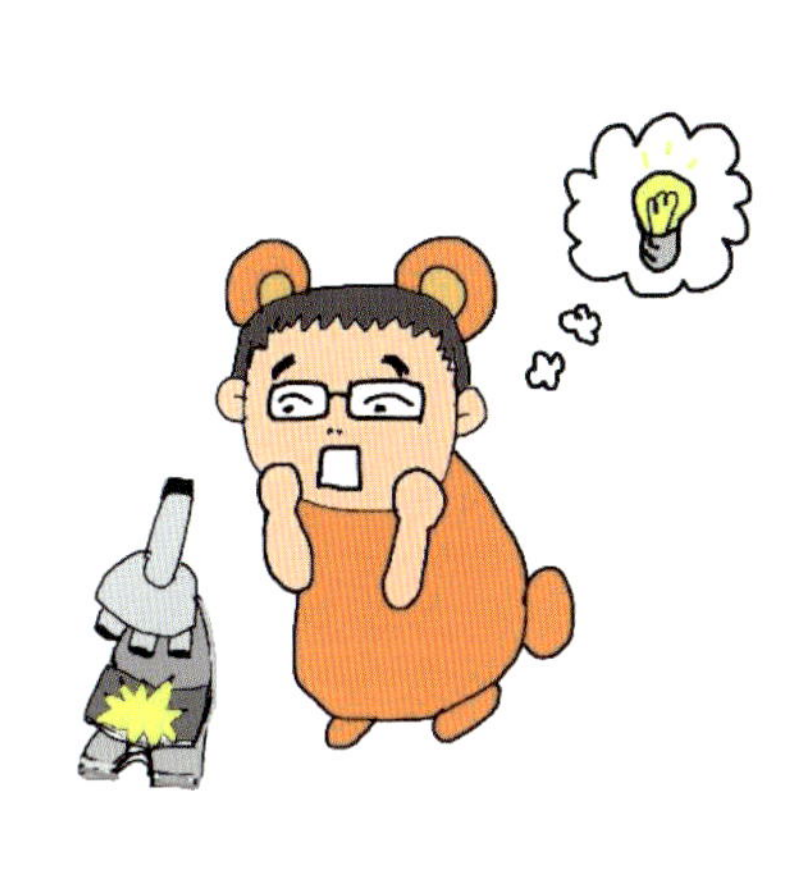

がんにはいろいろな名前があります

漢字の「癌」は「上皮」由来のがんを指します。上皮とは、並んで配列し、臓器の表面を覆う細胞の集まりです。直接外部からの発がん刺激を受けやすいので、上皮由来の癌が、がんのほとんどを占めます。

一方、上皮以外の体を支える組織、骨・脂肪・血管などを作る細胞由来のがんは「肉腫」と呼ばれます。ひらがなの「がん」は、癌・肉腫とそれ以外のものも含めて、命にかかわる危険な腫瘍の総称として使われます。

がんは発生した臓器に基づく名前で呼ばれます。例えば、肺では肺がん、胃では胃がんです。発生した臓器ごとに治療方針がまとめられるので、重要な名称です。

また、がんは細胞の由来に基づく、組織型と呼ばれる名前もつけられます。腺上皮由来なら腺癌、扁平上皮由来なら扁平上皮癌、平滑筋由来なら平滑筋肉腫などです。細胞の由来により、がんとしての性質、治療の効き目などに差があるので、これも重要な名前です。このほかに、最近では発がんの由来となる遺伝子異常が分かってきたので、遺伝子異常に基づく命名をされたがんもあります。

がんは社会的な問題でもあります

がんは個人の生活に大きな変化をもたらすだけではなく、社会的な影響も大きな病気です。がん研究には莫大な研究費がつぎ込まれています。その過程において発見されたがん遺伝子などに関する知識は、私たちの人の体に対する理解を大きく広げてきました。

一方、がんが投げかけてくる倫理的な問題にも私たちは向き合う必要があります。高額で劇的に有効な治療薬により生じるお金と命の問題、がんの遺伝情報の取扱い、科学的根拠に基づかない治療法との対峙など、さまざまな問題が挙げられます。

発がん因子

発がんに関係するたくさんの化学物質や生活習慣

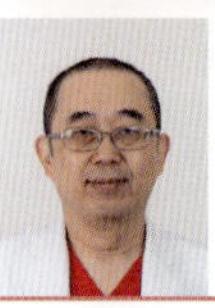

がん予防・疫学研究部、病理科

がん予防疫学研究部長　寺本 典弘

がんを起こす要因のうち、紫外線や喫煙、ウイルスのような体の外部から来たものが外因、体質などの内部の要因が内因と呼ばれます。

外因

世界保健機関（WHO）の外部組織として、がんの疫学・予防などを研究する国際がん研究機関が確実な発がん因子として発表している物質や環境は100を超えます（表）。国内では、国立がん情報センターも独自に発がん因子を発表しています。がんごとに関与する要因が異なりますが、喫煙のように多数のがんに共通するものもあります。

外因の中で、最も重要なものは喫煙です。タバコの害は「禁煙のすすめ」44ページに詳しく書いてあります。次に重要なものは感染症です。これについても「感染症と発がんについて」43ページをご覧ください。

外因のうち、避けることが難しいものにはアスベストなど、生活の中で知らず知らずのうちに暴露されてしまうもの、抗がん剤や放射線治療などのように、リスクを覚悟の上で使わざるをえないものがあります。

比較的リスクの管理がしやすいもののうち、重要なものは飲酒です。一般に1日ビール500cc、あるいは日本酒1合以上の飲酒が発がんリスクを高めるとされています。アルコール代謝機能の低い人ではリスクがさらに高くなります。また、塩分の高い食事や加工肉も消化管系のがんの発生に関係します。

内因

内因も外因と同様、リスクの管理が可能なものとできないものがあります。最も大切なものは遺伝です。これについては「家族性腫瘍相談室」22ページに詳しく書いてあります。

生活習慣によってリスクがコントロールできる内因に、肥満と運動があります。肥満は膵臓がん、大腸がん、乳がん、子宮体がんなど、多くのがんの発がんリスクを高めます。ただし、その程度は日本人ではあまり高くないようです。一方、確実ではありませんが、男性のやせすぎも発がんリスクを高めるという報告があります。また、適度な運動はがん全体の発がんリスクや死亡リスクを下げるとされています。

コントロールしにくいのですが、内因として重要なものにホルモン環境があげられます。乳がんや子宮体がん、前立腺がんなどでは、体内のホルモンによってがん細胞の増生が刺激されています。

がんは発生に性差があります。また、さまざまな原因による慢性の炎症も発がんの因子となることが知られています。

外因

リスク要因	関係するがん
飲酒	消化管のがん、肝がん、乳がん
アスベスト	悪性中皮腫
放射線治療など	照射臓器のさまざまながん、白血病
抗がん剤などの医薬品	さまざまながん
塩分摂取	胃がん
紫外線	皮膚がん

内因

リスク要因	関係するがん
肥満	大腸がん、膵がん、乳がん、子宮体がん
運動不足	大腸がん、乳がん、子宮体がん
ホルモン環境	乳がん、子宮体がん、前立腺がん
慢性炎症	
（例）歯肉炎	歯肉がん
潰瘍性大腸炎	大腸がん

※喫煙と感染症は除く

表　発がん因子

感染症と発がんについて

ウイルス、細菌が発がんの要因となることがあります

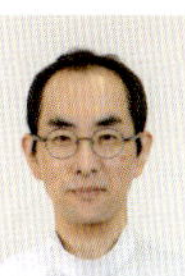

感染症・腫瘍内科、インフェクション コントロール チーム
感染症・腫瘍内科医長 濱田 信（はまだ まこと）

研究が進む感染症とがんの関係

ある種のウイルス、細菌の感染は発がんに重要なかかわりがあり、新規に発症したがんの17％に感染症が関与しているとの報告があります。ただし、感染している人の中でがんを発症する人はごく一部です。

このような微生物とがんの発生するメカニズムについて、現在も詳細な研究が行われており、一部のがんでは感染に伴う細胞の遺伝子変化と発がん機構の関係が解明されつつあります。がんがなぜ起こるのかという、がん診療の究極の疑問を解明する手がかりとなりうるため、今後も感染症とがんの関係について研究が進むと予想されます。

除菌やワクチン接種でがんを予防できる可能性があります

子宮頸（けい）がんの発症にはヒトパピローマウイルスの感染が重要な役割を果たしており、ヒトパピローマウイルスに対するワクチン（子宮頸がんワクチン）接種により、発症リスクを減らせることが分かっています。

またC型肝炎ウイルス感染は、肝細胞がんの原因の大きな割合を占めるものです。近年、C型肝炎ウイルスを除去できる治療法が開発され、今後は肝細胞がんを発症する患者さんが減ると予想されています。

ヘリコバクター・ピロリ菌は胃潰瘍（いかいよう）だけでなく、胃がんの発症にも関与することが分かってきました。胃がん内視鏡手術後の治療として、ヘリコバクター・ピロリ除菌治療が国内で認められています。

ウイルス、細菌の感染が発がんに関与するものの中には、感染を起こさないよう除菌治療やワクチン接種を行うことで発がんを予防できるものがあります。例外もあり、すでにがん化したものに対する抑制効果は期待できませんが、がんの発症リスクを減らせるという意味で非常に有効な方法です。

当院をはじめとする専門病院では、除菌治療やワクチン接種を発がん予防法の1つとして捉えており、今後もその有用性についてデータを集め、皆さんに発信していきます。

	原因となるウイルス、細菌	がんの種類
がん細胞に直接感染	ヒトパピローマウイルス	子宮頸がん、中咽頭がん、陰茎がんなど
	肝炎ウイルス（B型、C型など）	肝細胞がん
	エプスタインバー・ウイルス	上咽頭がん、悪性リンパ腫
	ヒトヘルペスウイルス８型	カポシ肉腫
	ヒトT細胞白血病ウイルス（HTLV-1）	成人T細胞性白血病・リンパ腫
感染することで、がんに都合のよい環境をつくるもの	HIV-1	リンパ腫、カポシ肉腫など
	ヘリコバクター・ピロリ菌	胃がん
	結核菌	胸膜のリンパ腫

表 発がんに関係があると考えられているウイルス、細菌

禁煙のすすめ

ニコチン依存症と闘う

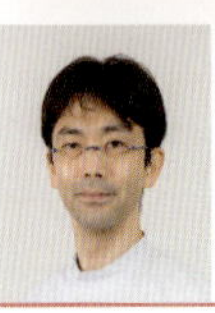

呼吸器外科

呼吸器外科医師　牧(まき) 佑歩(ゆうほ)

百害あって一利なし！ がんだけじゃないタバコの毒性

タバコの煙には70以上の発がん性物質が含まれています。タバコは肺がんだけではなく、食道がん、喉頭(こうとう)がん、膀胱(ぼうこう)がんなど、多くのがんになる危険性を上げます。男性のがんの約3割が喫煙のために起こっているとされています。「がんになったらそれまで」という考えでタバコを吸い続ける人がいますが、実際にがんになったら後悔している患者さんがほとんどです。がんだけではなく、心臓病、脳卒中、肺気腫(はいきしゅ)になる危険性も大きく上げます。

喫煙者は非喫煙者よりも10年短命で、健康寿命も4年近く短くなります。喫煙者本人だけではなく、周囲の人も受動喫煙によって、これらの病気になる危険性が上がります。最近の論文によると、国内で毎年1万5000人の方が受動喫煙を原因とするがんで亡くなっているとされています。

タバコは依存症をつくるための巧妙な製品

喫煙者の多くは「ニコチン依存症」です。禁煙外来を受診する患者さんは「依存症」という言葉に違和感を持ち、否定する方も少なくありません。

タバコを吸うと、ニコチンが、脳にある脳内報酬回路という部位を介して、快感をもたらします。ニコチンが切れるとその反動で強いストレスを感じます。タバコが吸えないときのイライラ感はそのためです。それを解消するために、またタバコを吸います。そして習慣化されるのです。

実は脳内報酬回路は、誰かに褒められることなどでも刺激されますが、喫煙者はこのような日常的なことでは、快感を得られなくなっています。また、タバコのニコチンは喫煙を始めて6～8秒で脳内に達します。このスピードが強い依存形成をもたらすのです。

日本はタバコの規制が緩く、コンビニエンスストアに入るときれいに陳列されたタバコが目に飛び込んできます。依存症を断ち切るには悪い環境です。

ぜひ、禁煙外来のある施設を受診してください。当院の禁煙外来では、禁煙補助薬やカウンセリングなどで禁煙の手助けをしています。タバコが止められないのは意志が弱いからではありません。禁煙外来でニコチン依存症を治療しましょう。

ドパミン
脳
ニコチン
①タバコを吸うことで、ニコチンが脳に到達
②ニコチンが脳でドパミンを放出する
③ドパミンが放出されると気分がよくなる（快感や快楽）
④ニコチンは時間とともに欠乏し、普段よりドパミンが減る
⑤ニコチン不足により、脳が正常に機能しない。タバコを吸いたい、イライラが生じる

図　脳内報酬回路とニコチン

生活習慣と乳がん

乳がんにならない生活

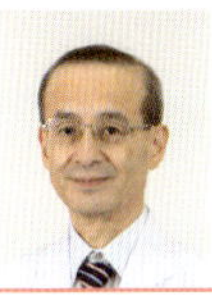

乳腺外科、遺伝性がん診療科
がん診断・治療開発部長　大住（おおすみ）省三（しょうぞう）

がんに絶対ならない方法はないですが、リスクは減らせます

乳がんは、欧米では以前から非常に多いがんでしたが、日本では比較的少ないがんでした。しかし近年、乳がんにかかる方は増加の一途をたどり、2015年の1年間に約8万9000人が乳がんに罹患しています。ただ、乳がんは幸い比較的治療でよく治るがんでもあり、乳がんで死亡された方は、2015年の1年間で約1万4000人でした。

乳がんに絶対にかからない方法は、残念ながらありません。しかし、かかりにくくする方法はあります。乳がんにかかりやすくなる、いわゆるリスク因子を取り除いていくことです。

リスク因子で生活習慣に関係するものとしては、肥満、喫煙、飲酒、運動不足などがあります。特に、太らないことや太っている方はやせること、運動不足の方、閉経後の方では、定期的に少し汗をかくくらいの運動を続けることがお勧めです。肥満や運動不足は、大腸がんや子宮体がんなど、ほかのがんのリスク因子でもあります。また、喫煙と過度の飲酒を避けることも重要です。

よく考えると、これらのことは一般的にいわれている健康的な生活を送ることにつながっています。すなわち、健康的な生活を送ると、脳卒中や心臓病の予防に良いだけではなく、乳がんを代表とする種々のがんの発症も減らせて、一石二鳥といえます。今からでも遅くはありません。生活習慣を改善して健康的な生活を送りましょう。

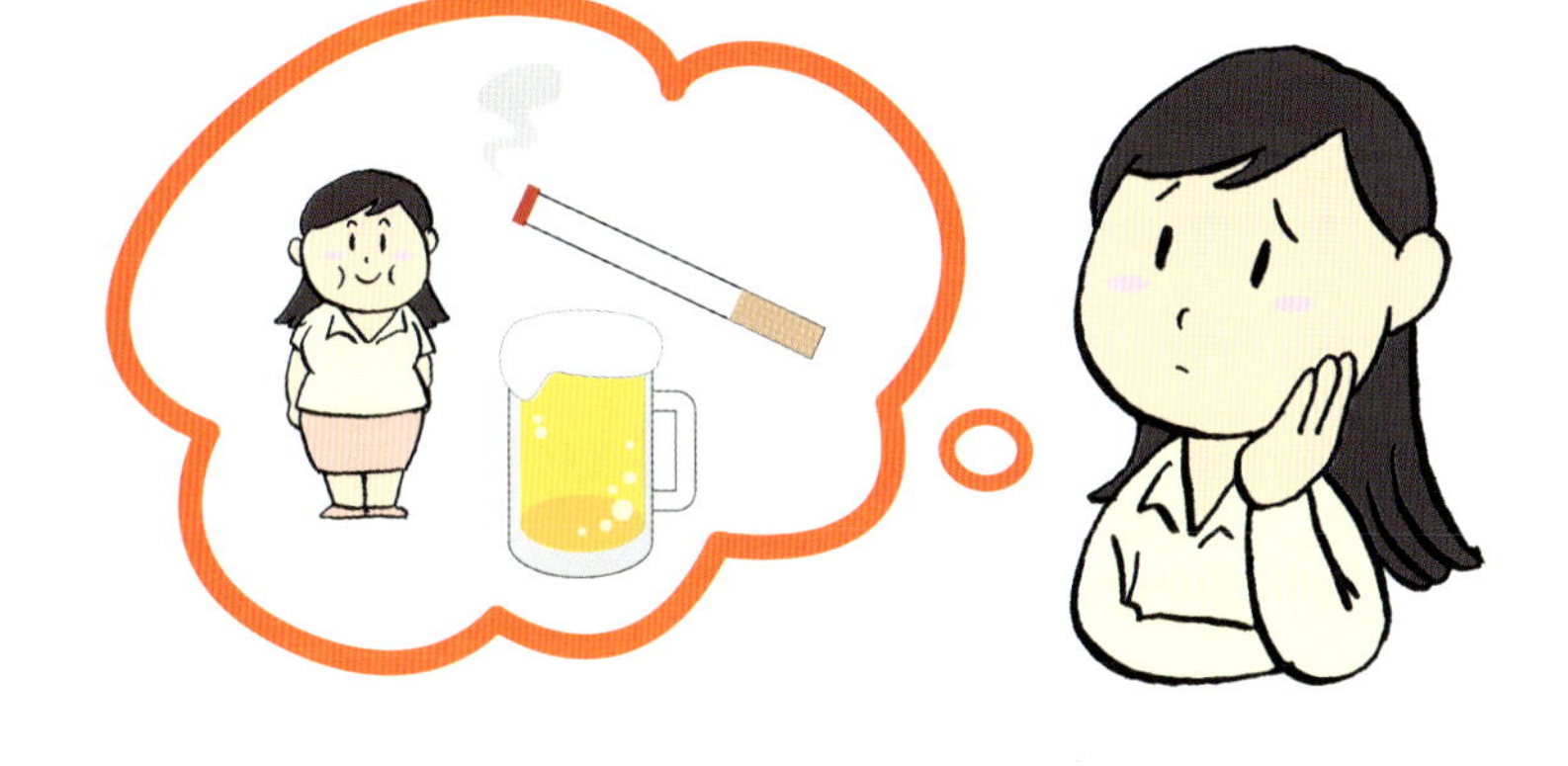

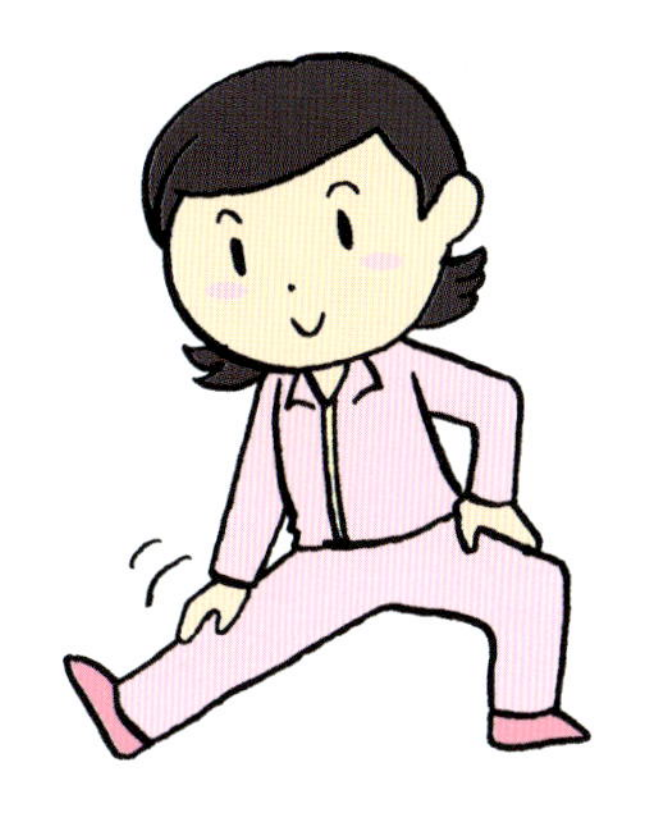

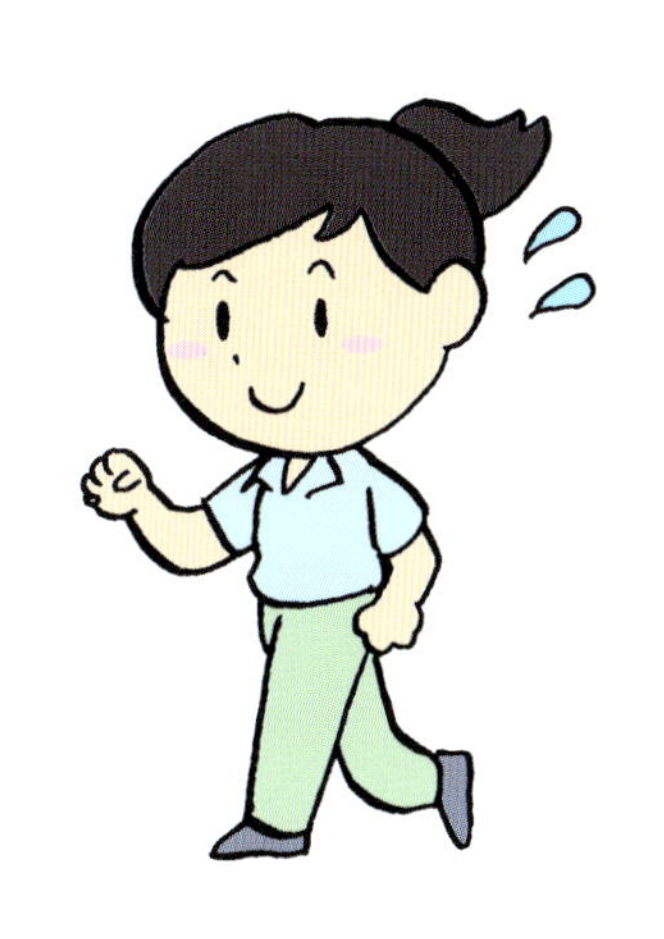

がん登録について

将来のがん患者さんのために役立つがん情報を

がん予防・疫学研究部
臨床疫学研究室医師　山下 夏美（やました なつみ）

国や地域で優先させるべき医療政策の判断に役立てます

国立がん研究センターによると、国内で2018年の1年間にがんにかかった人は101万3600例と予測されています。このがんにかかる人の数を数える仕組みが「全国がん登録」です。

2016年にがん登録等の推進に関する法律が施行され、がんと診断された人の情報（がんの種類や進行度、発見経緯、治療内容など）が、全国の病院および診療所から国へ集められる仕組みが開始されています。

集められた情報を国や地域間で比較し、どの地域でがんにかかる人が多いのか、どの種類のがんが多いのか、がんが見つかったときの進行度、その予後などの実態を把握することができます。国や地域で優先させるべき医療政策を判断し、その評価が可能となります。また、がん検診の精度評価にも活用されます。

全国の登録と、地域の病院単位の登録、それぞれ有用です

「全国がん登録」に加え、全国のがん診療連携拠点病院などでは「院内がん登録」が実施されています。「全国がん登録」が国や地域単位で情報を整理するのに対し、「院内がん登録」は病院単位で情報がまとめられます。各施設の臓器別の症例数・治療件数・治療成績など、「全国がん登録」よりも詳細な情報を収集することで、がん医療を提供する医療機関の特徴や役割、地域での診療機能の過不足を評価することが可能です。また、患者数や治療件数などを公開することで、患者さんの病院選択などにも役立つことが期待されています。

全国同じルールで登録するために

情報の活用には精度も大変重要です。全国で決められた同じルールで登録することが大切で、がん登録ができない地域や医療機関があると、集まった情報に偏りができ、活用が難しくなります。

当院は「全国がん登録」を担当する愛媛県のがん登録室として、また県内の「院内がん登録」を推進する役割を持つ都道府県がん診療連携拠点病院としての役割を担っています。さらに、精度の高いがん登録情報が得られるように登録実務者の育成や医療機関への働きかけを行い、情報の活用を積極的に進めています。

私の医療
がん登録は
未来のがん診療の羅針盤

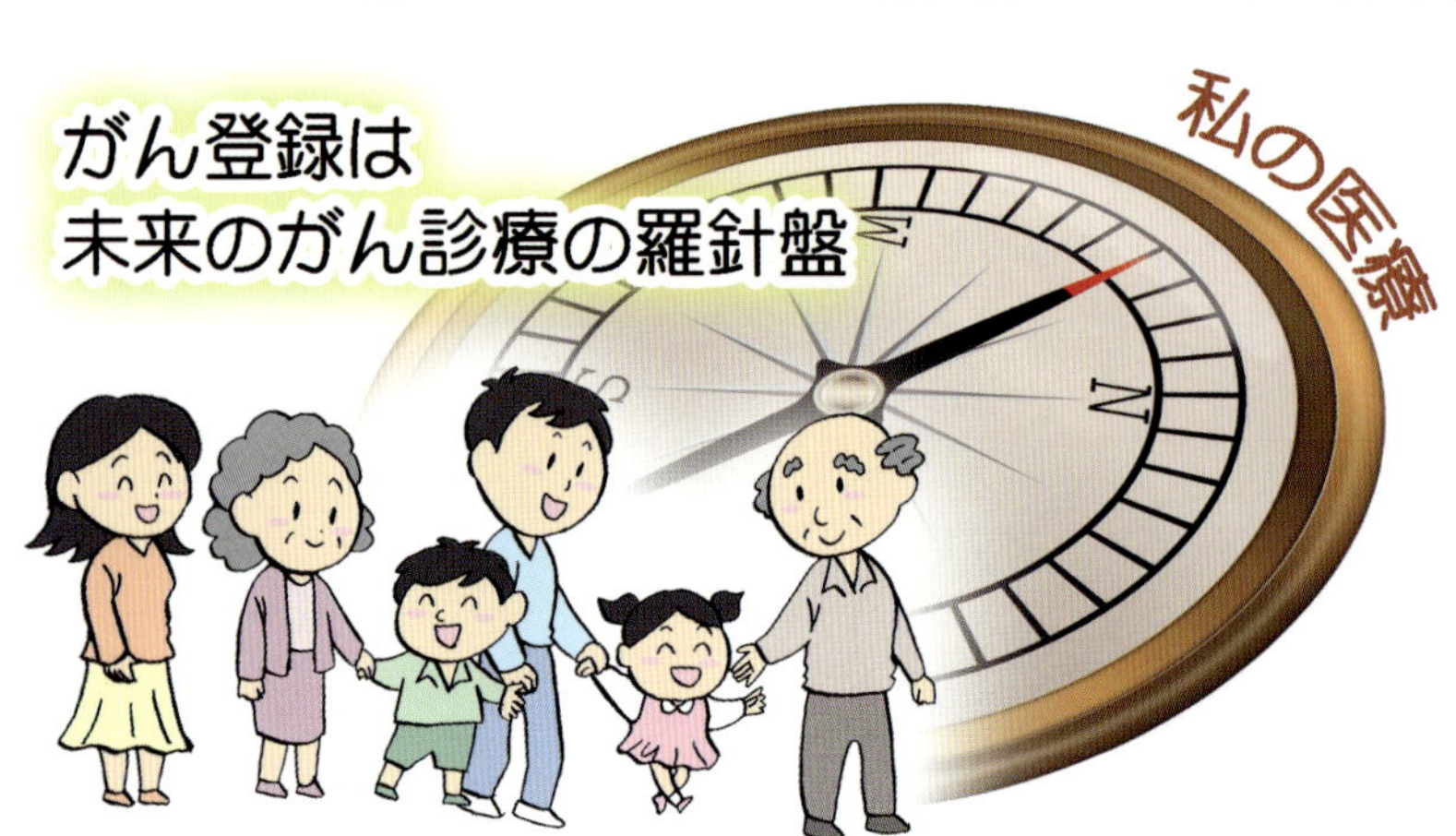

図　がん登録のデータが今後のがん診療の重要な目安になります

第3章

がんを見つける

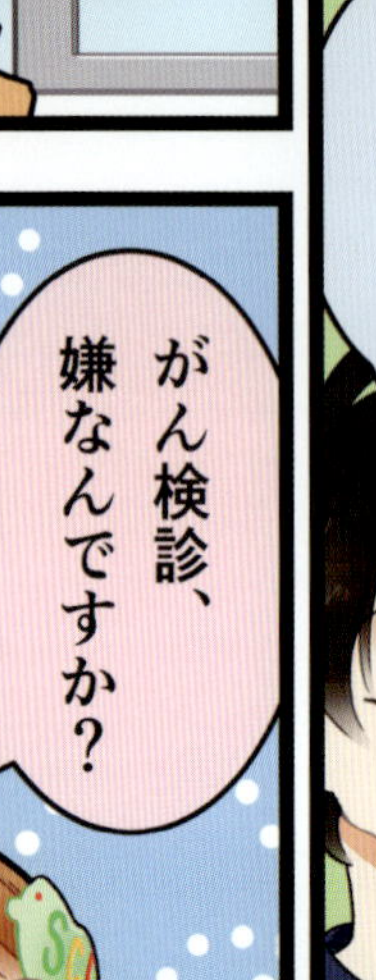
がんが怖いっていうのとがんの原因がいろいろあるのはわかったけど、がんになるときはなっちゃうよね…
まあねぇ

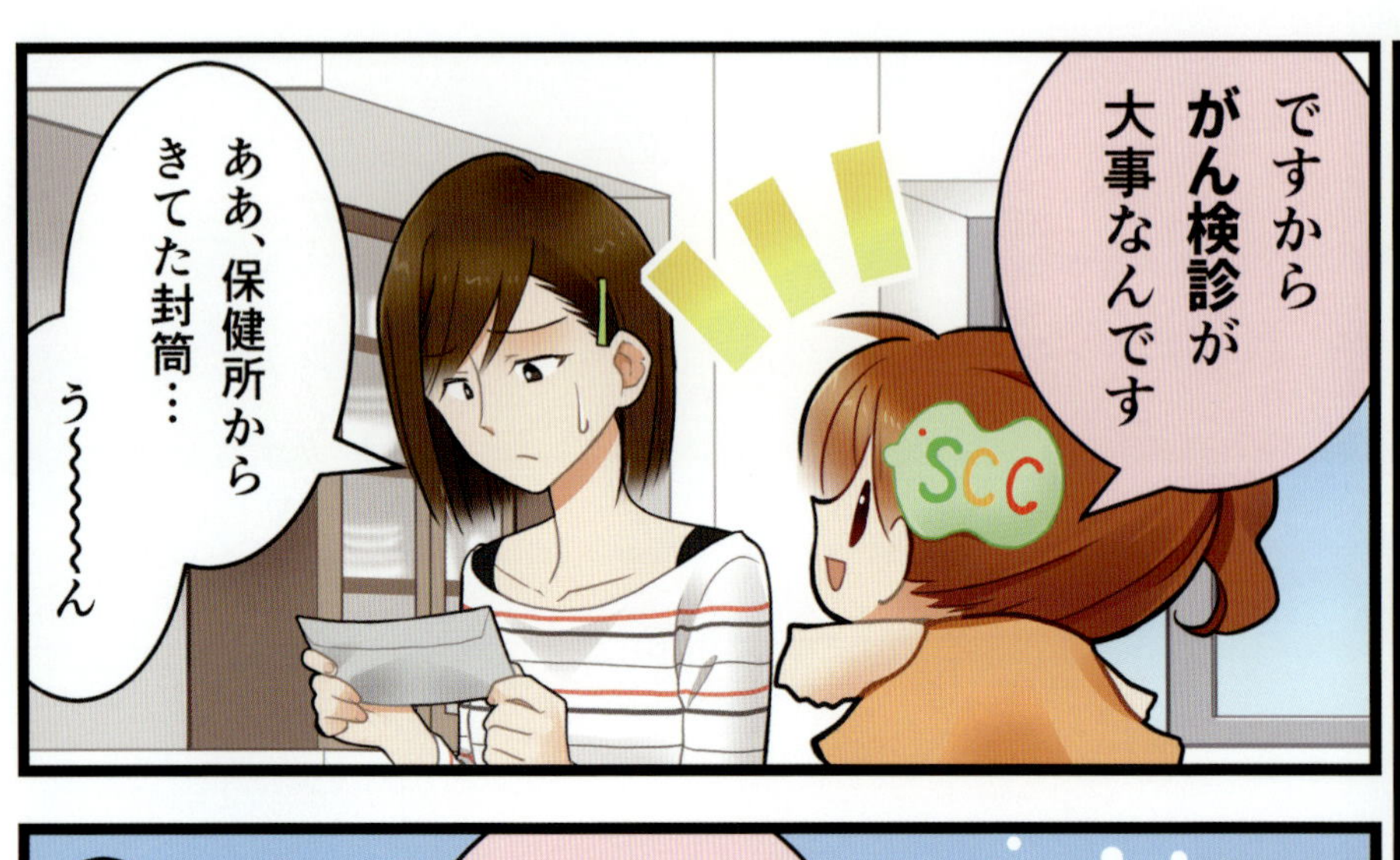
ですから**がん検診**が大事なんです
ああ、保健所からきてた封筒…
う~~~~~ん

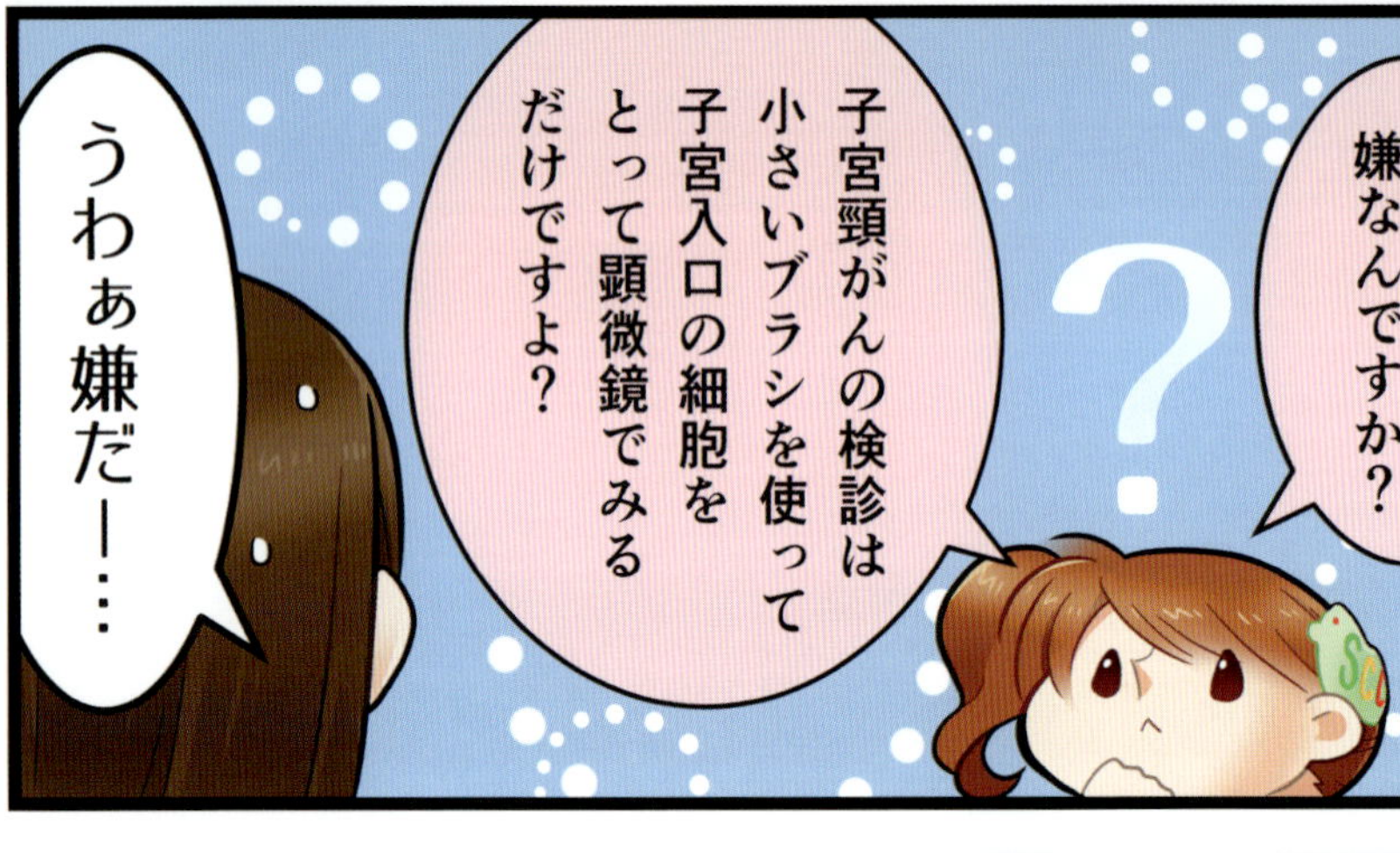
がん検診、嫌なんですか？
子宮頸がんの検診は小さいブラシを使って子宮入口の細胞をとって顕微鏡でみるだけですよ？
うわぁ嫌だー…

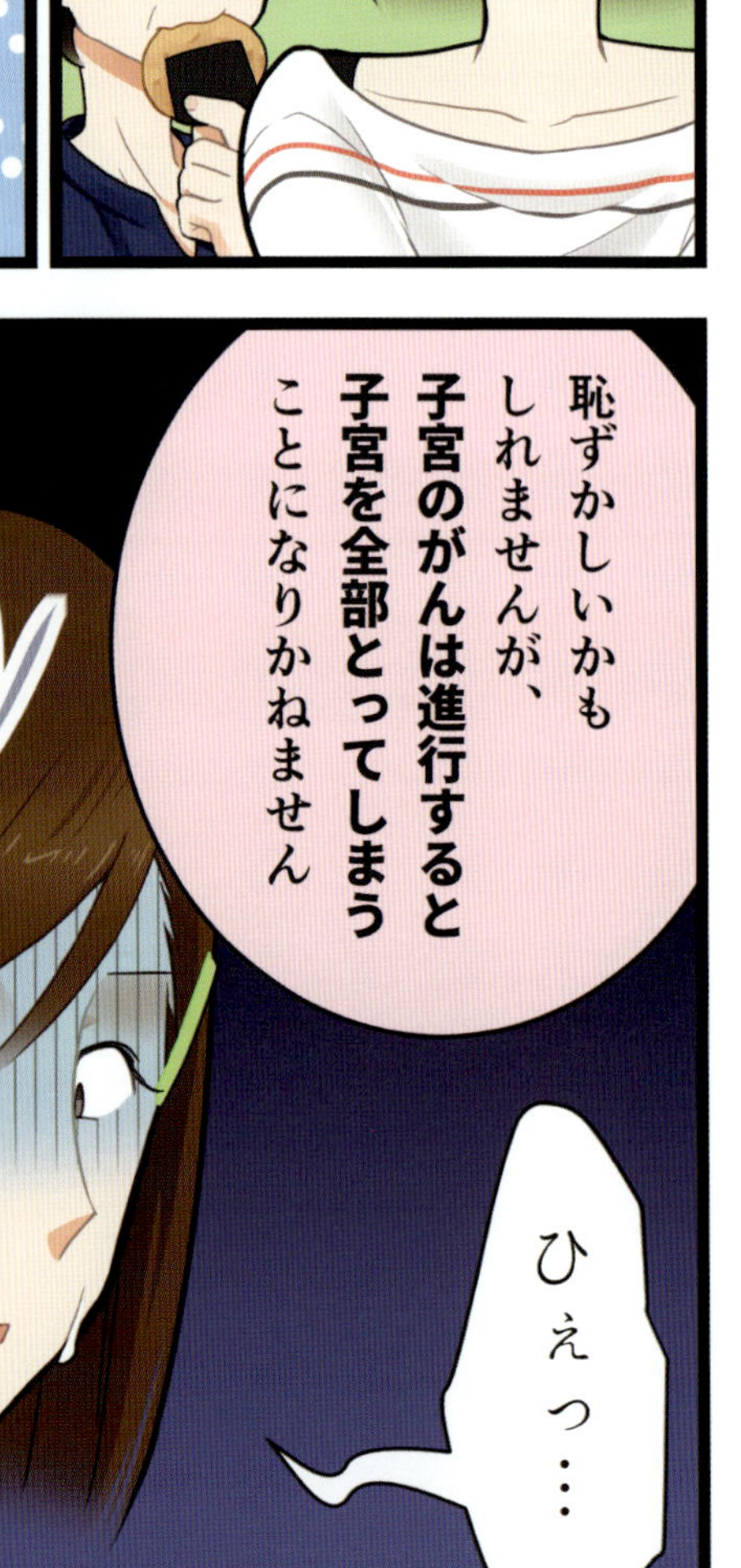
恥ずかしいかもしれませんが、**子宮のがんは進行すると子宮を全部とってしまう**ことになりかねません
ひぇっ…

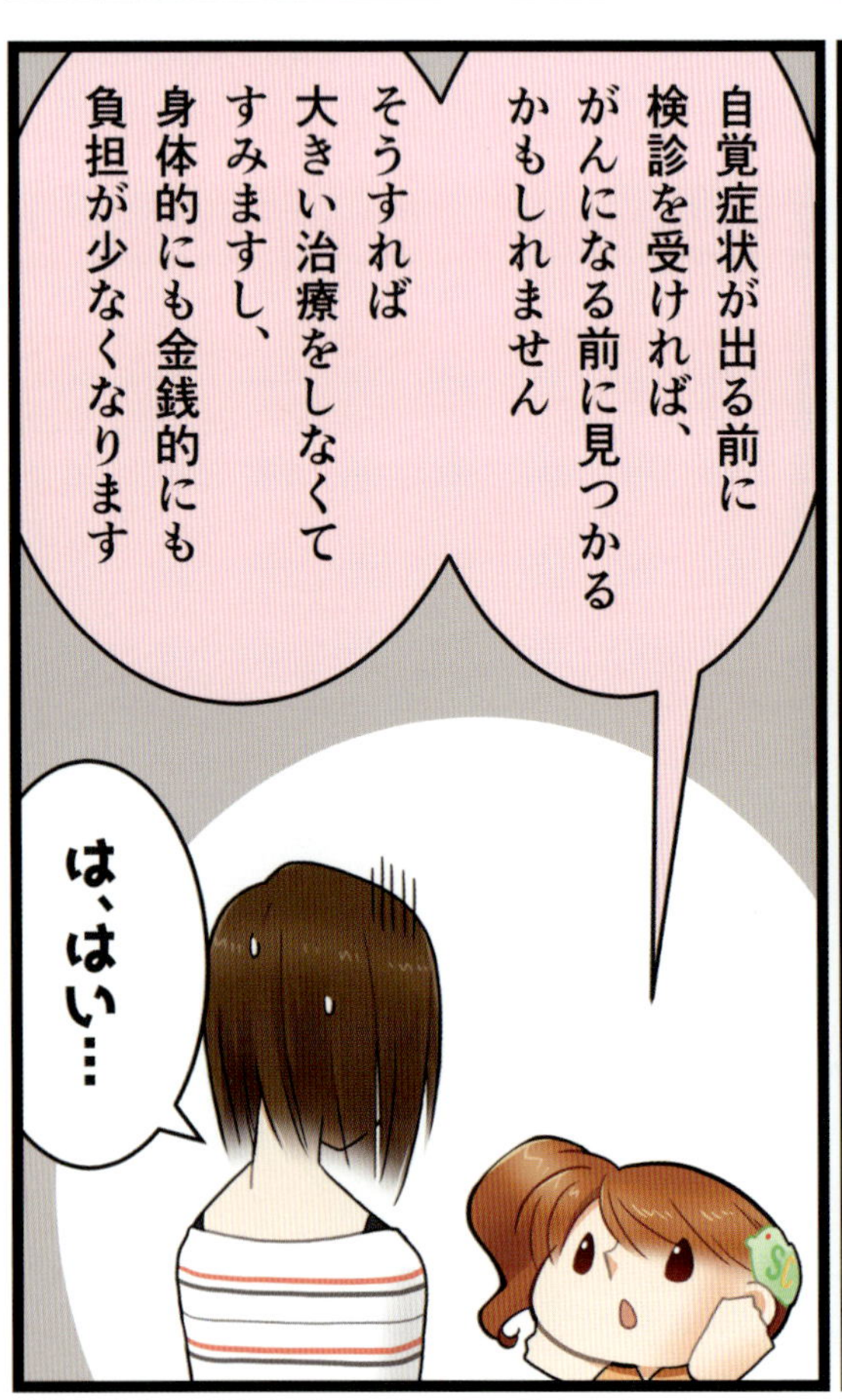
自覚症状が出る前に検診を受ければ、がんになる前に見つかるかもしれません
そうすれば大きい治療をしなくてすみますし、身体的にも金銭的にも負担が少なくなります
は、はい…

ほかにはどんな検診があるんだい？
はい！胃や食道・大腸は口などからカメラをいれて目で見てがんを探す**内視鏡**
乳がんには乳房をはさんで撮影する**マンモグラフィ**
エコーや血液検査のほか、がんの性質を利用した検査に**PET－CT**があります

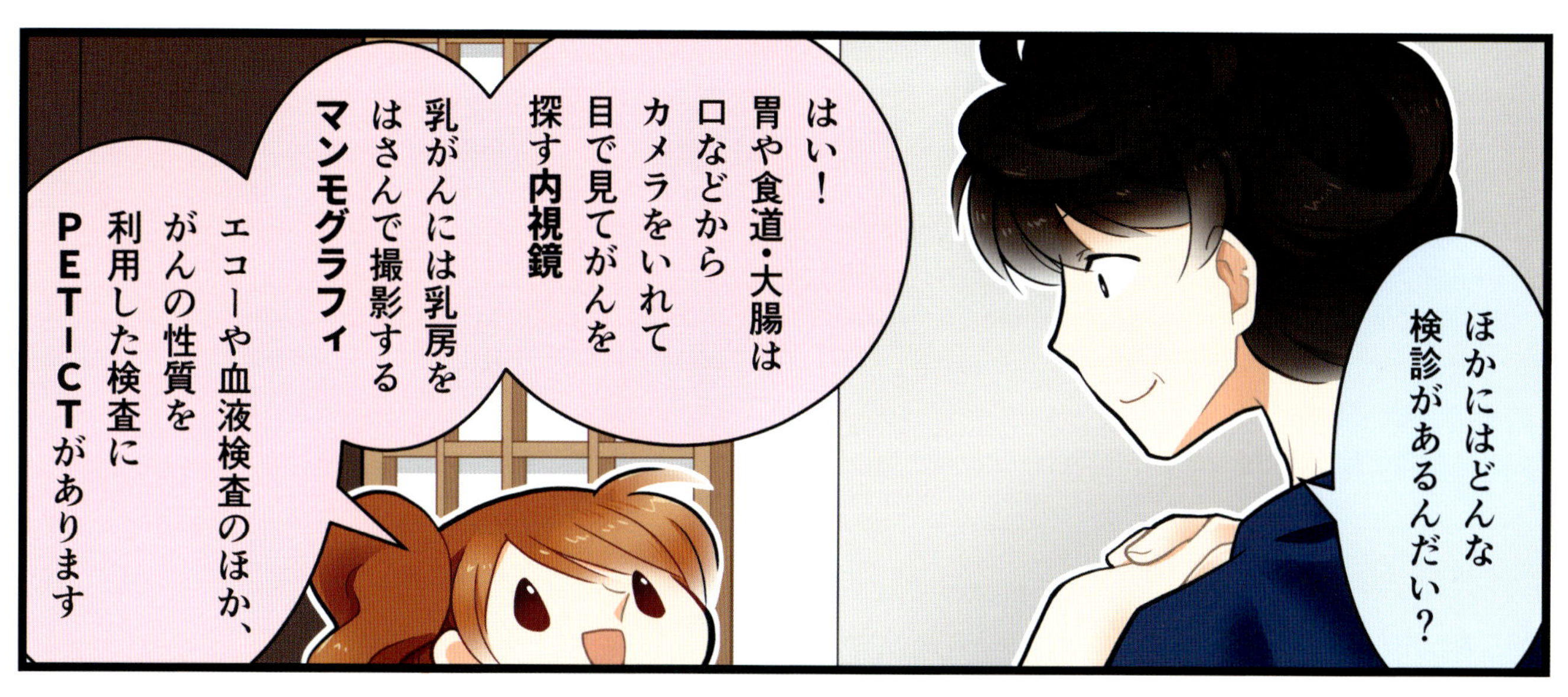

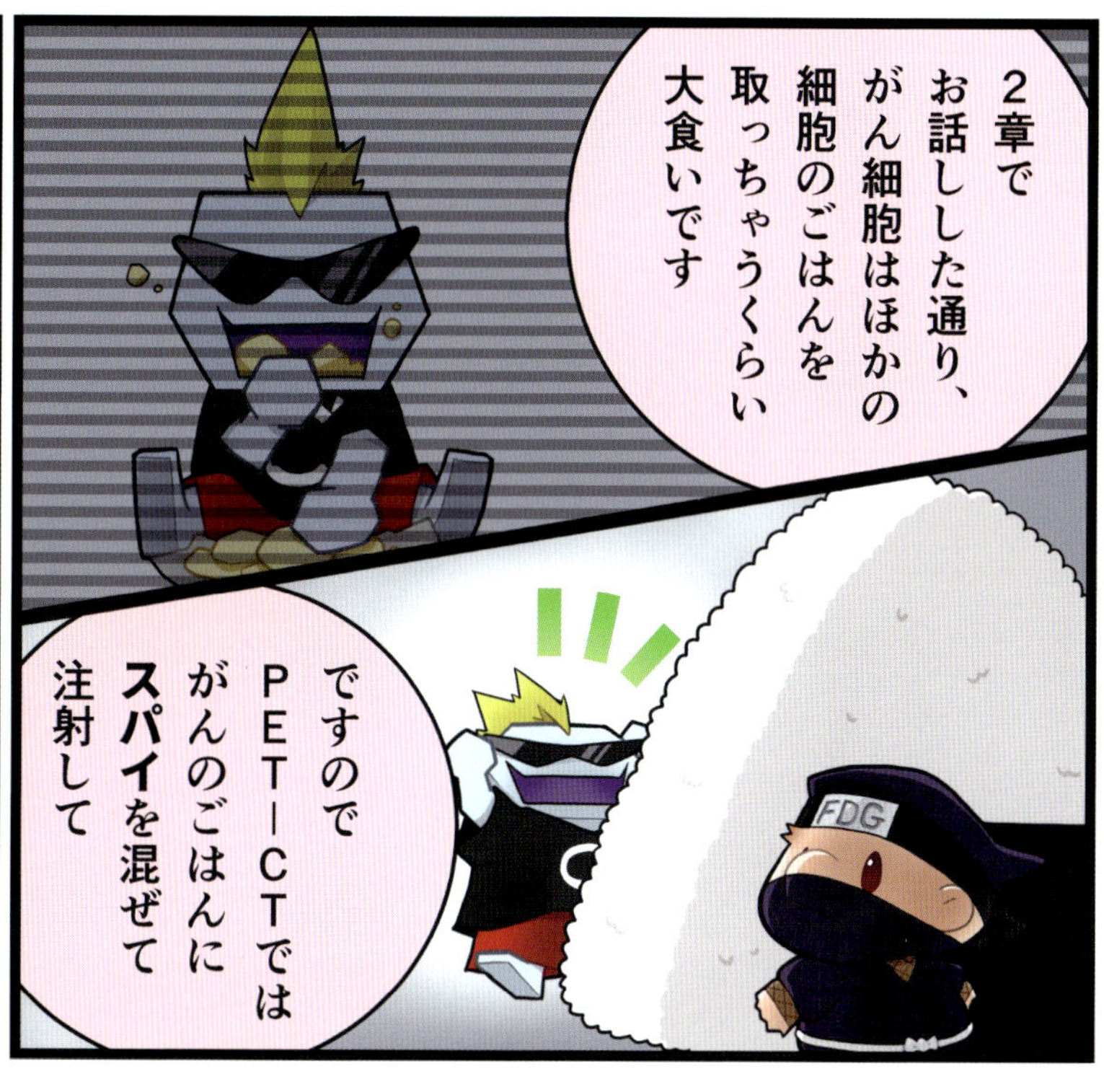

スパイ付きのごはんをがん細胞が食べてる間にがんの居場所をつきとめるんです！
ピーーッ
FDG

ほうほう面白いね これだけ検査があったらがんも見つかりそうだ
ということは逆に**検診で何事もなかったら安心できる**ってことだね
無料クーポンついてるなら仕事休んで行ってきな
はーい…

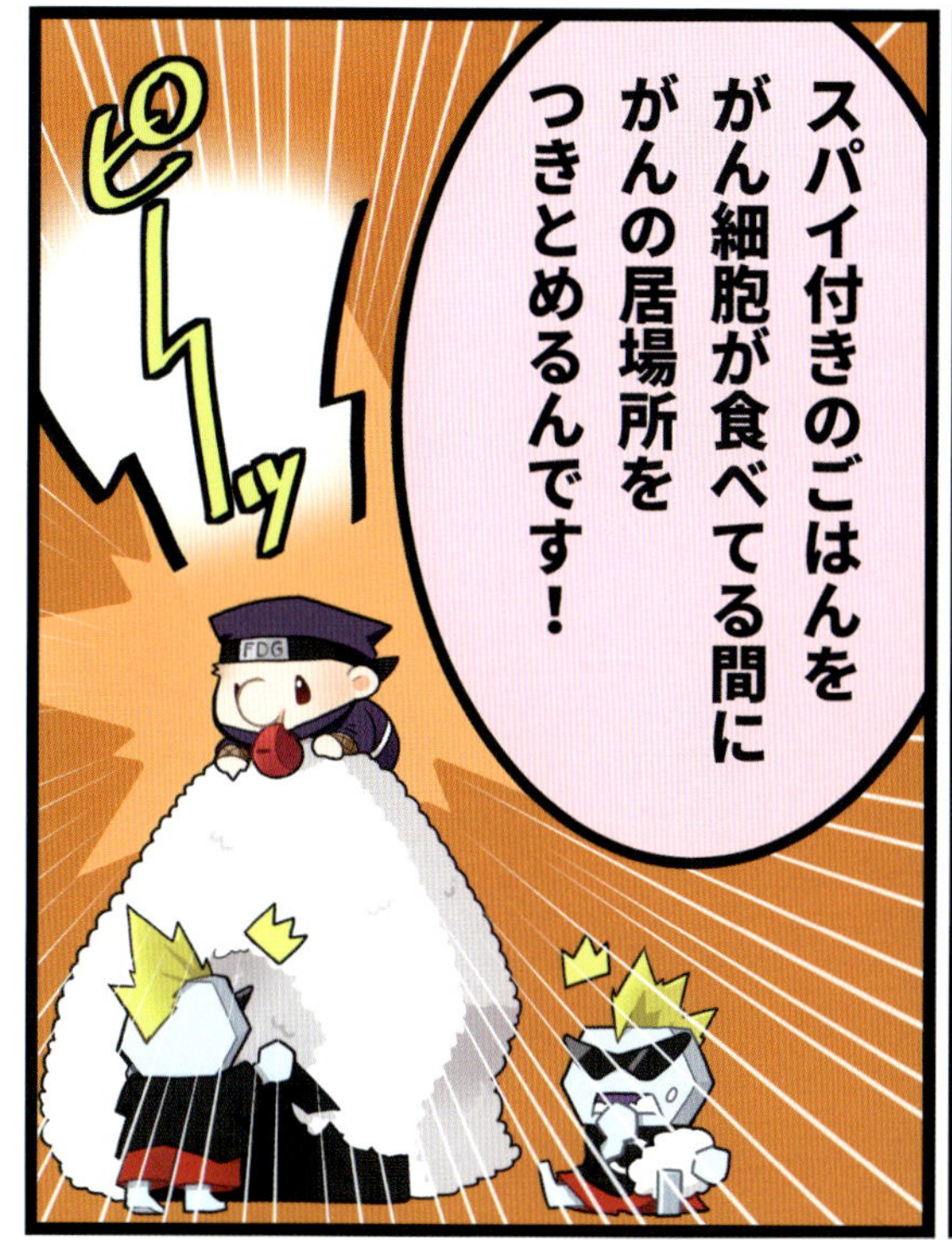

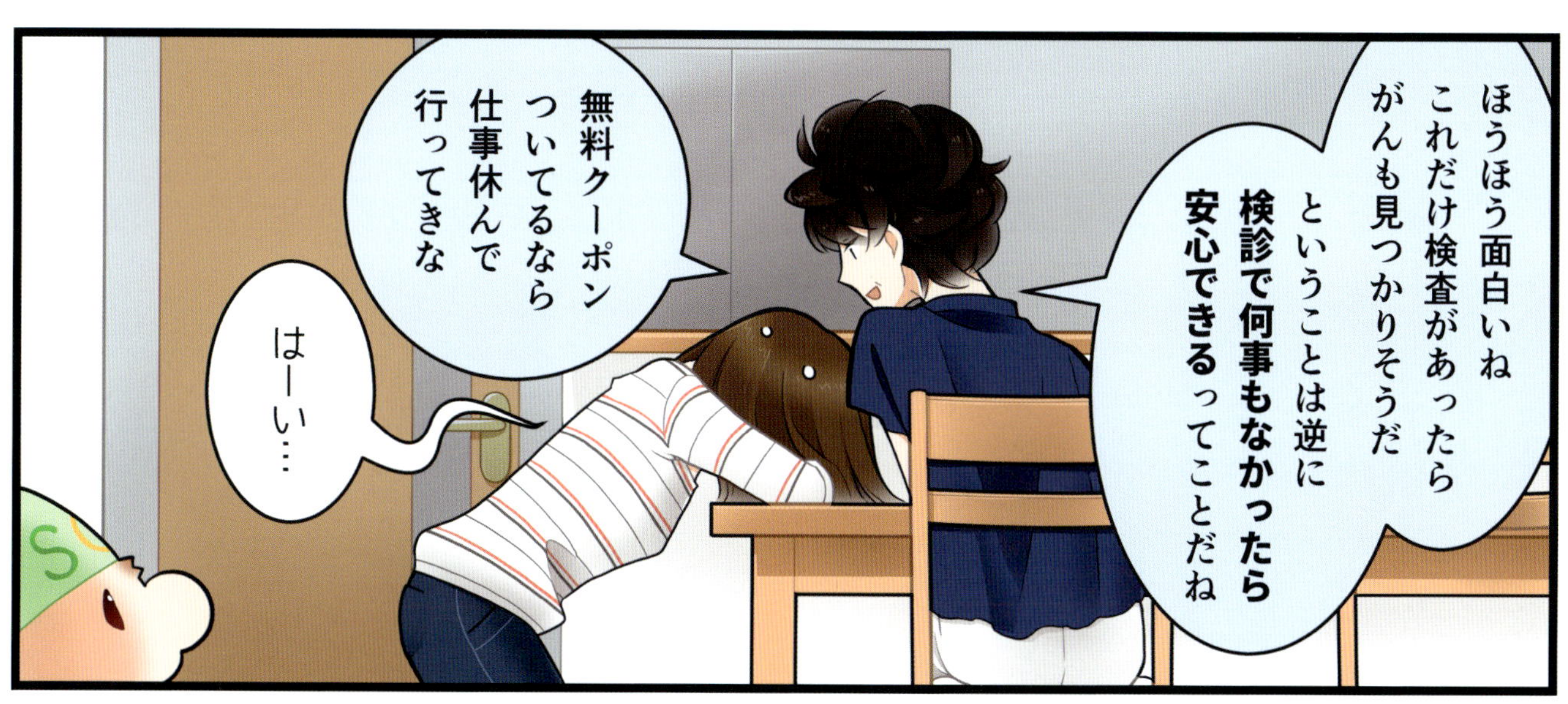

※お母さんはこう言っていますが、がん検診で発見できないがんもあります。症状があれば必ず受診しましょう。

がん検診のすすめ

国民の2人に1人は、がんになるといわれています

放射線診断科
がん検診科医長　酒井(さかい) 伸也(しんや)

がん検診で早期発見

がんは、かなり前から死亡原因の第1位を占めており、現在も増加し続けています。国民の2人に1人ががんになり、3人に1人ががんで亡くなるといわれ、2016年には37万人を超える人ががんで亡くなっています。

がんによる死亡を減らすために、個人としてできることには、禁煙や生活習慣の改善などでがんのリスクを減らす「がんの予防」や、早期発見を目的とした「がん検診」受診があります。

「検診」とは、ある特定の病気にかかっているかどうかを調べることで、がん検診はその代表例です。ちなみに学校健診、就職時の健診などの「健診」とは健康診断のことで、社会生活が正常に行えるかどうかを判断するものです。

日本は諸外国に比べ検診受診率が低く、厚生労働省は受診率を50%以上とすることを目標に、がん検診を推進しています。

注意が必要なのは、がん検診の対象は無症状の人であることです。明らかな症状がある場合は、それに応じた検査や治療が必要ですので、検診ではなく直接病院を受診してください。

がん検診の種類

厚生労働省は胃がん、子宮頸(けい)がん、肺がん、乳がん、大腸がんの5つのがんについて検診を定めています（表1）。この検診は「対策型検診」という種類のもので、目的は住民の死亡率を下げることです。市区町村が行っている集団検診などがこれにあたります。公的資金を用いて行われますので安価に受けることができます（表2）。対策型検診では、死亡率減少効果が科学的に証明された検査法が用いられています。

これに対して各医療機関が任意で提供する、がんドックなどの医療サービスを「任意型検診」といいます。「個人」の死亡リスクを下げることを目的としています。基本的には全額自己負担です。検診としての科学的根拠が確立していない検査方法が含まれる場合もありますが、対策型検診よりも対象となるがんの種類が多い、がんを発見する精度がより高いなどの利点もあります。対策型検診だけでは十分でないと思う場合などにご検討ください。検診方法は医療機関によってさまざまです。よく調べて目的に応じて選択してください。

がん検診のメリット、デメリット

1. メリット

症状が出る前に検査することで、がんを早期に発見できる可能性が高まります。その結果、早期に治療が開始でき、救命できる可能性が高くなります。

また、将来がんになる可能性がある病変（大腸がんにおける大腸腺腫(せんしゅ)など）やがんの危険因子が見つかる場合もあり、治療や慎重な経過観察を行うことで、がんの予防や早期発見につながります。

2. デメリット

◆がんがあっても発見できないことがある（偽陰性）。

がんをすべて発見できる検査法

は残念ながら存在しません。小さながん、ほかの陰影に隠れているがんなどを発見できないことがあります。

◆がんが疑われて精査しても、がんがないことがしばしばある（偽陽性）。

　がんが強く疑われる場合のみ精査をすれば偽陽性は減りますが、前述の偽陰性が増えてしまいます。早期発見のためには偽陽性はある程度やむを得ないことです。

◆寿命に影響のない、おとなしいがんが発見され、治療が行われることがある（過剰診療）。

　がんの中には進行が遅く、寿命に影響しないものもあります。このようながんを通常の危険ながんと区別することは難しく、治療を行わざるを得ません。

◆検査による合併症が極めてまれに存在する。また一部の検査は放射線被曝を伴う。

　消化管の内視鏡検査では、消化管の壁に穴が開くことがまれにあります。またX線検査やCT検査は放射線被曝を伴います。これによって体に影響が出ることはほとんどありません。がんのリスクについても極めて小さいと考えられていますが、否定はできないため、放射線被曝をできるだけ少なくするように技術開発、検査の最適化が行われています。

　がん検診のデメリットを列挙しましたが、デメリットがあるから検診を受けないほうが良いと言っているのではありません。早期発見により、命が助かる可能性があるという大きなメリットがありますので、デメリットも理解した上で、がん検診を受けていただきたいと思います。

種類	検査項目	対象者	受診間隔
胃がん検診	問診に加え、胃部X線検査又は胃内視鏡検査のいずれか	50歳以上 ※当分の間、胃部X線検査については40歳以上に対し実施可	2年に1回 ※当分の間、胃部X線検査については年1回実施可
子宮頸がん検診	問診、視診、子宮頸部の細胞診及び内診	20歳以上	2年に1回
肺がん検診	質問(問診)、胸部X線検査及び喀痰細胞診	40歳以上	年1回
乳がん検診	問診及び乳房X線検査（マンモグラフィ）※視診、触診は推奨しない	40歳以上	2年に1回
大腸がん検診	問診及び便潜血検査	40歳以上	年1回

「がん検診の種類」（厚生労働省のホームページをもとに作図）

表1　厚生労働省が指針で定めるがん検診の内容

	対策型検診	任意型検診
概要	公共的な医療サービス（例：市町村が行うがん検診）	医療機関が任意で提供する医療サービス（例：がんドック）
目的	集団全体の死亡率を下げる	個人の死亡リスクを下げる
検診対象	設定された範囲全員	個人の自由
費用	公的資金を使用	全額自己負担
対象となるがん	（厚生労働省が定めるもの）胃がん、子宮頸がん、肺がん乳がん、大腸がん	医療機関によってさまざまで、左記5種類以外も対象となり得る
科学的根拠	死亡率減少が証明されている	死亡率減少が証明されていないものも含まれる場合がある

表2　がん検診の種類

四国がんセンターのがん検診

広範囲かつ詳細なチェックができるPETがん検診について

放射線診断科
がん検診科医長　酒井　伸也（さかい しんや）

当院のがんドックについて

当院では2006年の新病院開院時より、PET-CT検査（後述）を軸としたがんドックを行っており、年間500人前後が受診されています。2011～2017年の集計では58件のがんが確認されています（発見率1・58％）。最多は肺がん（14件）、次いで前立腺がん（12件）、以下乳がん（7件）、大腸がん（6件）、悪性リンパ腫、甲状腺がん、膵（すい）がん、腎（じん）がん、胃がん、膀胱がん、胆管がん、尿管がんが発見されています（図1）。このうち約2割はPET-CT以外の検査で発見されたものです（前立腺がん、早期胃がんなど）。また、受診回数でみると初回の発見率が1・88％と高いです。

2018年にはPET-CT撮影装置を更新しました。画質向上、被曝低減のための最新の技術が搭載され、また装置内が広くなり検査の快適性も向上しました。

当院のがんドックは、がん専門病院であることにより、がんについての知識や経験が豊富で、PET-CT検査の件数も多いことが特徴です。PET検査の専門の資格を持った医師が画像診断を行い、必ず2人の医師が読影することで誤診がないようにしています。病変が見つかった場合も引き続き当院にて、各疾患の専門医による診断・治療を受けることが可能です。

がんドックのコース、価格など、詳しい情報は当院ホームページや院内で配布しているパンフレットをご参照ください。

次に、当院のがんドックで採用しているPETがん検診について説明します。

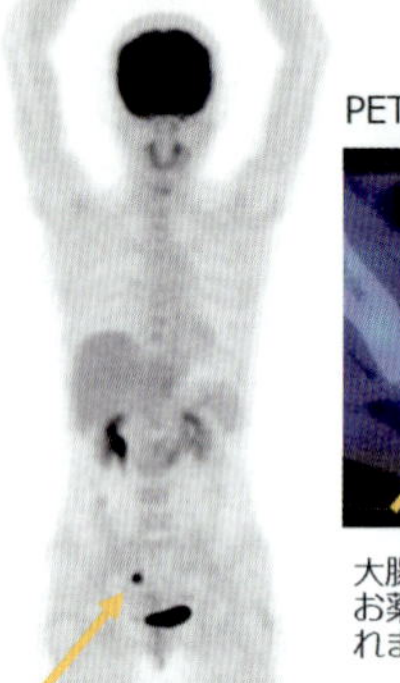

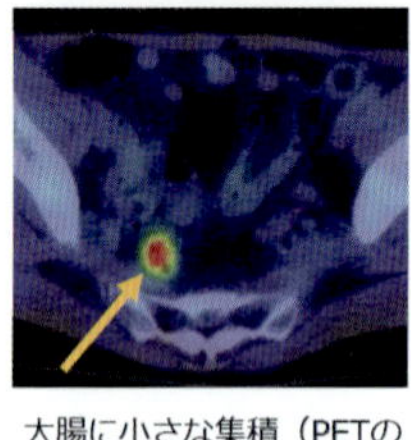

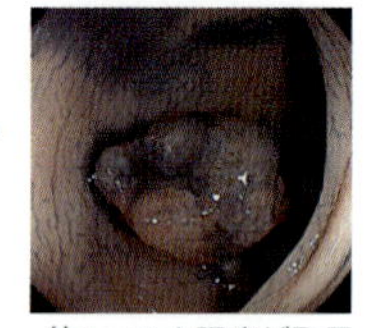

図1　当院のがんドックで発見された大腸がん

PET-CT（ペットシーティー）検査とは

PET-CT検査はPET検査と

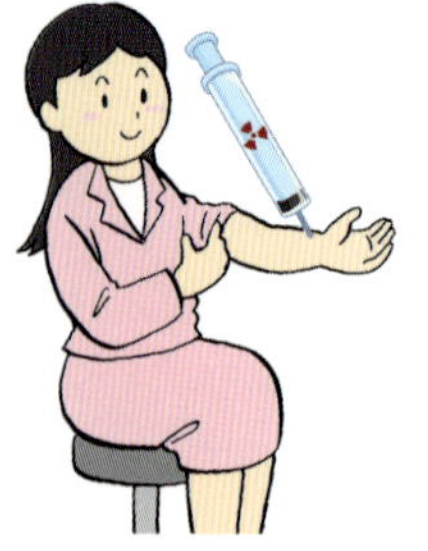
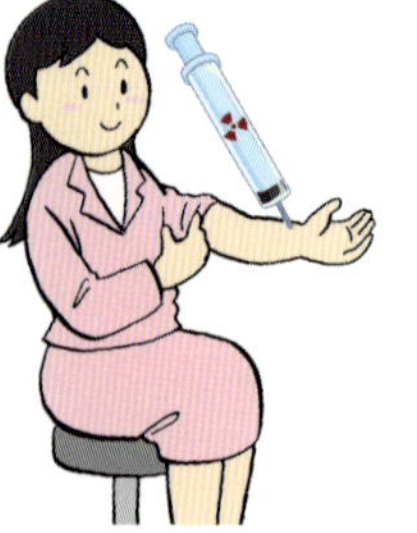

図2　PET-CT 検査の方法

CT検査を同時に行う検査です。

PET検査には、さまざまな種類がありますが、がんの検査に広く用いられているのは、FDGという薬を使用した検査です。FDGは放射線を出すブドウ糖のようなもので、静脈に注射します。1時間ほど安静にした後に撮影(20〜30分)を行います(図2)。

がんは一般的に増殖が速く、エネルギー源としてブドウ糖を多く消費しますのでFDGがたくさん集まります。FDGから出る放射線を検出することで、がんを発見することができます。

CT検査はX線で体の断層像を撮影する検査で、臓器の形態を詳しく調べることができます。PET検査のみではFDGがどこに集まっているのか、分かりにくいことがありますが、CTの画像と重ね合わせることで明瞭になります。また、FDGが集まりにくい病変の発見にも役立ちます。

PET-CT検査はがんの転移・再発など、どこに起こるか分からない病変を効率よく発見することができます。治療前の病期診断(がんの進行の程度を診断すること)、治療後の再発の診断などに有効で、がんの診療において重要な検査となっています。

早期胃がんを除くすべてのがんで保険適用が可能で、多くのがんでPET-CT検査が行われています。一方で、胃がんや肝がん、腎がん、前立腺がん、膀胱がんなど一部のがんではあまり行われていません。これはFDGを取り込みにくいがんがあること、正常臓器への集積のために診断が難しい部位があることなどによるものです。

PET-CTをがん検診に用いる試み

前述のようにPET-CT検査はがんの診療に有用であり、これをがん検診に応用した任意型検診がPETがん検診です。1994年より、わが国で始まった世界的にもユニークな試みで、21世紀の最初の10年間に全国に普及しました。

PETがん検診の利点としては、広い範囲(通常、頭から大腿の付け根まで)を比較的楽に検査でき、対象となるがんの種類が多いこと、このためがん発見率が比較的高いこと、などがあります。全国アンケート調査(2006〜2009年)では、受診者の約1・23%にがんが発見されています(併用された検査で発見されたがんも含む)。また、発見されたがんの種類も32種類と多く、対策型検診でカバーされていないがんも多数発見されています(表)。

受診数 約15万5千件　発見されたがん1912件（発見率1.23%）
（併用された検査で発見されたがんも含む）

がん	割合	がん	割合	がん	割合	がん	割合
大腸がん	20.7%	胃がん	6.5%	子宮がん	1.8%	骨髄疾患	0.5%
甲状腺がん	18.5%	腎がん	3.1%	膀胱がん	1.6%	胸腺腫瘍	0.4%
肺がん	16.7%	悪性リンパ腫	2.8%	肝がん	1.4%	胆管がん	0.3%
前立腺がん	8.6%	膵がん	2.4%	頭頸部がん	1.2%	胆のうがん	0.3%
乳がん	8.5%	食道がん	2.0%	卵巣がん	1.1%	その他	1.7%

※全国アンケート調査（2006〜2009年）より

表　PETがん検診で発見されたがん（全国）

問題点としては価格が高いこと、他の検診に比べて放射線被曝が多めであること、検診としての科学的根拠(死亡率の減少)はまだ確認されていないことなどがあります。

PETがん検診をお勧めするのは、基本的にはがんのリスクが高い方です。中・高年の方、がんの家族歴がある方、喫煙など発がんリスクを有する方などです。また一般の検診よりも詳細なチェックを行いたい方にお勧めです。逆にお勧めしにくいのは、若い方(がんが少ない)や糖尿病の方(FDGは血糖の影響を受ける)などです。

PET-CT検査は苦手とするがんもあり、ほかの検査の併用も望まれます。例えば、食道、胃、大腸の早期がんについては内視鏡検査、肝臓や膵臓、腎臓についてはMRIや超音波検査、前立腺については腫瘍マーカーPSA検査、乳腺についてはマンモグラフィや超音波検査、子宮については細胞診などです。

病院での診断・外来編

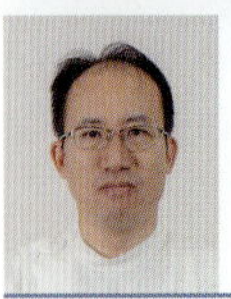

乳腺外科
外来医長　高嶋 成輝（たかしま せいき）

検診で異常を指摘されたら

本編では検診で要精査となった患者さんが、診断確定から治療に至るまでの、当院の外来診療の流れについて、主に私の専門分野である乳がんを例として述べたいと思います（写真1、2）。

1. まずは精密検査を受けましょう

まずは、検診指摘部位の再評価を行います。実は検診の時点では、即精査が必要な方は10人に1人程度にすぎないからです。その結果、即精査が必要な方、半年後経過観察の方、1年後経過観察の方、さらには、経過観察自体不要な方などに分けられます。

写真1　外来待合室

2. 確定診断が必要です

即精査が必要と判断した場合、がんの疑いのある病変から針やメスで細胞や組織を採取し、顕微鏡で診断を得る病理診断に移ります。正確な病理診断は、良いがん治療の重要な一歩となります。もちろん病理診断の結果、悪性ではないと分かるときもあります。

3. がんと診断されたら

がんと診断を受けた場合、当初は不安で頭の中が真っ白になるかもしれません。私たちは正確な病状評価とそれに基づく情報提供を分かりやすく行い、不安増大の要因となる情報不足の解消に努めます。

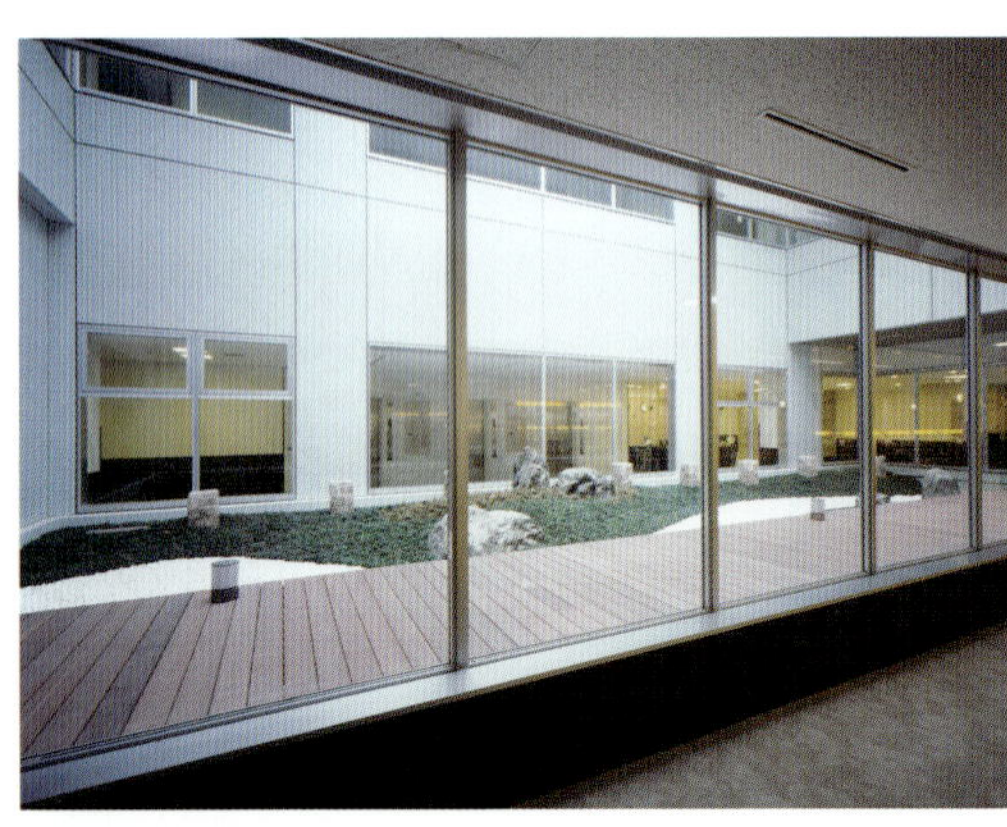

写真2　2階にある中庭（光庭）

4. 正確な病状評価が重要です

まず、完治を目指した治療が可能なのか、誠に残念ですが、もはや治癒が望めない状態なのかの判断が必要です。がん細胞が離れた臓器に転移する遠隔転移を認めた場合は、乳がんでは治癒が望めない状態と判断せざるを得ません。遠隔転移に至る手前の状況として、リンパ節への転移があります。

所属リンパ節と呼ばれる、発生した臓器によって転移を起こしやすいリンパ節群は、リンパ節郭清（かくせい）と呼ばれる手術方法で、まとめて摘出すれば完治できることが多いです。しかし、転移リンパ節の個数が多い場合、さらには所属リンパ節以遠の転移があった場合は、完治は極めて困難となります。

その評価のために、最も威力を発揮する検査がPET-CTです。全身を一度に検査でき、がんの場所や周囲への広がりを高精度に確認できるため、治療開始までの日数を短縮できます（写真3）。

完治が望めると判断した場合はさらにMRIなどを行い、治療方針決定のために重要な指針となる、病期（ステージ）を決定します。

5. 治療方針を呈示します

病状に合わせ、身体状況、年齢、生活様式、就労状況など、すべてを総合的に判断した上で、具体的な治療方針を決定し、患者さんに呈示します。乳がんで完治が望める場合、主病巣ならびに所属リンパ節を完全に取り除くことができる根治手術が中心となります。

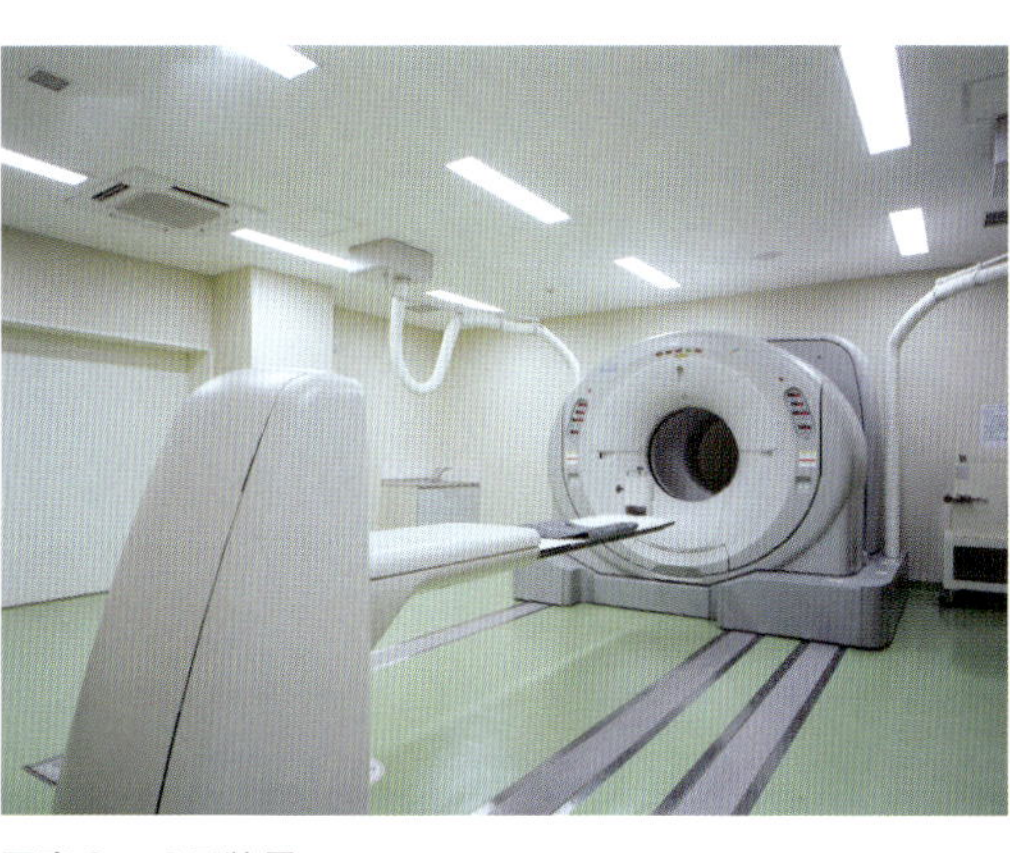
写真3　CT装置

手術した後は、摘出した組織より作成した標本の解析結果を過去のデータと比較して、術前PET-CTなどでは分からない微小な転移遺残による再発の可能性などを考え、手術の効果を補うために、薬物療法、放射線療法などを合わせて行うこともあります。

一方、治癒が望めない場合は、治療の目的は生存期間の延長、ならびに症状緩和となります。全身の状態が比較的良く保たれている場合は、主に薬物療法が行われます。ただし全身状態が良くない場合、治療によって逆に生存期間を短縮させることになるため、緩和ケア中心となりますが、緩和ケア自体に延命効果もあるといわれています。

6. 治療方針を決定します

まず、治療を行う場合のメリットや無治療の場合の経過などについて、患者さん側から医師に確認することが重要です。さらに治療を行う場合、ほかの選択肢の有無、治療効果、副作用、合併症などの長所短所についても同様です。その上で、説明に納得できない、受け入れられない場合、疑問不安が払拭されない場合などは、別の医師の意見を聞く、セカンドオピニオンをぜひ利用してください。その結果、治療内容や方針を十分に理解できることにもつながり、主治医との信頼関係もさらに構築できるのではないでしょうか。

また、より専門的な知識技術を有した看護師と、患者さん目線で相談できる、がん看護外来の利用や、本人、家族の精神的な不安を共に考えるための臨床心理士との面談も有効です。そのようなサポートが充実した施設でがん治療を行うことは、患者さん、主治医双方にとって大いなる助けとなります。治療を受ける施設の選択をされる際、ぜひ念頭に置いておくとよいでしょう。

7. 治療開始に向けての準備を行います

治療方針決定後、もしくは並行して、治療開始に向けての準備も必要となります。いざ治療を行うとなった場合、治療にかかる期間、入院期間、費用、就労状況ならびに日常生活の変化など、気になる点は多数あると思います。その際、入退院についてのさまざまな疑問点を説明してもらえる入退院サポート室、患者さんや家族の相談に対応してもらえるがん相談支援センター（写真4）、高額療養費制度などの経済的な面について助言をもらえるソーシャルワーカーの存在も、大きな助けとなります。こちらも、施設選択の際の留意点です。

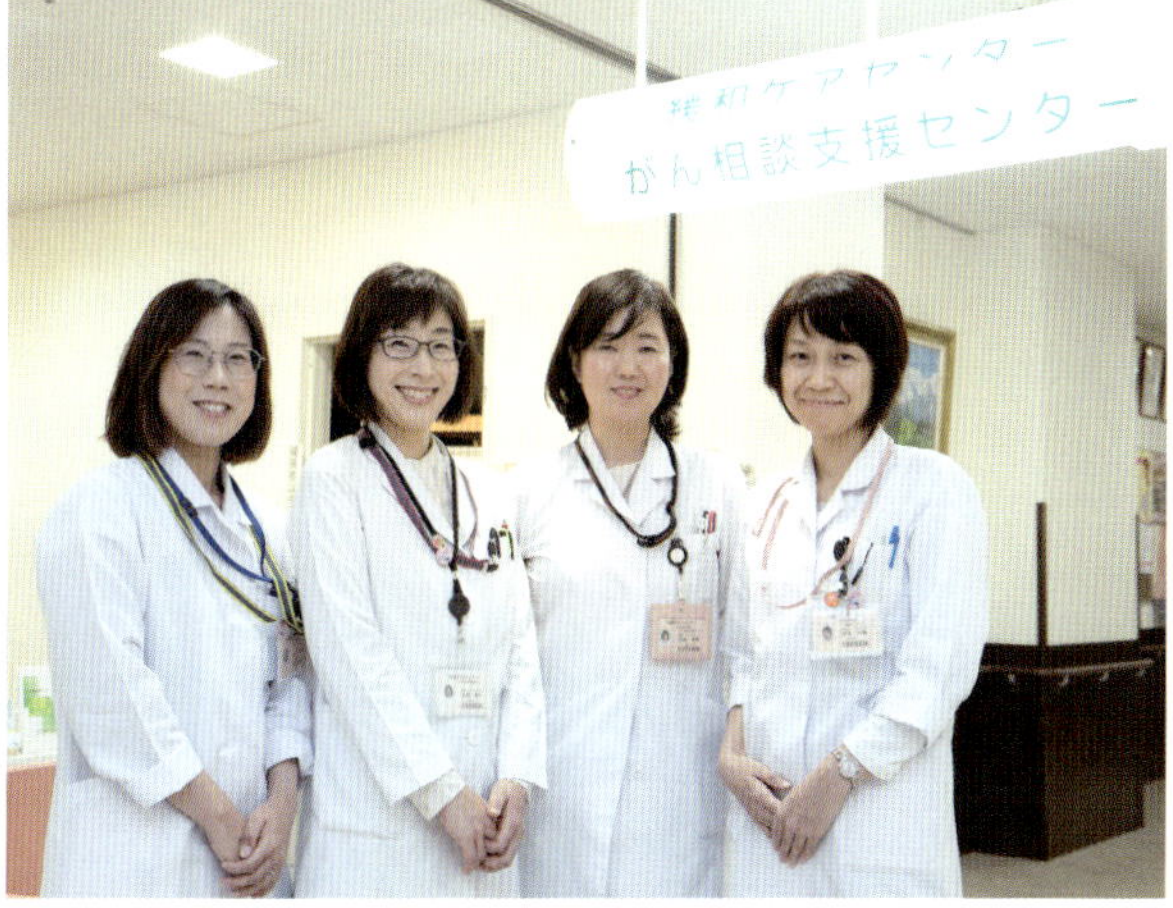

写真4　がん相談支援センターのスタッフ

病院での診断・放射線診断編

最適な治療のために——がんの性質や広がりを画像で診断する

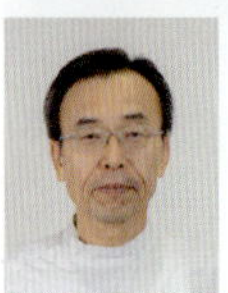

放射線診断科
放射線診断部長　**菅原 敬文**

治療前の画像診断／がんの病期診断

最適な治療のためには、まず、がんの性質をきちんと調べる必要があります。がんの大きさや形、周囲への広がりの有無、リンパ節や離れた臓器への転移の有無をきちんと調べた上で、初めて最適な治療方針を決定することが可能になります。体の外からは見えない体内の病気の状態を画像化して診断するのが画像診断装置で、これらの装置を使って病気の性質や広がりを診断することを画像診断（または放射線診断）といいます。病理診断（「病院での診断・病理診断編」58ページ参照）とならんで、がん診療における重要なファーストステップとして位置づけられています（図1）。

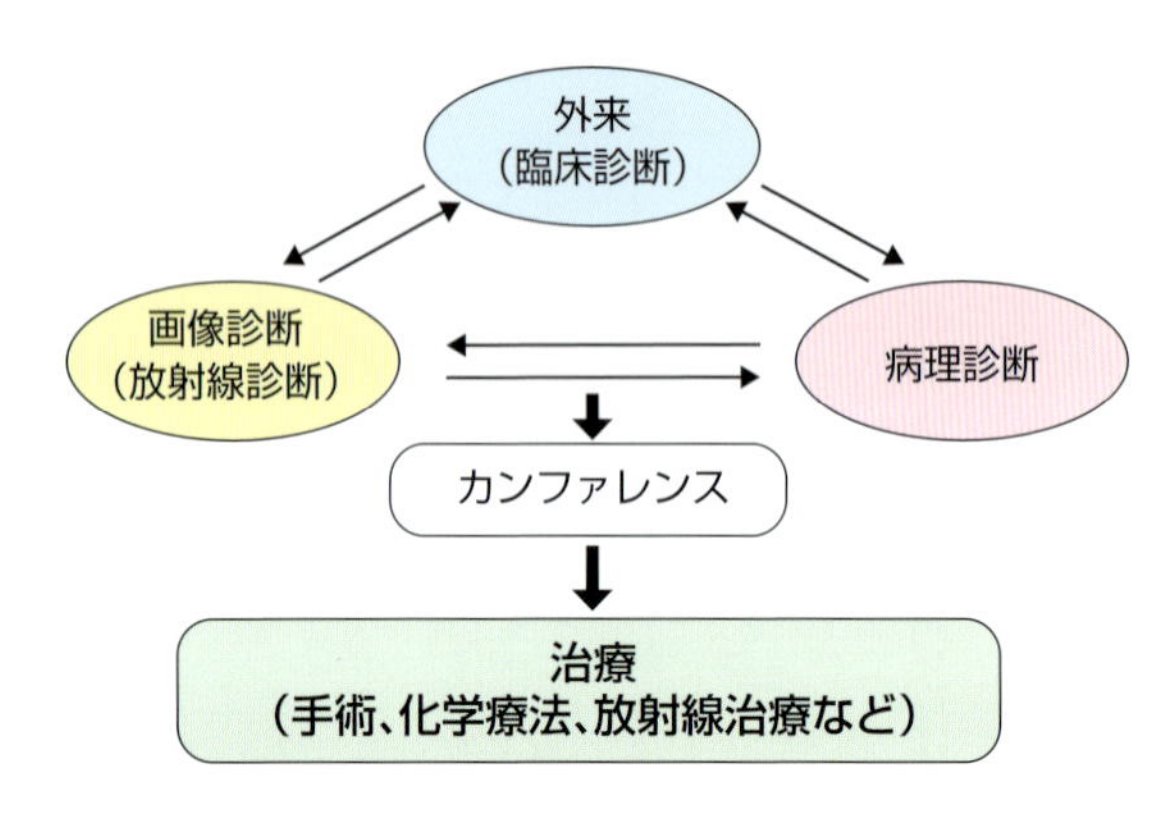

図1　がん診療における画像診断の位置づけ

病院には数多くの画像診断装置があり、検査目的によって使い分けられています。ここでは、「がん」の画像診断でよく行われるCT、MRI、PET-CTを中心に簡単に説明します（図2）。

CT（コンピューター断層撮影）

放射線の一種であるX線を利用して、体の断層画像を得る検査です。がんの形や大きさ、広がりを調べる検査として最もよく行われている検査の1つです。腫瘍の血流の状態や周囲の血管との関係をより詳しく調べるために、静脈から造影剤を注射しながら、検査をすることもあります。装置の進歩により高精細の画像が短時間で得られるようになり、最近では1回の息止めで全身の広い範囲を撮影することが可能になりました。また、CTの画像をもとに、がんが疑われる部位から病理診断のために必要な組織をピンポイントで採取すること（「CTガイド下生検」と呼ばれます）も行われています。

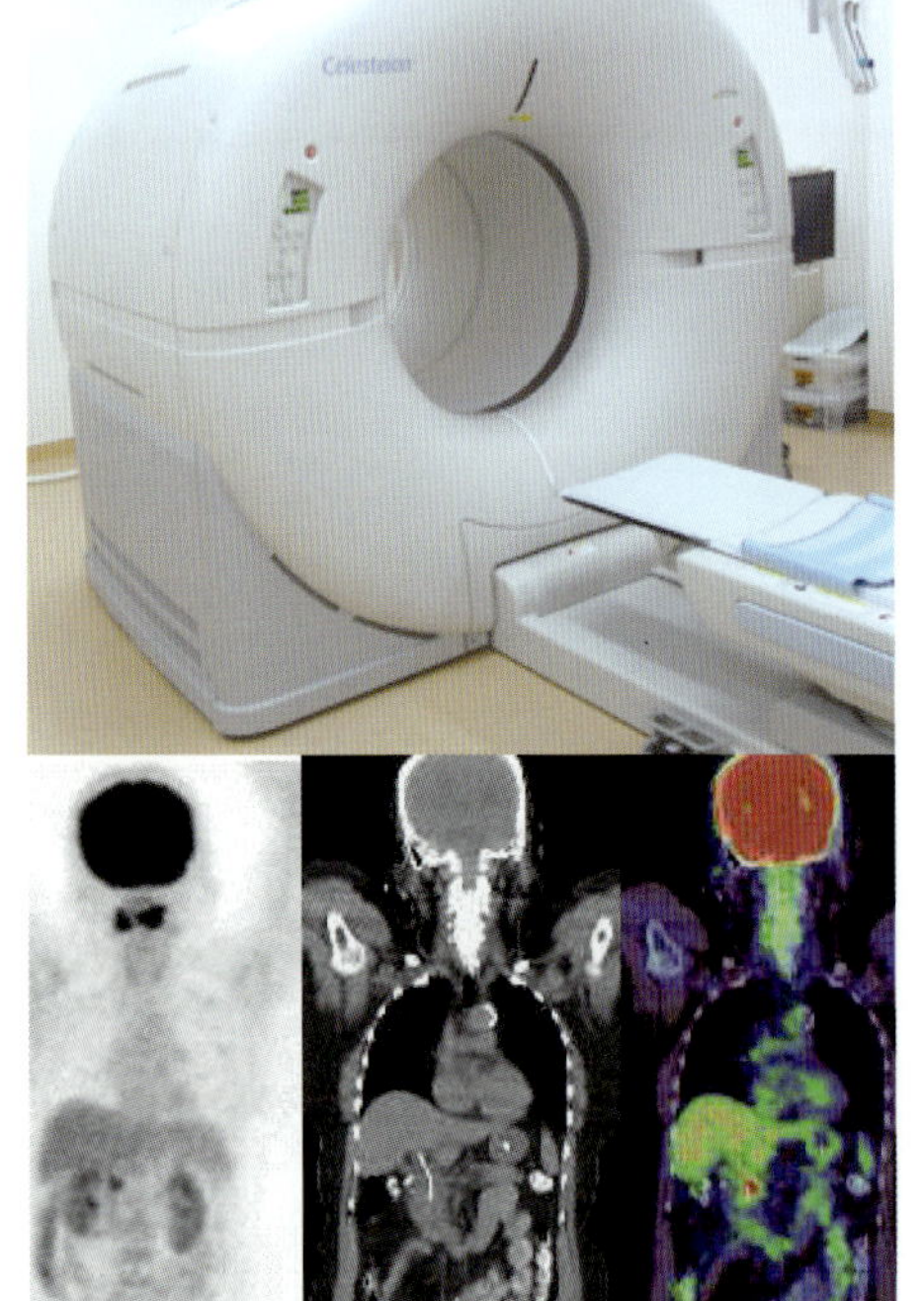

図2　PET-CT検査装置（上段）と画像（下段／左からPET、CT、PETとCTの融合画像）

MRI（磁気共鳴画像）

磁気と電波を利用して、体の断層画像を得る検査で、X線を使わないので被曝がありません。がんの種類や部位によっては、CTでは分かりにくい病変の性質や広がりをより精密に画像化できます。ただ、検査時間はCTに比べて長く、通常20～30分位かかります。MRI専用の造影剤を注射しながら検査を行うこともあります。

PET-CT（陽電子放出断層／コンピューター断層撮影）

この検査は主にFDGというブドウ糖に類似した薬を注射して行います。体内の糖代謝を反映した機能画像が得られ、糖代謝が活発ながん細胞ほどFDGがたくさん集まって描出されます。同じがんでも活動性が高く転移しやすい性格かどうかなどが分かります。

通常、注射をして約1時間後から、20～30分位かけて全身の画像を撮って検査します。従来の画像検査では分からなかった転移や併存病変がPET-CT検査で初めて見つかることもあり、現在では、多くのがんの大きさ、広がり、リンパ節や他の臓器への転移の有無など、がんの進行状況を調べる（これを「病期診断」といいます）上で中心的役割を担う検査となっています。

そのほかの画像検査には、単純X線検査、超音波検査、乳房のマンモグラフィ検査、胃や大腸の透視検査、放射性医薬品を使用する骨シンチ等の核医学検査などがあります。実際の診療の場では、がんの種類や部位によってこれらの中から最適な検査を組み合わせて、病期診断を行います。正確な病期診断ができた後に、初めて最適な治療方針を決定することができます。

治療後の画像診断／治療効果を評価、再発の有無を調べる

治療効果の評価

がんの治療が始まると、その治療が有効かどうかをきちんと評価する必要があります。この際にも画像診断は重要な役割を担います。主にCTやMRIを使って、治療前の画像と比較して、がんが消失、縮小、不変、増大したかどうかを評価します。がんの種類によっては、治療が効いていても大きさの変化がみられにくいことがあり、このような場合には、PET-CTがとても有用です。画像診断の結果をもとに、治療方針の再検討が行われることもあります（図3）。

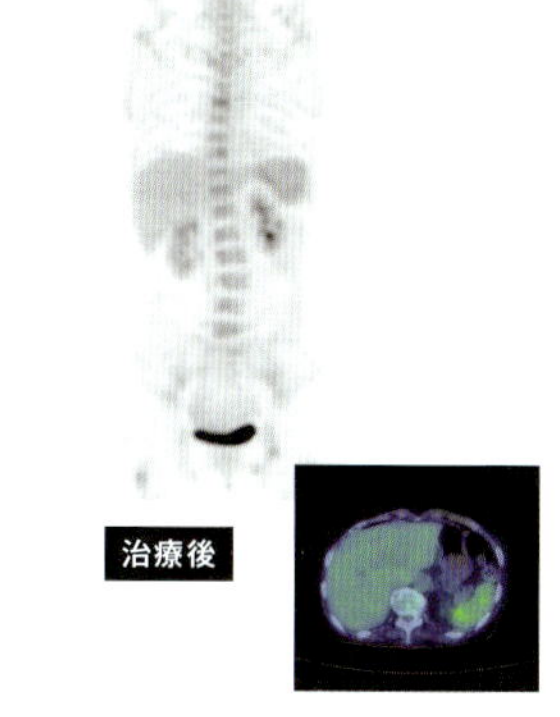

図3　治療前後のPET-CT画像／治療が奏効し、腫瘍の集積（白黒画像の濃い黒色部分やカラー画像の赤色部分）が消失しています

再発の有無の診断

無事治療が終了した後の経過観察にも、画像診断は重要な役割を担います。手術でがんがなくなった場合でも、目に見えないがん細胞が体内に潜んでいて、一定の期間をおいて再発することがあります。ただ、再発しても早く見つけることができれば、また次の有効な治療ができることがあります。定期的に再発の有無をチェックすることが重要で、画像診断もその際の有用な手段の1つです。再発の疑いがあるときには、治療前の画像診断と同様に再びがんの広がりを調べて、患者さんの状態に合わせた次の治療方針の検討を行います。

放射線診断医の役割／患者さんに最善の医療を届けるために

放射線診断医はCTやMRI、PET-CTなどの画像診断の専門家です。画像診断装置の進歩によって、発生する画像情報は近年飛躍的に増加しています。膨大な画像情報から正確な診断を行うためには、画像診断の専門のトレーニングを受けた放射線診断医が必要です。画像には特定の臓器だけでなく、全身のさまざまな体の状況が映し出されています。主治医が気づかなかった異常に放射線診断医が気づき、主治医に知らせることによって治療方針が変更になることもあります。

各々の臓器の専門医や病理医とのカンファレンスを通して、患者さんに最善のがん診療を届けるために日々研鑽を積んでいます。

病院での診断・病理診断編

ほとんどのがん患者さんが病理診断を受けています

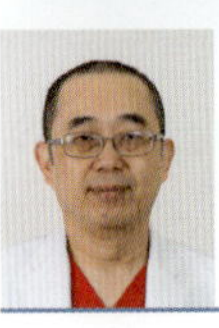

がん予防・疫学研究部、病理科
がん予防疫学研究部長　寺本 典弘（てらもと のりひろ）

「病理」「病理診断」ってなに?

　病理というのは、「病気を理解する」という意味が込められた和製漢語です。私たち病理医は、1㎜の250分の1程度の薄さにスライスされた病変を顕微鏡で見て、この病気がなんであるかを診断することを仕事としています。皆さんは「見た目で判断してはいけない、本質を見なさい」と言われたことがあるかもしれませんが、顕微鏡の中の世界では、病気の本質が見た目、すなわち形態の変化に現れます。

　今では画像検査や遺伝子検査など、多くの病気を知る方法があります。しかし最近までは、形態の変化を見ることが病気を理解する最も信頼の置ける、かつ唯一の手法でした。

　形態的な変化で病気を研究することを「病理学」、診断することを「病理診断」といいます。がんの治療は、重大な影響を人体に及ぼすので、開始するにあたって「確実な証拠」が必要になります。今日でも、がんの確実な証拠は顕微鏡で直接見て行う病理診断です。

　病理診断は、がん専門病院では診療の質を左右する最も重要なファクターです。当院に限らず、がん専門病院では、診療する病気の種類は一般総合病院ほど幅が広くありませんが、その分診療を担当するがんについての知識を深めやすい、経験を積みやすいという強みがあります。

　当院では、詳細な病理学的検討を加えた上、ほとんどの症例に対して専門医のダブルチェックを行っています。全国的に見ても多い、病理専門医1人当たりのがん診断数に基づく経験で、がん診療を陰から支えています。

がんの存在診断から治療法の選定まで

　がんの疑いがある場合、その疑わしい部分から臨床医が標本を採取します。病理診断は主に、その標本をロウのような物質に固め薄く切った後、染色して行う組織診断、細胞を直接検査用のガラスにのせて染色して行う細胞診断の2つからなります。

　細胞診断は採取する検体が小さいので、患者さんの痛みや傷が小さく、組織診断は検体が大きいかわりに診断の信頼性が高いという特徴があります。組織診断をするために標本を採取することを生検といいます。

　生検では、がんの有無と組織型

ロウに固めた検体

薄く切ってガラスにのせて染色したもの

病理医が診断している姿

顕微鏡で見えるがん。これは前立腺癌

図1　病理標本のできるまで

（「がんってなに？」40ページ参照）を診断します。組織型は治療法を決める鍵になります。これからしばらく組織型の名前がたくさん出てきますが、名前にはこだわらず、組織型によってがん治療の対応が変わる例として読んでください。

例えば、胃を生検してがんが見つかった場合、その性状によって対応が違います（図2）。組織標本を見て、腺癌、それ以外のがん、神経内分泌細胞由来のカルチノイド、間葉系細胞由来の肉腫、リンパ球由来のリンパ腫などに分類します。前記の4つでは切除、リンパ腫では薬物療法や放射線治療が第一に考えられます。

胃生検
IHC
がん
神経内分泌腫瘍
間葉系細胞由来の肉腫
リンパ腫
胃腺癌
その他のがん
転移がん
神経内分泌がん
カルチノイド
GIST
亜分類

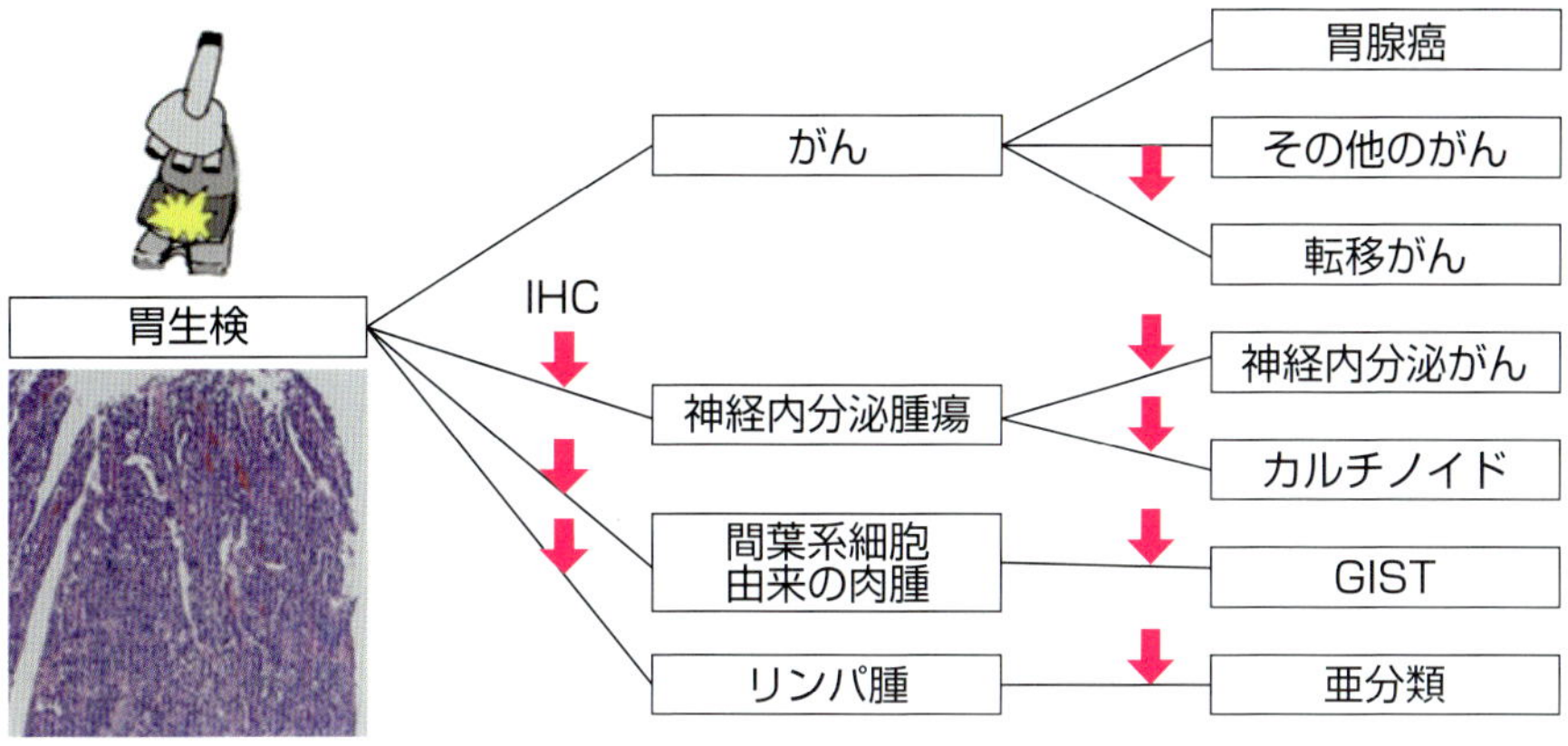

図2　病理医が診ている顕微鏡の中の世界／免疫染色（赤矢印）も加味されてさまざまな種類の腫瘍に分類され、それに応じた治療がなされます

腺がんの場合、悪性度が内視鏡粘膜切除を選択するか、胃壁ごと切るかに影響します。薬物療法の場合は、組織型によって、選ぶ薬が変わります。腺がんとカルチノイドには、それぞれ別の分子標的薬があります。小細胞がんであれば、通常の腺がんと違ったより強力な抗がん剤が選択されます。肉腫のうち、大部分を占める消化管間質腫瘍では分子標的薬が選択されます。また、胃がんだと思われて生検しても、病理診断の結果、乳がんなど、別の臓器のがんであったと分かることもあります。これも病理診断でしか行えない大事な役割です。

コンパニオン診断は、特定の治療薬の効果予測のために行う特殊染色による診断です。分子標的薬などの標的となる分子の発現を調べたり、がんの悪性度を判定したりすることにより、治療選択の鍵となる情報を提供します。

また、手術中に短時間で行う診断を術中迅速診断といいます。これは別項（「手術中に行う迅速検査」76ページ）を参照ください。

予後予測や治療の効果判定など

手術で切除された臓器に対する病理診断も重要な仕事です。生検の診断が正確であったか、術前のがんの広がりの予測が正しかったかどうかも確かめます。手術検体の病理診断によって決められるがんの広がりは、術後病理ステージと呼ばれ、組織型やがんが取り切れているかの評価と合わせ、その後の治療方針の決定や予後予測に一番重要な情報となります。

また、抗がん剤治療後や治療中のがんの組織像を見ると、どれくらい効果があったのかを知ることができます。がん細胞が再び増生している像が見られると、その抗がん剤が効果を持たなくなったがんが再増生していると判断します。

病理外来の開始

病理医が自院で行った病理診断やセカンドオピニオンとして他院の病理診断を直接患者さんに説明することを「病理外来」といいます。病理診断について患者さんが直接説明を受けることで、自身のがんに対する理解度があがり、治療に前向きになれる効果があるとされています。日本ではさまざまな事情で広まっていませんが、そもそも病理診断について病理医から直接説明を受けることは、患者の当然の権利だという考えもあります。

また、セカンドオピニオンは通常治療方針に対するものですが、病理外来のセカンドオピニオンは、診断に関するセカンドオピニオンを受けられるという違いがあります。病理外来は現在中四国で4施設しか行っていませんが、当院では2019年度から開始する予定です。

Topics 4

診断に重要な役割を果たしている臨床検査科
——診断や治療に重要な3つの検査

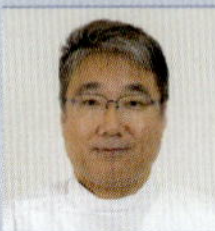

臨床検査科　臨床検査技師長　黒田 和彦（くろだ かずひこ）

血液や尿・便から異常を推測します

当科では、がんの診断をつけるために、検体検査部門と生理検査部門でそれぞれ重要な役割を担っています。検体検査部門（写真1）では、血液や尿・便に含まれるさまざまな成分を測定することにより、どの臓器に異常があるのか推測することができます。腫瘍（しゅよう）由来の腫瘍マーカーと呼ばれる物質は、どのような種類のがんがあるのかを推定することに役立ちます。また、がんの再発や進行の有無を腫瘍マーカーの増減で監視できます。

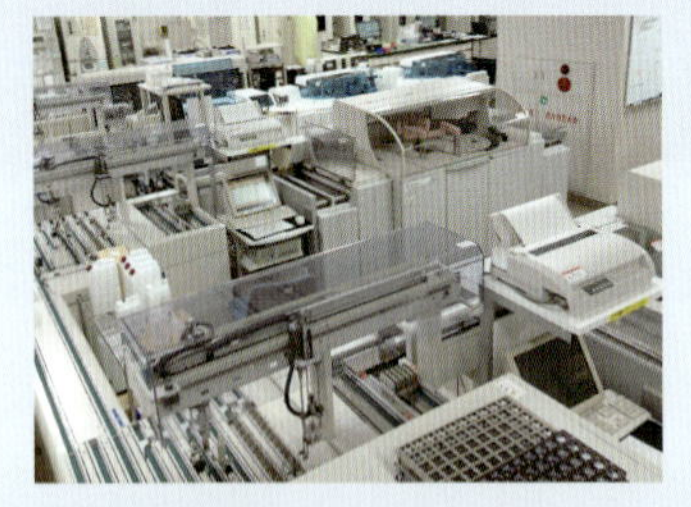

写真1　搬送ラインでつながっている検査機器

ベッドサイド迅速細胞診も行います

がん細胞の有無を判断する資格を持つ細胞検査士は、普段は検体採取の現場には行かず、採取終了後、提出された検体を検査します。しかし、主に気管支鏡検査などの際には、細胞検査士の資格を有する臨床検査技師が検体採取の現場へ行き、検査をします（写真2）。

この検査では、診断に必要な量が採取されているかを検査中に確認できるので、がん専門病院には欠かせない手法になっています。採取したがんの遺伝子変異や、タンパク質の発現を調べて治療法を決めるためにも、十分な腫瘍の採取は現在では非常に重要です。

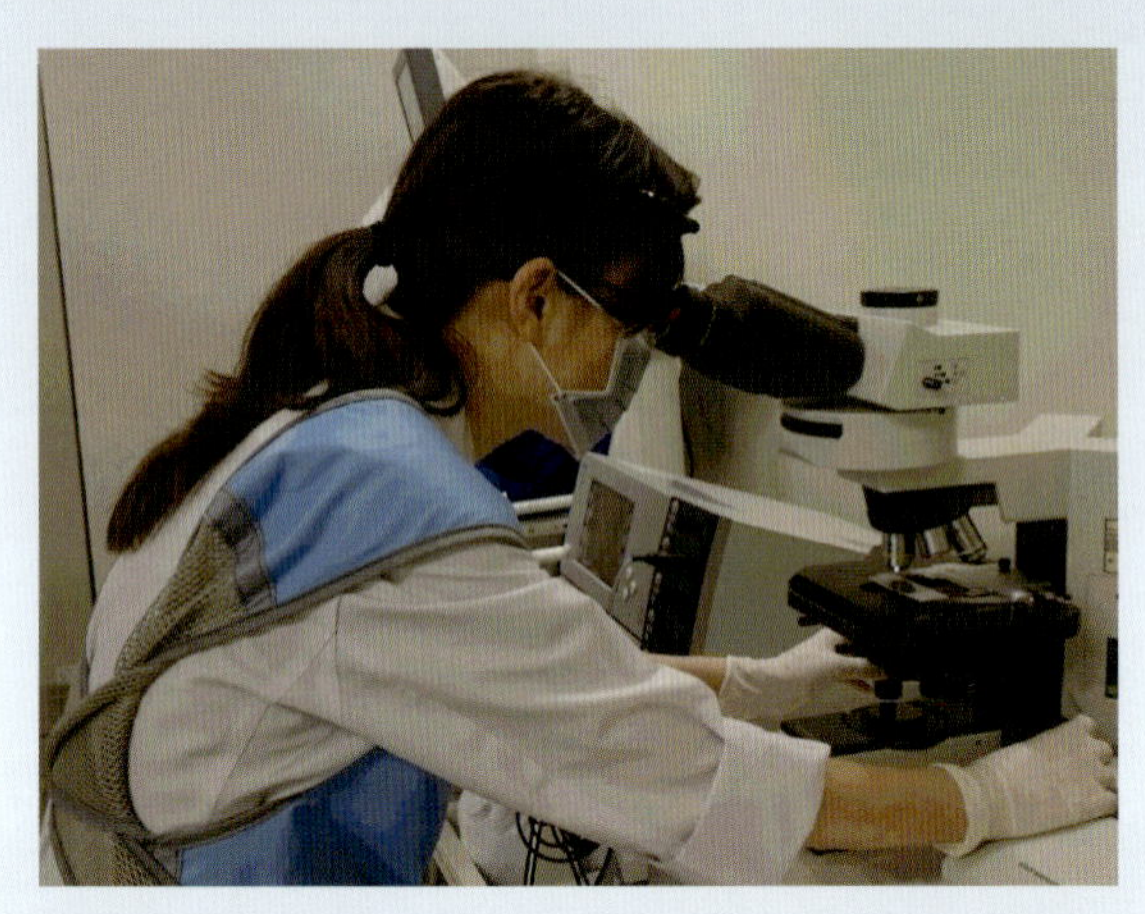

写真2　細胞検査士がベッドサイド迅速細胞診を行っている様子

超音波検査で病変の大きさや状態を把握します

一方、生理検査部門では、超音波検査が重要な役割を担っています。超音波検査はX線検査と違って被曝することがありません。そのため、患部表面から超音波をあらゆる方向へ当て、しこりの大きさや状態を十分に観察したり、経時変化を記録することができます。また、血流など動くものに対しても有効で、さまざまな情報の所見の記載や診断、治療に役立てています（写真3）。

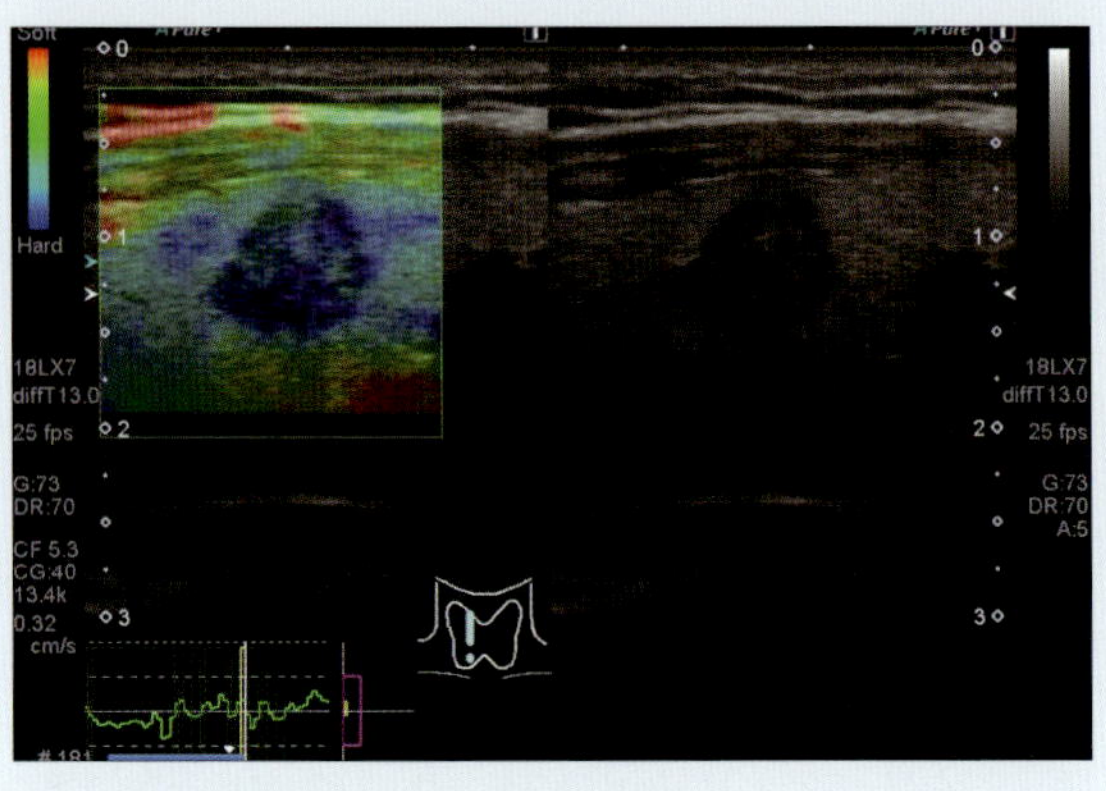

写真3　甲状腺がんの超音波検査画像

第4章

がんと闘う

最新・最良の医療を目指して

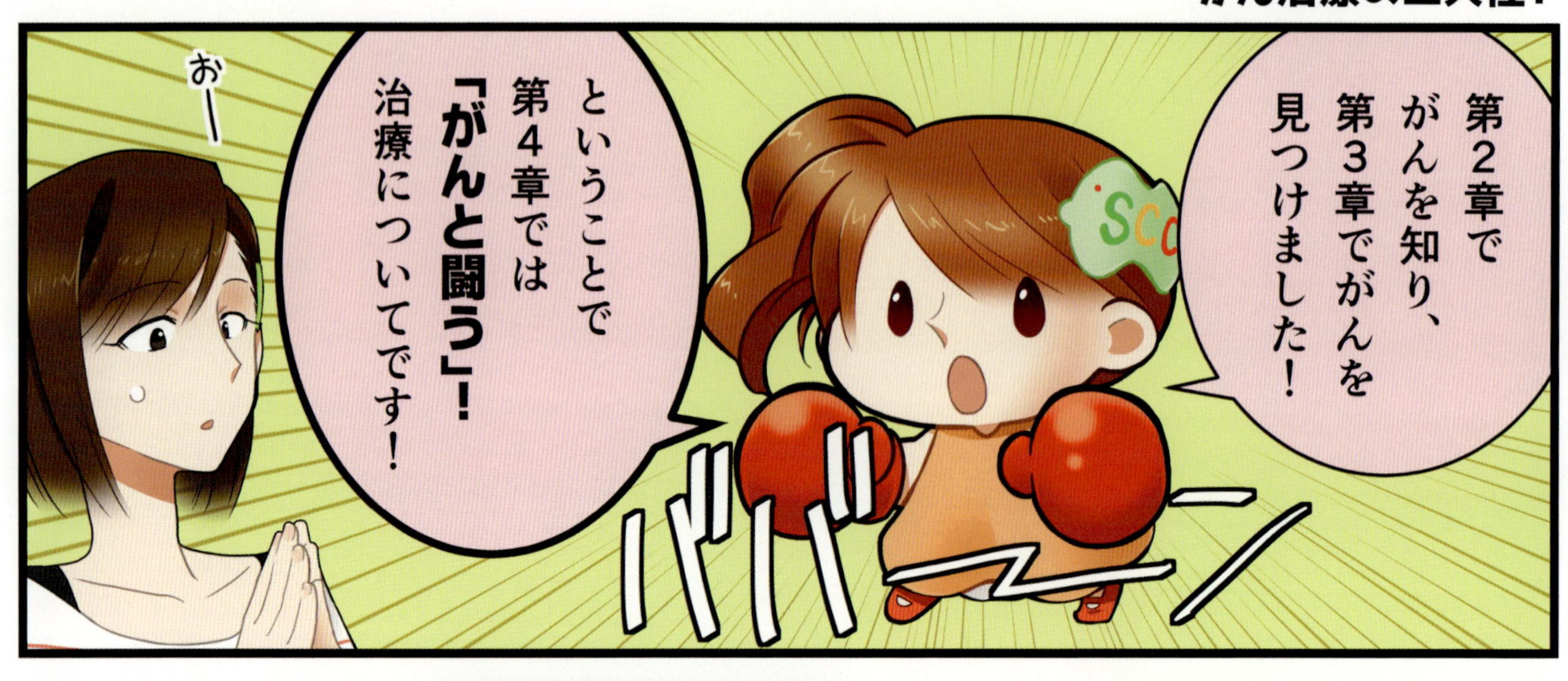
第2章でがんを知り、第3章でがんを見つけました！
ということで第4章では「がんと闘う」！治療についてです！
おー
バババーン

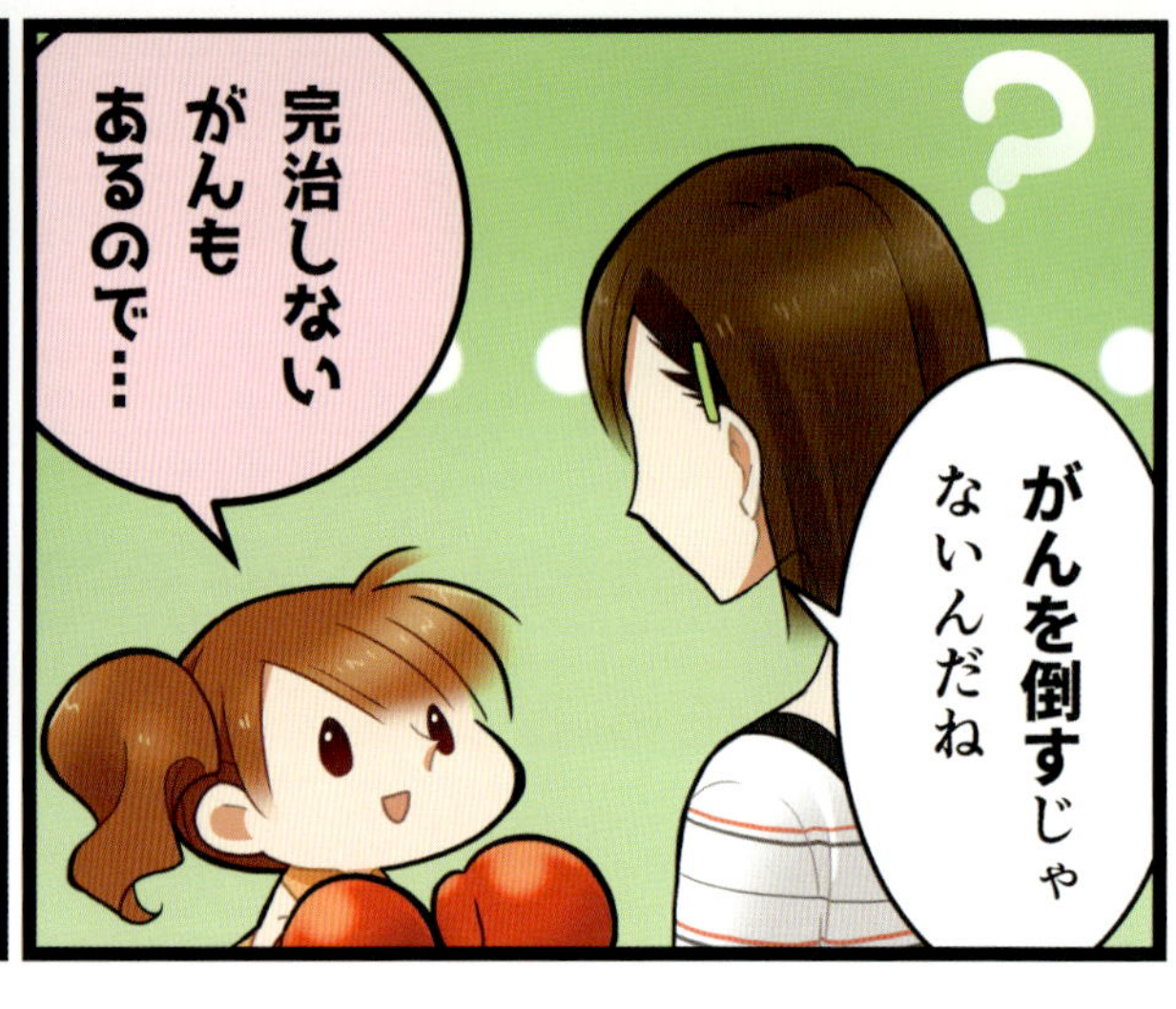
?
完治しないがんもあるので…
がんを倒すじゃないんだね

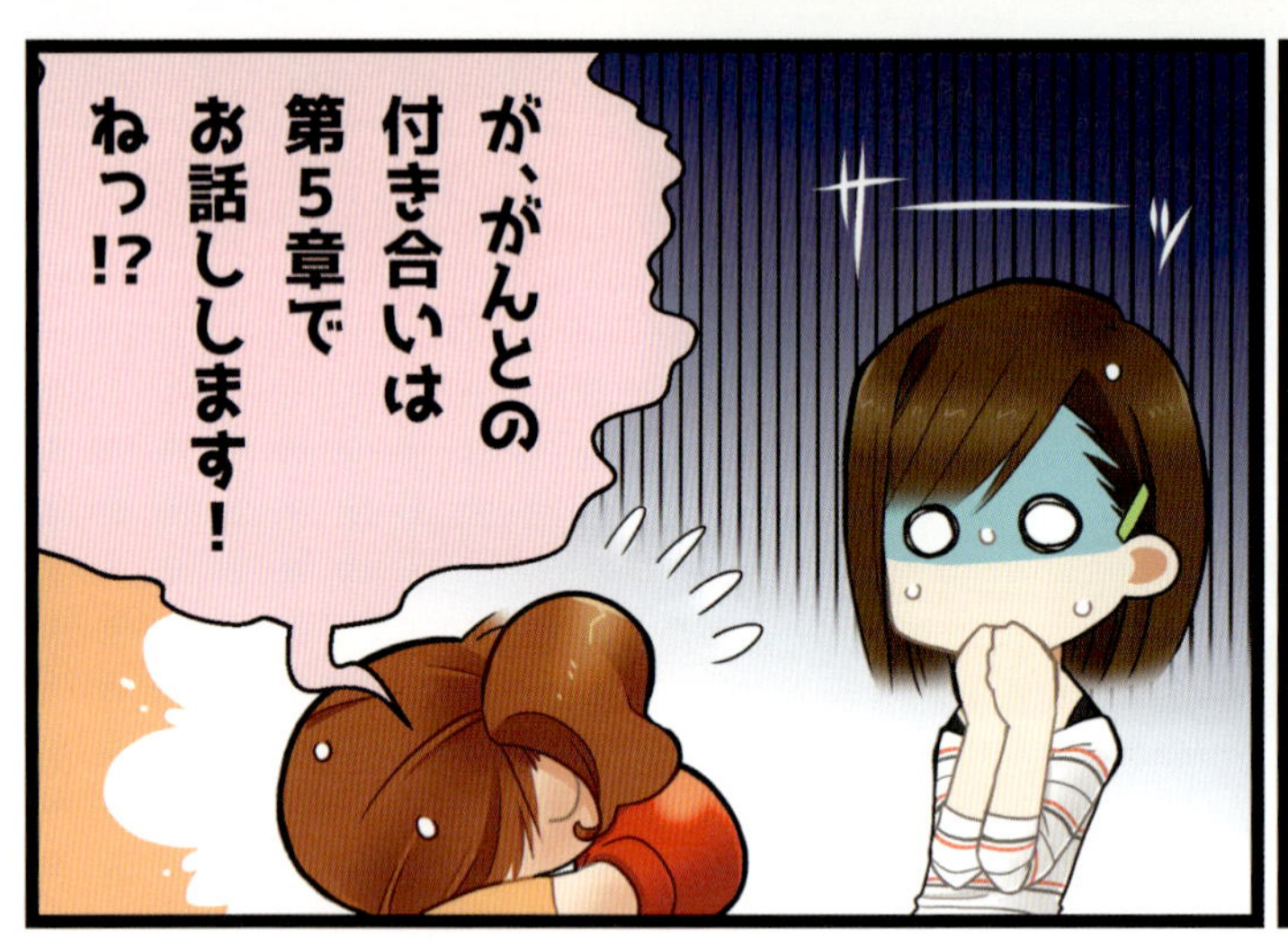
サーッ
が、がんとの付き合いは第5章でお話しします！
ねっ!?

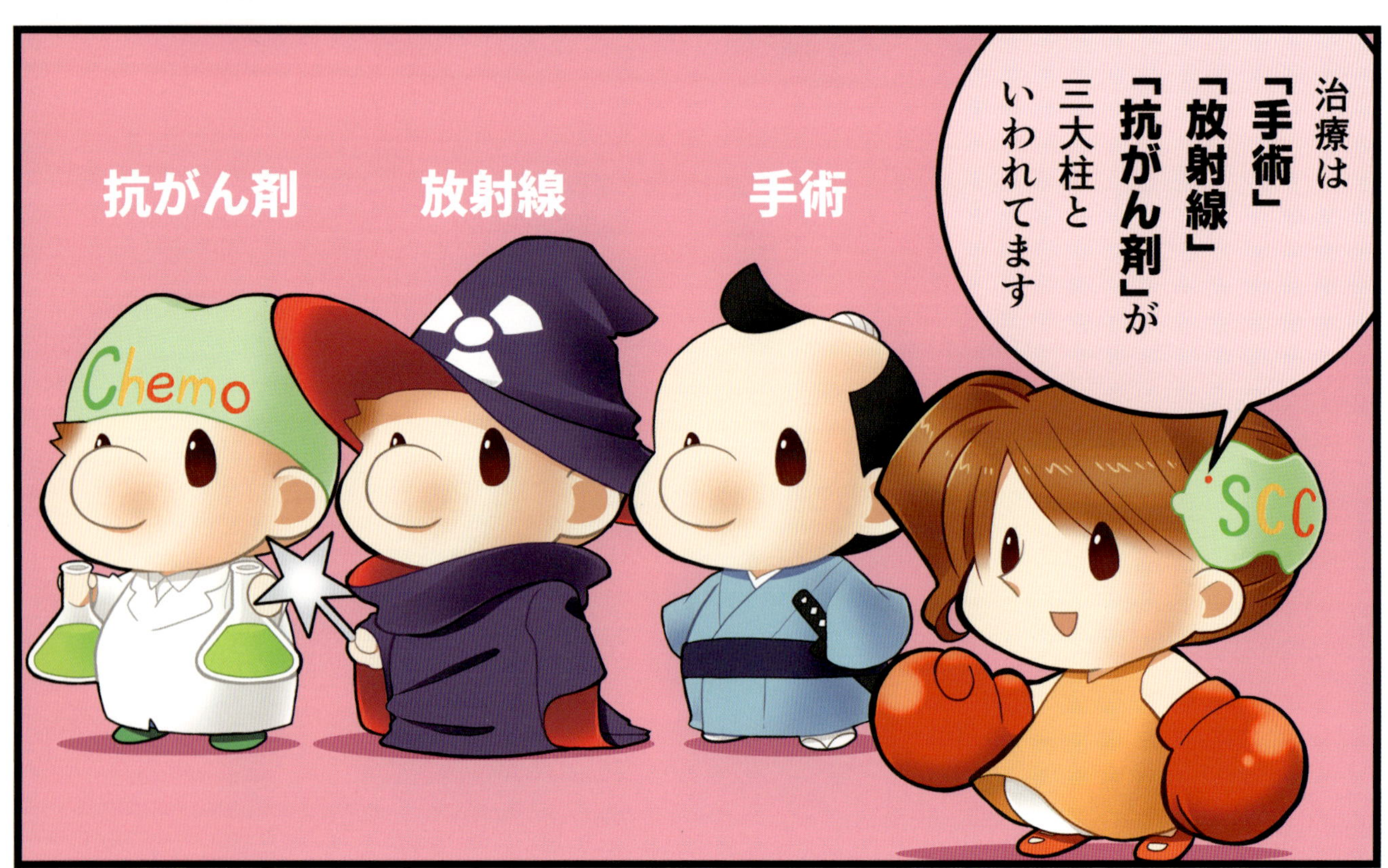
治療は「手術」「放射線」「抗がん剤」が三大柱といわれてます
手術
放射線
抗がん剤
Chemo

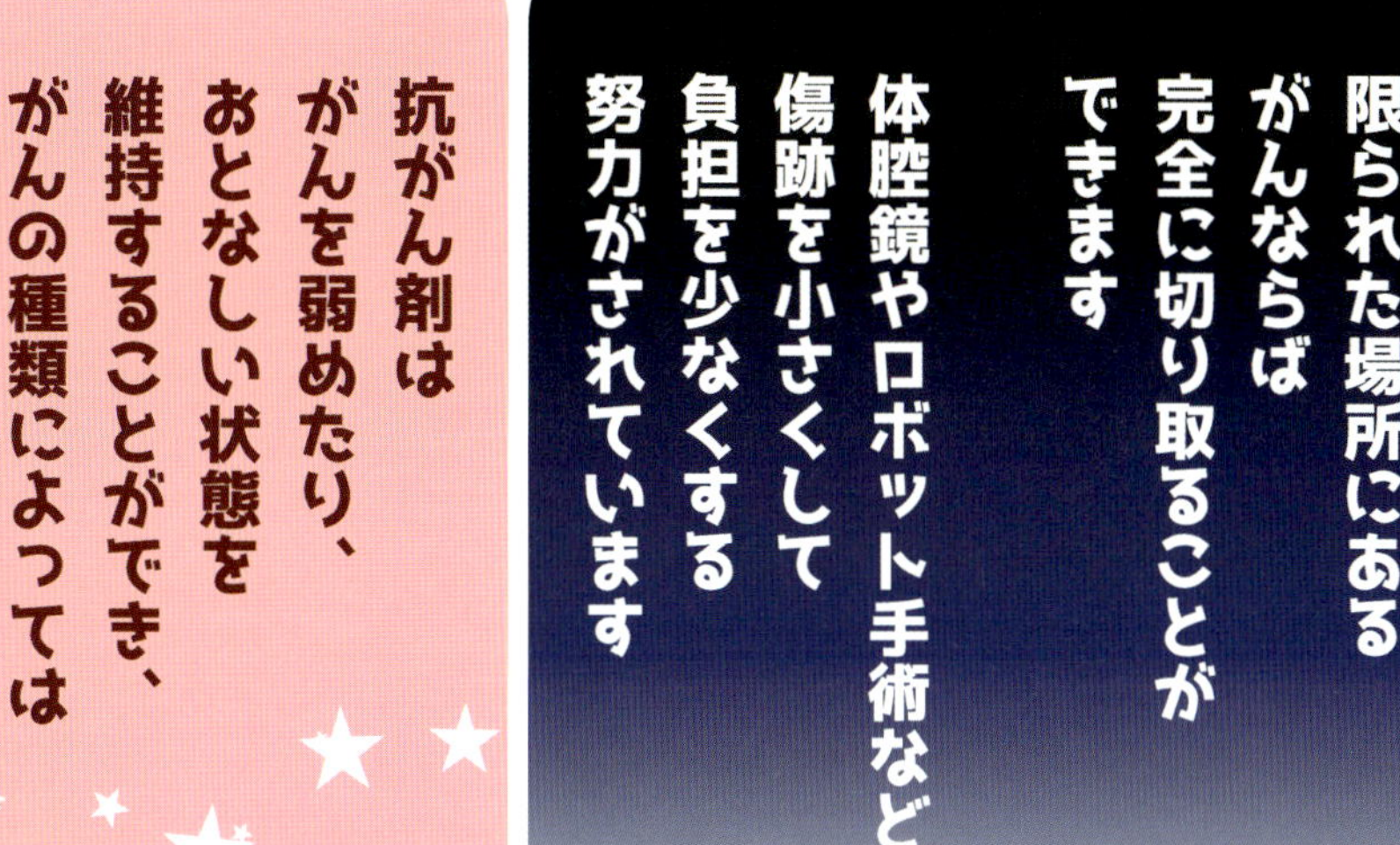

手術はがんを切り取る治療で、限られた場所にあるがんならば完全に切り取ることができます

体腔鏡やロボット手術など傷跡を小さくして負担を少なくする努力がされています

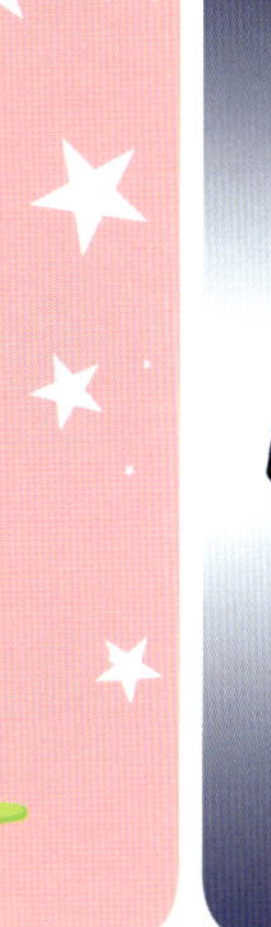

抗がん剤はがんを弱めたり、おとなしい状態を維持することができ、がんの種類によっては消滅させられます

今後の研究がすすめばさらに多くのがんを消滅させるくすりも誕生するといわれています

放射線治療は放射線をあててがんを小さくします

もちろん安全には十分気をつけています

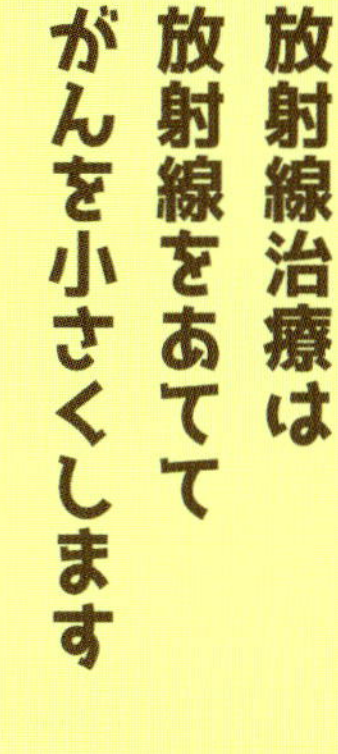

放射線がよく効くがんであれば消滅させることもできます

どれがいいの？
それはがんの種類や進行度によります
詳しくは次ページから！

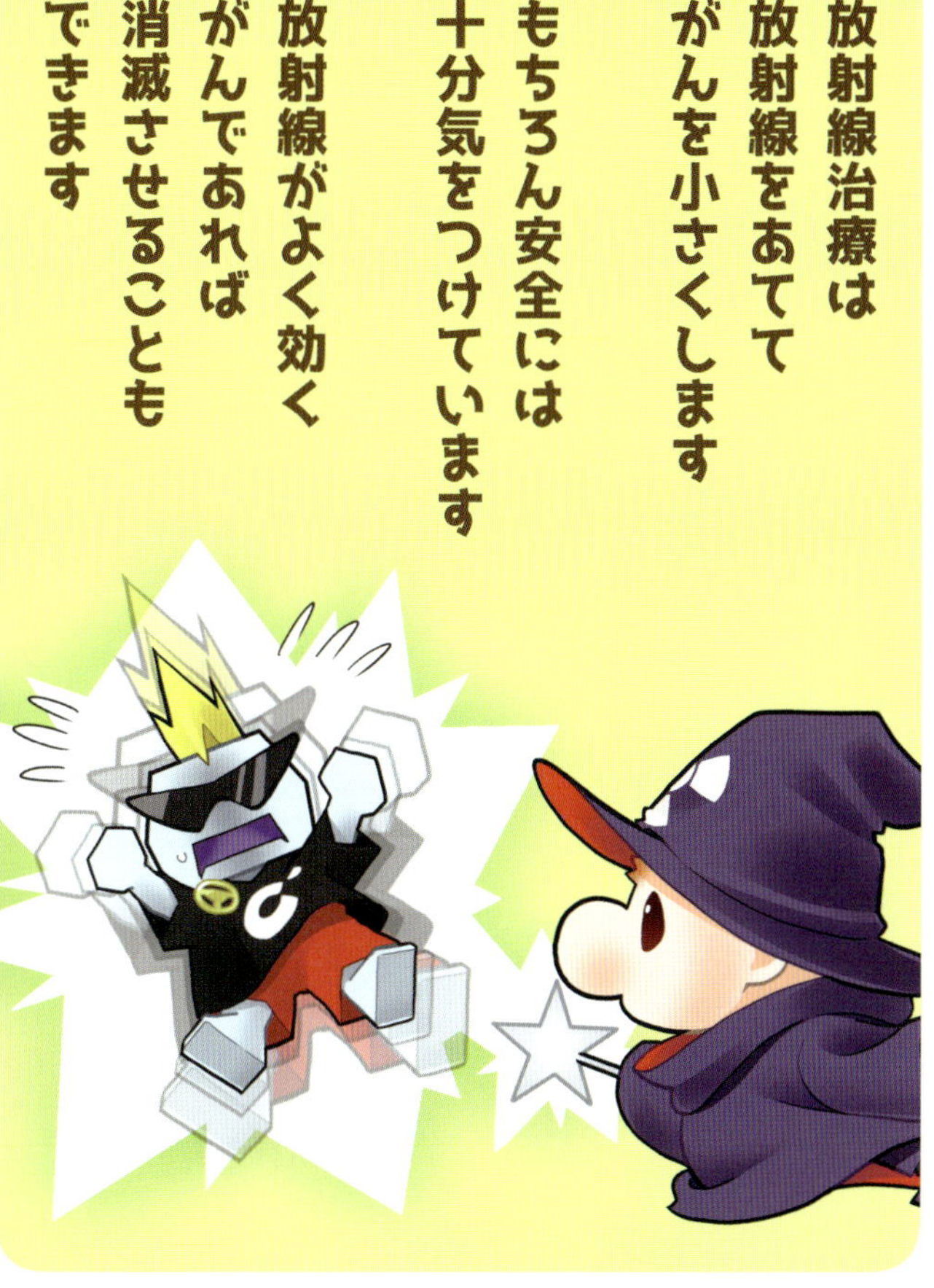

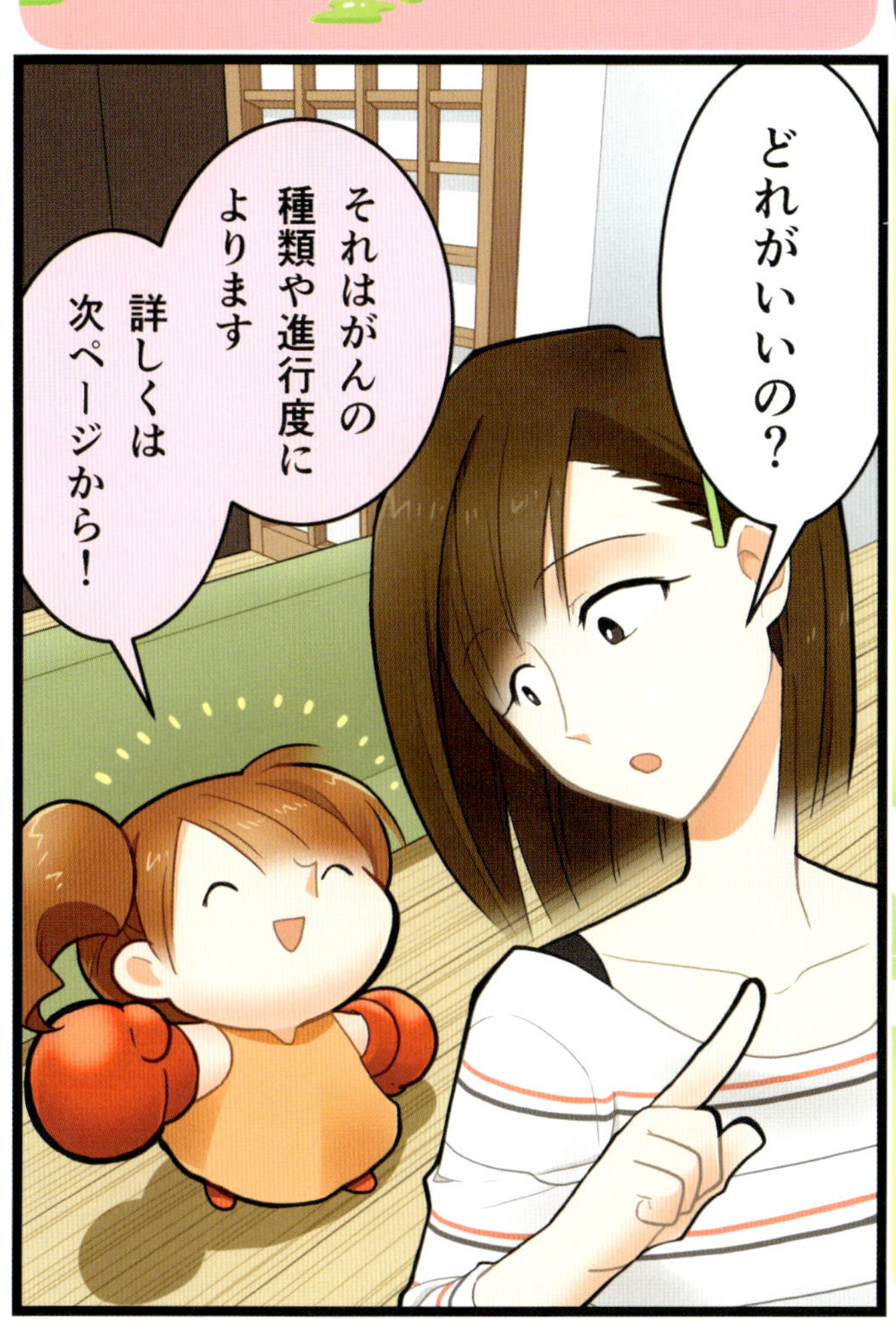

がんと闘う四国がんセンター

最先端の研究と技術で闘う

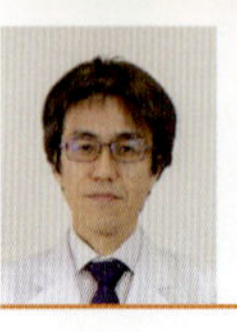

泌尿器科
統括診療部長　橋根 勝義

闘いに必要なもの――道具と作戦

強敵と闘う場合には道具と作戦が必要です。素手で闘うしか方法がなかった時代、倒せる相手は限られていました。人はより強靭な相手と闘うために、さまざまな道具を創作し緻密な作戦を立てて困難な状況を打破してきました。医学界も同じで、これまでに数多くの画期的な発明や発見をし、飛躍的に進歩させてきました。ペニシリン、X線、ワクチンなどが代表例です。

さて、当院はどうでしょう。私たちの最大の敵はもちろん「がん」です。現在、がんと闘うために利用できる主な道具は、手術と放射線、そして抗がん剤です。これらの道具は日々進化を続けています。

当院では、新しい道具が開発されれば積極的に取り入れ、それらを駆使するために作戦を立て直して敵に向かっています。これまでは歯が立たなかった強敵にも立ち向かえるようになり、中には完全に勝利をつかんだものもあります。何より大事なのは、これら闘いの中で得た知識を次の作戦に生かしながら「がん」と闘っていることです。私たちには膨大な作戦が蓄えられています。

最先端の手術・放射線・抗がん剤治療

手術に関しては、内視鏡機器の開発と進歩が挙げられます。従来では開腹手術しかなかった外科手術にも腹腔鏡（ふくくうきょう）が導入され、小さな傷で従来の開腹手術と同じ手術が可能になりました。大画面に拡大された視野が映し出され、術者と同じものが見える点では腹腔鏡手術の方がはるかに有利です。また、最近ではロボット支援手術が普及し、これまで想像もできなかったほど手術は大きな転換期を迎えています。当院では、これらの変化にもいち早く対応しています。

放射線治療に関しても機器の発展は欠かせません。初期の放射線照射装置は精密な照射ができませんでしたが、コンピューター制御で治療範囲の設定が可能になった放射線照射装置をいち早く導入し、精度の高い

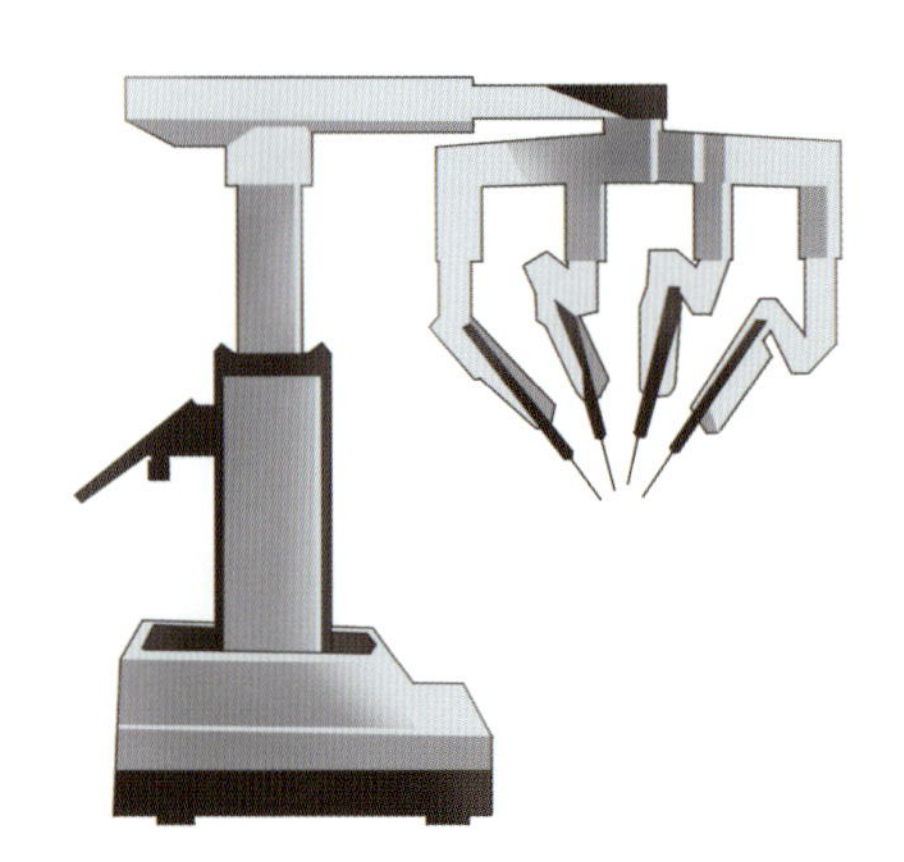

放射線治療を行ってきました。放射線照射装置は2018年に最新機種に更新され、これまで以上に高精度な照射が可能になりました。

抗がん剤治療に関しては新薬創生のため臨床試験に参加し、開発の早期の段階から関与してきました。また、従来からの治療と新しい治療との比較を行い、新しい治療法を確立する臨床試験にも数多く参加してきました。そのため、新薬に対してもより早期から情報を得ることができ、作戦も練っています。多くの患者さんが安心して、抗がん剤治療を受けられるように、経験を積み闘ってきました。手術や放射線治療、さらには抗がん剤を組み合わせた集学的治療も作戦の中に加わり、闘える相手も増えてきました。

見えない敵と闘う――リスク管理

当院は、目に見えない敵とも闘っています。それは「リスク」です。病院は安全でなくてはいけません。これは誰もが考え実現しなくてはならないことです。しかし、現実はそれほどたやすいことではありません。安全に対する研究が進むと、「人は誰でも間違える」という考えが定着してきました。確かにそうですが、それで済ますわけにはいきません。病院では患者さんの生命の危機に直結する可能性があるからです。安全とは何でしょうか?

安全とは、「受容できないリスクがないこと」と定義されています。このことから、安全な医療とは、「受け入れられるくらい低いレベルのリスクを伴った医療」ということになります。だからといって、リスクを冒して良いということではありません。

繰り返しになりますが、病院は安全でなければなりません。そのために病院内には、医療安全部門が設置されています。ここでは院内のリスク収集と分析から、問題の把握と業務改善を行い、リスクの軽減に努めています。医療安全は縁の下の力持ち、いわば土台です。ここがしっかりしていなければ、がんと闘うこともできません。患者さんのみならず医療スタッフが安全に働けるように、医療安全部門は見えない敵と闘っているのです。

近い将来、医療界にも人工知能が導入され、さらに進歩した時代がやってくると予測されます。

当院は「がん」と闘う姿勢を崩さず、さらなる強敵に挑んでいきたいと思います。

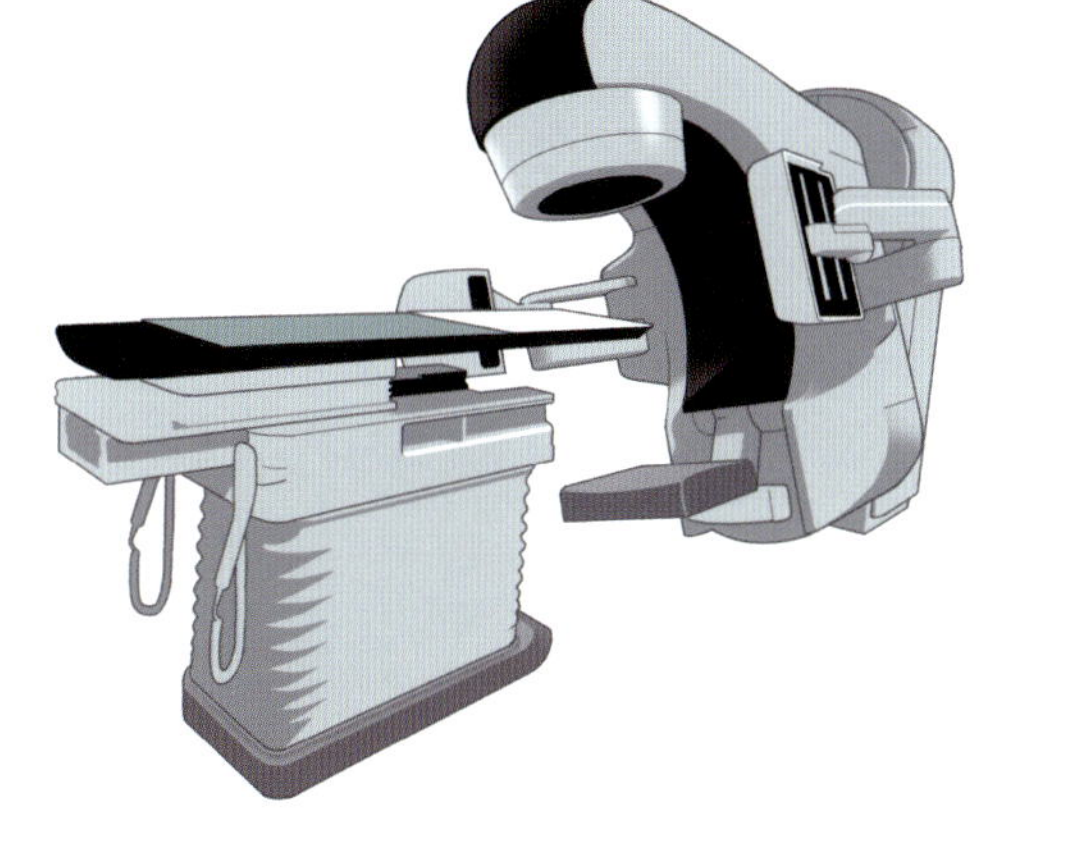

放射線治療

急速に進歩している放射線治療

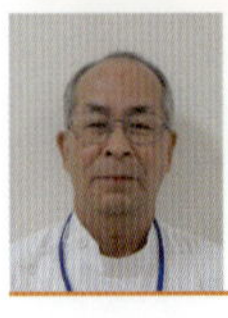

放射線治療科
放射線治療部長　片岡（かたおか） 正明（まさあき）

放射線治療の原理と目的

放射線治療は、がんの増殖に必要ながん細胞内のＤＮＡ（がんの遺伝情報を持っている）に作用して、増殖をストップさせることでがん治療を行います。がん治療の3本柱の1つとして認識され、多くのがんでその威力を発揮しています。放射線の当たる範囲に対してのみ効果のある治療で、限局した病巣に対して効果を発揮します。体に対する負担は小さく、高齢者にも可能な治療であり、また臓器の機能、形態を温存できるという特徴があります。

放射線治療はその目的から、次の3つに分類されます。

①補助療法／主として手術の補助（術後照射、術前照射）として行われます。最も多い例として、乳房温存療法術後に再発予防のために照射を実施します。

②緩和的照射／骨転移などに対する症状の緩和のために行います。

③根治的照射／治すことを目的として行います。

近年、とりわけ根治的（こんちてき）照射の分野での発展は目覚ましく、高い精度で病巣に放射線を集中した治療（高精度放射線治療と呼んでいます）は、体にやさしく、腫瘍（しゅよう）制御を高めることができます。このような精度の高い治療には、強度変調放射線治療、

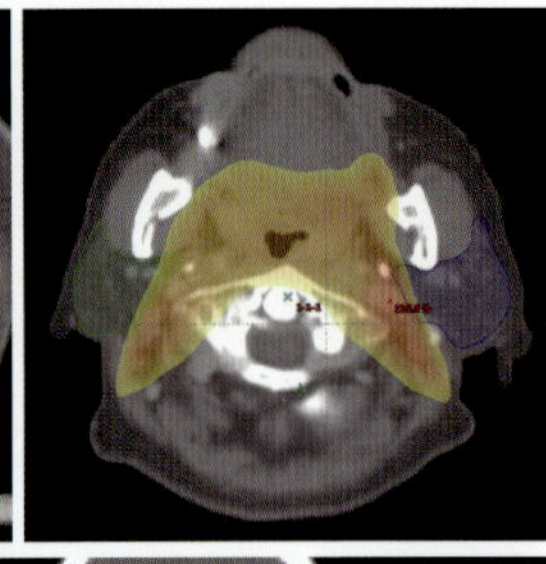

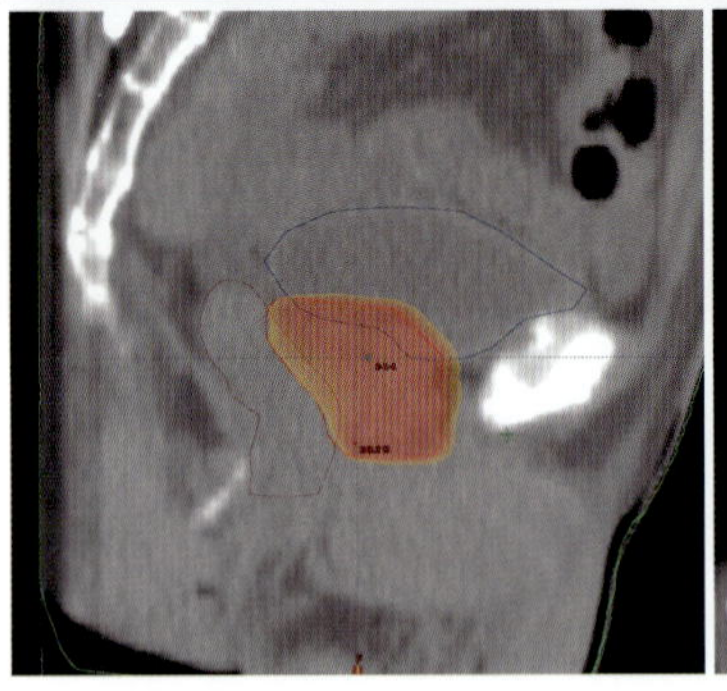

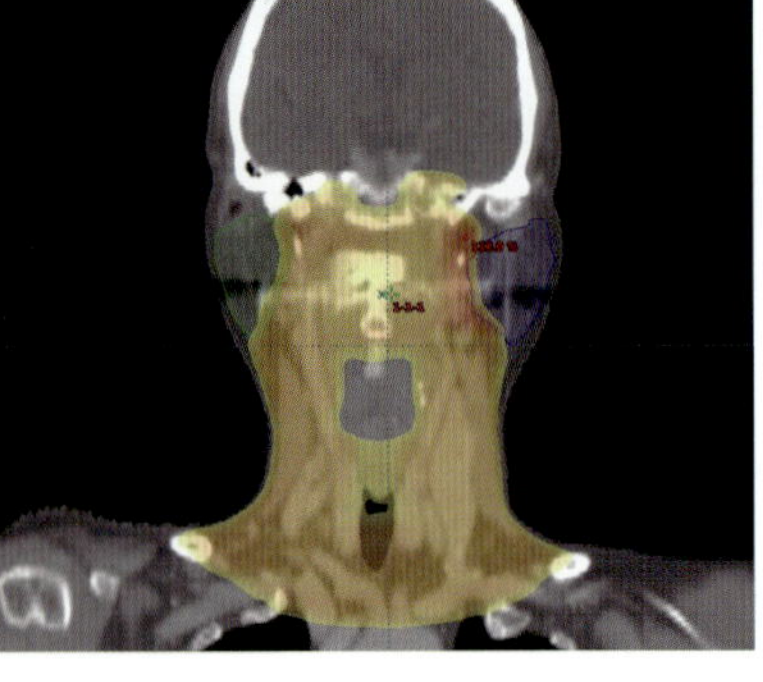

図1　強度変調放射線治療を用いた治療の線量分布
左／前立腺がん、右／頭頸部がん

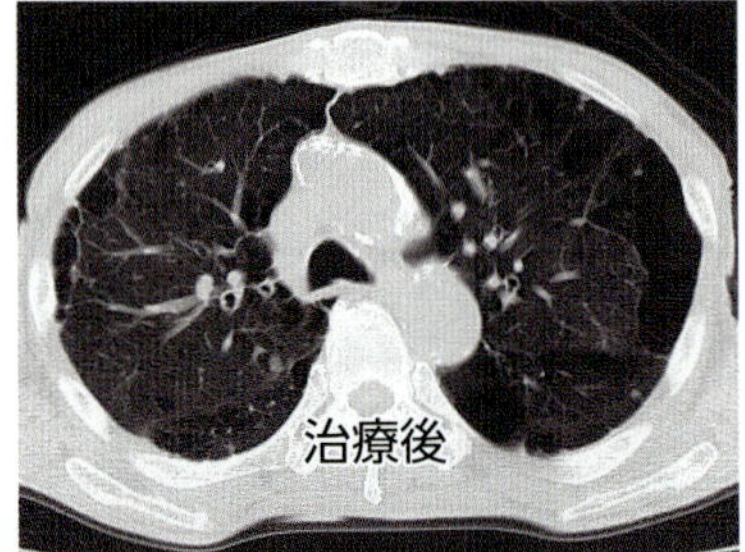

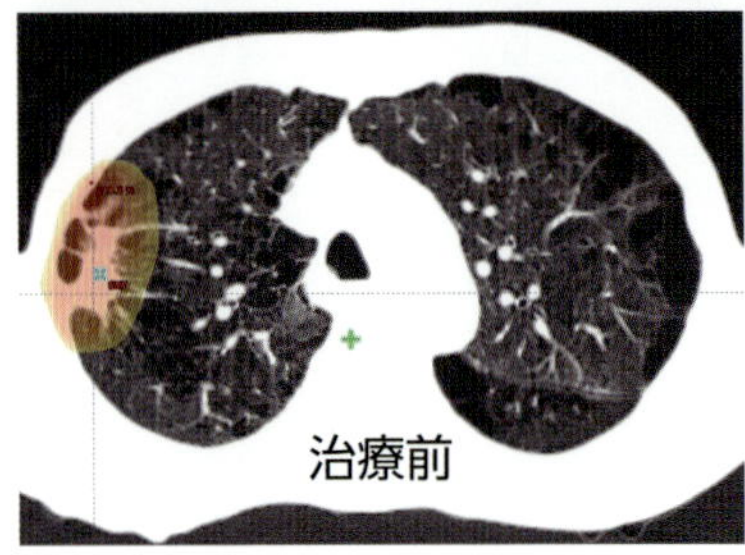

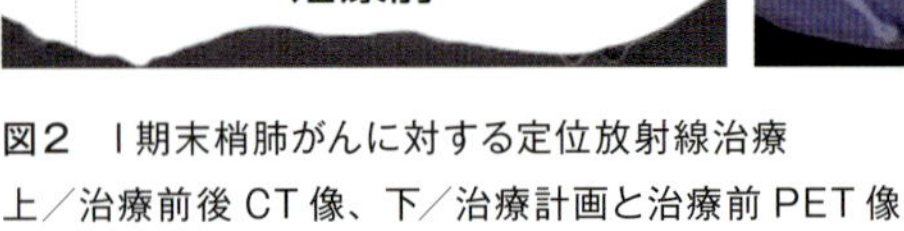

図2　Ⅰ期末梢肺がんに対する定位放射線治療
上／治療前後 CT 像、下／治療計画と治療前 PET 像

定位放射線治療を含みます。

強度変調放射線治療

強度変調放射線治療はコンピューター技術を駆使し、正常組織の線量をできるだけ少なくし、腫瘍に対して、より多くの治療線量を投与すること（線量分布の改善）を可能にした技術です。当院では、2017年度に最新の直線加速器（リニアック）の更新を行い、強度変調回転放射線治療（VMATという）を採用し、従来のものに比べて、より放射線を集中させ、また大幅な治療時間の短縮を可能にしています。現在、主として前立腺がん、頭頸部がんに行っていますが、婦人科がんなどの他の固形がんに対しても、適応の拡大が行われています（図1）。

定位放射線治療（ピンポイント治療）

定位放射線治療はもともと、脳腫瘍に対して用いられていた治療法です。比較的小さな腫瘍に対して、多方向から照射して、病気の部分を集中的に治療する方法で、別名ピンポイント治療ともいわれています。この15年、脳腫瘍以外の病変に対して、特に末梢部早期肺がんに対して行われ、局所に対する効果は手術に近いものが得られており、切除不能末梢早期肺がんに対する標準治療となっています（図2）。

また、2017年度の機器更新に伴い、幅2・5㎜リーフ（照射野を作る鉛の板）を内蔵したものとなり、より小さい腫瘍に対しても威力を発揮しています。またソフトの進歩により、多発病巣に対しても短時間での治療を可能にしています（図3）。これ以外にも、肝腫瘍、骨腫瘍などに対しても適応拡大されています。

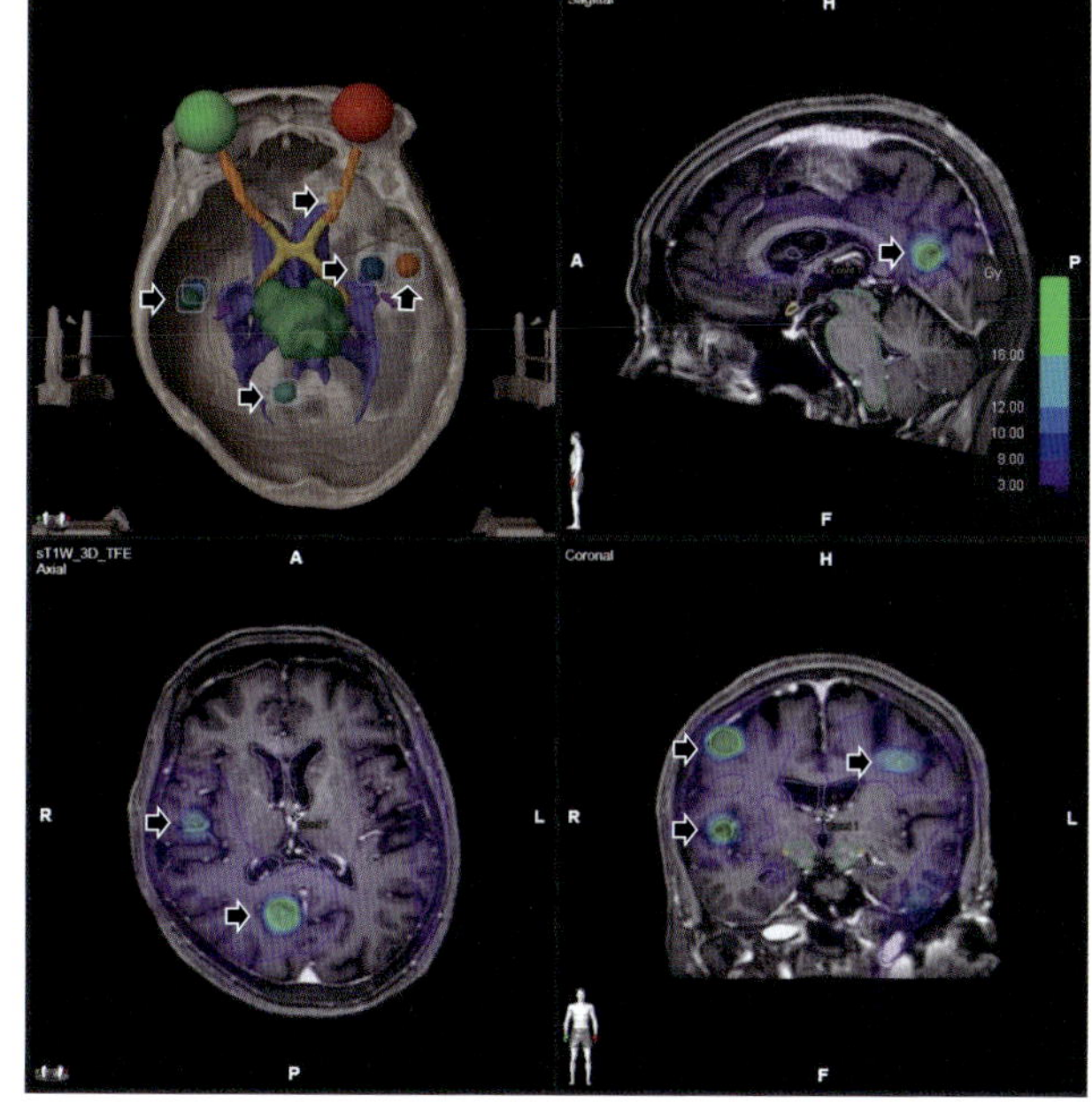

図3　多発脳転移に対する定位放射線治療　➡は腫瘍

放射線治療の種類と画像誘導小線源治療

放射線治療は、その治療法から、リニアックなどの放射線の出る機械を用いて体の外から体の中の病巣（がん）に対して、主としてX線などを用いて治療する「外照射」と、放射性同位元素（放射線の出る粒）を用いて、体の中にこれを挿入、ないしは刺入することによって、病巣を直接治療する「小線源治療」に分類できます。小線源治療は、腫瘍内部あるいは病巣のごく近くから治療できることから、究極の高精度治療とも呼ばれます。主に子宮がん、前立腺がんに対して用いられています。近年、CT画像を用いて、正常組織と腫瘍を考慮に入れた治療計画（3次元的治療計画）を行うことが可能となり、正常組織と腫瘍に対して理想とする線源配置ができ、副作用の軽減と治療成績の向上が期待できます（図4）。

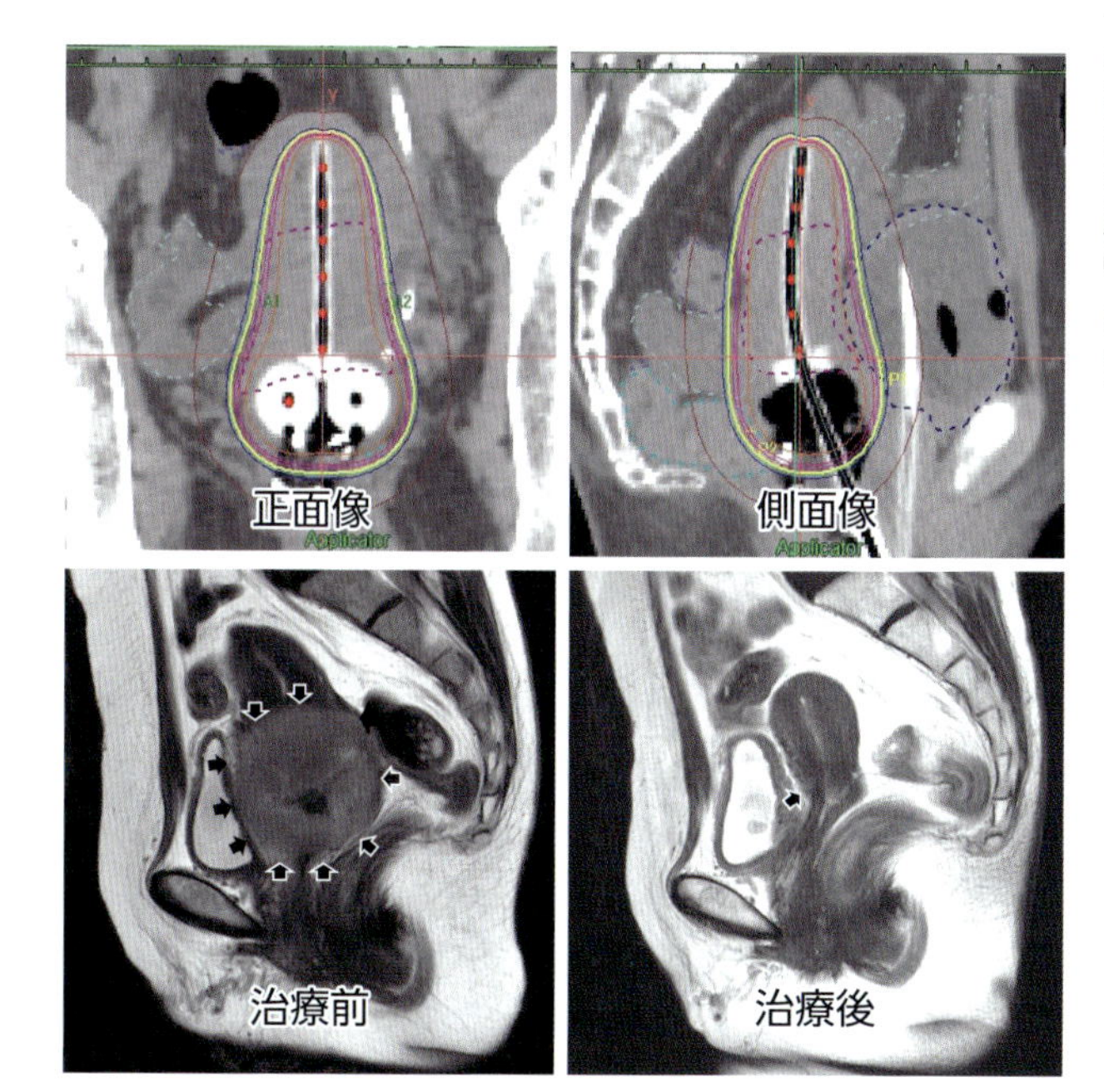

図4　子宮がんに対する画像誘導小線源治療
上／治療計画、下／治療前後のMRI像　➡は腫瘍

化学療法について

日々研究が進んでいます

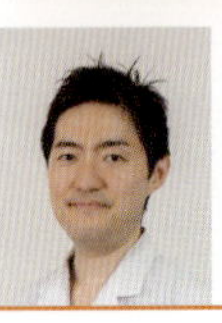

呼吸器内科

呼吸器内科医師　原田（はらだ） 大二郎（だいじろう）

化学療法の目的と種類

化学療法とは、「抗がん剤により、がん細胞を減少させ進行を抑える治療法」のことで、その第1の目的は、患者さんにできるだけ長生きしてもらうことです。抗がん剤だけでがんを完治させることは、まだ一部のがんでしか期待できません。ただ近年、副作用を軽減させる方法が発達したこともあり、患者さんの体調の改善や生活の質の向上なども期待できるようになりました。どんな抗がん剤が最善かは、がんの種類や患者さんの全身状態、ライフスタイルにより異なるため、がん専門病院において経験豊富な専門医から十分に説明を受け、納得の上で治療を行うことが重要になります。

抗がん剤は現在、100種類近くあり、飲み薬もあれば、注射薬もあり、その投与期間や作用メカニズムもさまざまです。抗がん剤は全身に広く行きわたり、あらゆる臓器のがん細胞に効果を発揮します。近年の抗がん剤の進歩は目覚ましく、多くの新薬が開発され治療に導入されており、主に「細胞障害性抗がん剤」「分子標的薬」「がん免疫療法」に分類されます。また、乳がん、子宮体がんや前立腺がんなどにおいては、ホルモン治療の有効性も認められており、これも抗がん剤の1種と考えられます。

細胞障害性抗がん剤

体内に入り、がん細胞に直接ダメージを与えるタイプの抗がん剤が「細胞障害性抗がん剤」にあたります。正常細胞も多少なりとも影響を受けるので、白血球数の低下、口内炎、下痢、嘔気（おうき）や脱毛などの副作用がみられますが、優れた吐き気止めや副作用を低減させた薬剤も登場してきています。患者さんの状態や治療歴に応じて、複数薬剤の併用もしくは1種類のみの投与を行います。

次に記載します「分子標的薬」「がん免疫療法」の登場後も、がんの長期制御のためには、その重要性は決して失われていません。

分子標的薬

近年、医学の進歩により、特定のタイプのがんだけが持つ「がん細胞の遺伝子変異」を分子レベルで捉えられるようになりました。それを標的とした薬が「分子標的薬」と呼ばれ、その特定のタイプのがんであれば、特に高い有効性が期待されます。「がん細胞の遺伝子変異」を調べ

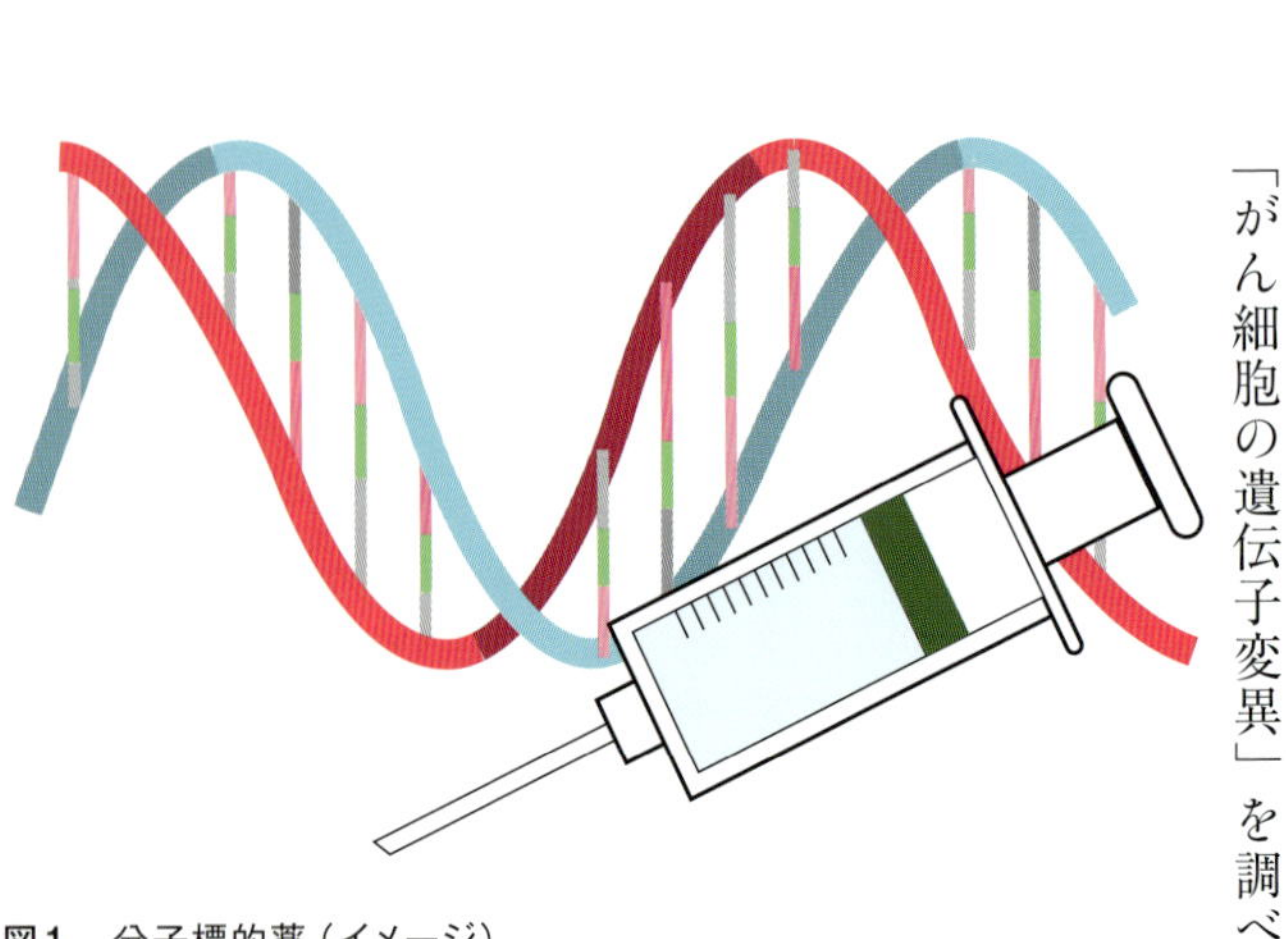

図1　分子標的薬（イメージ）

るための検査は、がんの治療方針を立てる上で非常に重要となるため、解析のための十分な量のがん組織の採取（生検）や、追加の血液検査などを繰り返し行う必要がある場合もあります。当院では、十分な説明の上で、これらの検査を積極的に行い、治療中のあらゆる場面で一人ひとりの患者さんのがんに適した「分子標的薬」を使用できるように努めています（図1）。

がん免疫療法

現在、「がん免疫療法」はさまざまな治療法を含んだ言葉であり、有効性の有無にかかわらず広く「がん免疫療法」と呼ばれています。これまでの研究では、残念ながらほとんどのがん免疫療法で有効性が認められていませんでしたが、近年、いくつかのがん（一部の皮膚がん、肺がん、胃がん、腎がん、尿路上皮がん、頭頸部がん、ホジキンリンパ腫など）において、リンパ球のがん細胞に対する免疫力の低下を回復させる免疫チェックポイント阻害薬による画期的な「がん免疫療法」の有効性が証明されました。

免疫チェックポイント阻害薬による「がん免疫療法」の効果の現れ方には、従来の化学療法と異なる点があります。1つは、治療効果が現れるまでの期間が患者さんによって一定しない点です。中には、がんが一旦増大したように見えた後に縮小する場合（偽性増悪）もあります。しかし、さらに重要な点は、一部の患者さんにおいては、一旦がんの縮小が得られると、たとえ治療を中断してもそのまま効果が長く続く場合もあるという点です。

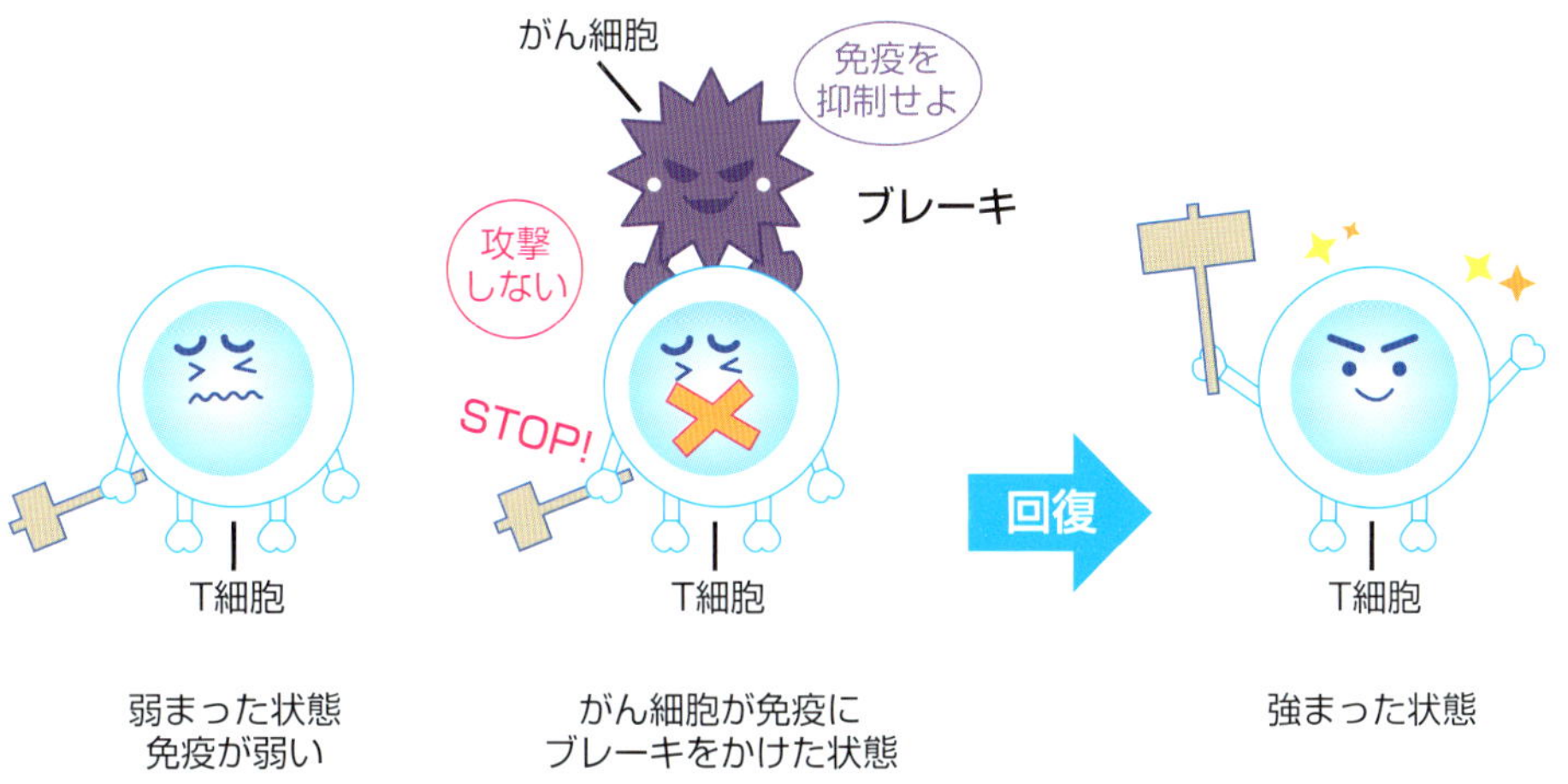

図2　がん免疫療法（出典：国立がん研究センターがん情報サービス）

また、最近では手術や放射線治療、細胞障害性抗がん剤などとの組み合わせにより、治療効果を高められるというデータも示されつつあります。免疫チェックポイント阻害薬による「がん免疫療法」は、今までのがんの化学療法の常識を覆すものであり、今後、がんの化学療法において中心的役割を担っていくと考えられます。

ただし残念ながら、「がん免疫療法」もすべてのがん患者さんに有効という訳ではありません。副作用もあり、中には重い副作用が出る患者さんや、そもそも「がん免疫療法」を控えるべき患者さん（重い副作用が出やすい患者さん）もおられることが知られています。いずれにしても「がん免疫療法」は、経験豊富ながん専門の医療機関において、適切な方法で行われるべき治療であることも重要なポイントです（図2）。

治験・臨床試験の重要性

現在行われている標準治療（現時点で最善と考えられる治療方針）も、過去の治験・臨床試験で有効性と安全性が証明されたことで世の中に出てきたものばかりです。「がん免疫療法」も含めて、より良い化学療法の開発を目指して、今後も数多くの治験・臨床試験が行われる予定です。そして、より有効な治療法の開発は、がん専門の医療機関の社会的使命の1つとされています。そのため、がん専門の医療機関においては、医学的・倫理的に適切と判断された治験・臨床試験について、患者さんに説明が行われる場合があります。

ただし、治験・臨床試験は患者さんの状態によっては参加できない場合もあるため、詳しくは専門医に相談してください。

化学療法の副作用と対策

チーム医療で副作用対策に取り組んでいます

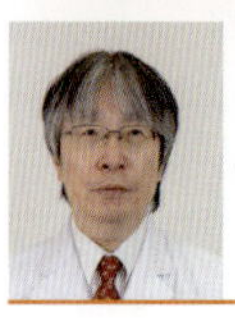

薬剤部

薬剤部長　小池(こいけ) 恭正(やすまさ)

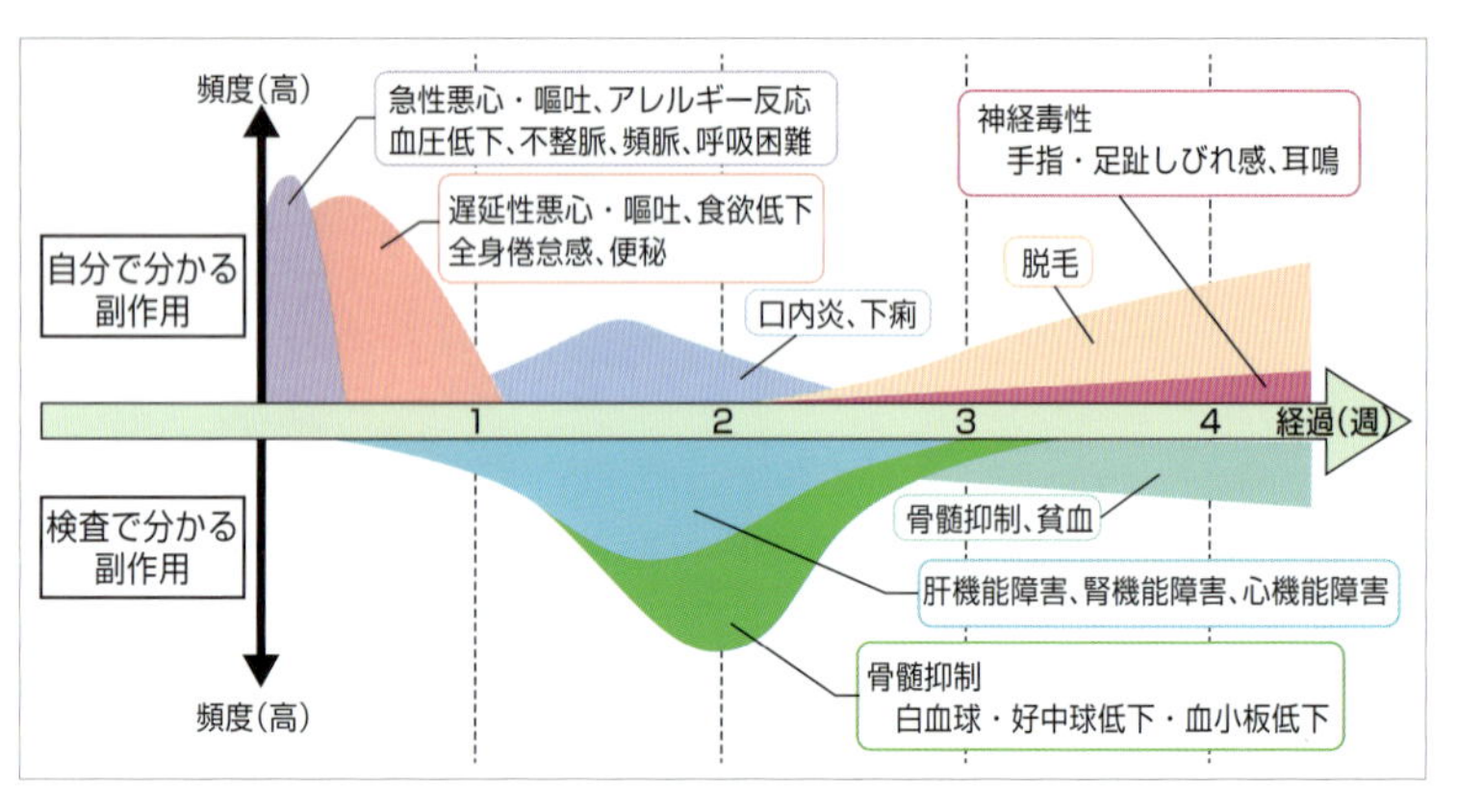

図1　抗がん剤治療の副作用と発現時期（抗がん剤投与4週後くらいまで）

抗がん剤の正常な細胞への副作用

化学療法とは、抗がん剤を使用してがんを治療することです。従来から使用されている抗がん剤は、がんが速いスピードで分裂・増殖していく性質を利用してがん細胞の死滅を促す薬です。したがって、毛根や口腔(こうくう)・消化管粘膜や骨髄(こつずい)の細胞など、分裂速度の速い正常な細胞にも影響が現れやすく、脱毛や口内炎・下痢や貧血などの副作用となって現れます。副作用の起こり方や程度などは、使用する抗がん剤の種類や量、使用期間によって異なってきます。副作用には、悪心(おしん)（吐き気）、口内炎、脱毛など自覚症状により自分で分かるものと、腎機能障害や骨髄抑制による白血球減少、血小板減少など検査で分かるものがあります（図1）。

また、比較的新しい抗がん剤として、がん細胞中の増殖や転移に関係しているがん特有の分子を標的として作用し、効果を発揮する分子標的薬が登場しました。従来の抗がん剤で起こるような副作用は少ないですが、正常な細胞も標的となる分子を少し持っているため副作用がゼロにはなりません。標的とするがん特有の分子は薬剤により異なるため、副作用も薬剤ごとに異なり、時に重症な副作用が起こることもあります。

主な副作用と対策

【悪心（吐き気）・嘔吐】

抗がん剤により、脳の中の嘔吐(おうと)に関係している神経が刺激されて悪心や嘔吐の症状が現れます。悪心や嘔吐を治療する薬は、最近十数年で次々に開発され、かなりコントロールできるようになりました。薬以外にも、悪心が起こったら冷水でうがいをするなどの方法も効果的です。

【口内炎】

口の中の粘膜に抗がん剤が作用して口内炎ができて痛みます。症状を和らげるため、痛み止めや炎症を抑えるうがい薬などで対処することもあります。また、歯みがきをする際には柔らかい歯ブラシを使用し、きつくこすらないように注意しましょう。

【感染症】

「図1」にあるように、抗がん剤治療数日後から2週間後にかけて白血球が少なくなってきます。白血球は、細菌やウイルスなどの感染から体を守ってくれる働きをしているので、白血球が少なくなると感染しやすくなります。状態によっては、白血球の一種である好中球を増やす薬を使って治療します。日常生活では、手洗いやうがい、外出時にはマスクを着用するなどして感染予防をしましょう。

【下痢】

抗がん剤により、腸などの神経を刺激して腸管の運動が活発になって起こる場合と、消化管の粘膜が傷ついて起こる場合があります。下痢止めや整腸剤などの薬で治療したり、回復するまで一時的に抗がん剤治療を休む場合もあります。

【便秘】

抗がん剤が腸の運動に関係している神経に作用して、腸管の運動が妨げられて便秘が起こることがあります。水分を十分に取り、腸の運動を活発にする薬や便を軟らかくする薬などを使って対処します。

【アレルギー反応】

抗がん剤は、私たちの体にとって異物となるのでアレルギー反応が起こることがあります。アレルギー反応の症状は、息苦しい、汗が出る、発疹が出る、顔がほてるなどです。これらを予防するために、抗がん剤の治療の前にアレルギー反応を抑える薬を使用することがあります。

【しびれ】

抗がん剤の中には、手や足の神経を傷つけ、しびれや痛み、感覚が鈍くなるといった症状の出る薬剤があります。抗がん剤の使用量や回数が増えると、症状が出やすくなります。症状が強い場合は、症状を軽くする薬を使ったり、抗がん剤の量を減らしたり休んだりして対処しますが、回復しにくい症状です。

【脱毛】

抗がん剤の中には毛髪を作る細胞を傷つけて、頭髪やまゆげなどの脱毛を起こす薬剤があります。脱毛は、抗がん剤治療開始後2～3週で起こり始め、治療終了後3～6か月くらいで再び生えてきます。

免疫チェックポイント阻害薬の副作用と対策

近年、「免疫チェックポイント阻害薬」という、がん免疫療法の新しい道を切り開いた薬が登場しました。

がん細胞など、異物から体を守る方法に白血球による免疫のシステムがあります。しかし、がん細胞も生き残るため、免疫がうまく働かなくなる物質を作るなどして免疫にブレーキをかけます。免疫チェックポイント阻害薬は、免疫のブレーキを外すことで免疫の機能を高め、がん細胞を間接的に減らします。ただし、免疫の機能が高くなりすぎると、自分の正常な細胞も攻撃することで、今までの抗がん剤ではなかったような副作用が発現します（図2）。副作用が出た場合には、薬の使用を延期したり、ステロイド薬など免疫を抑える薬を上手に使って対処します。

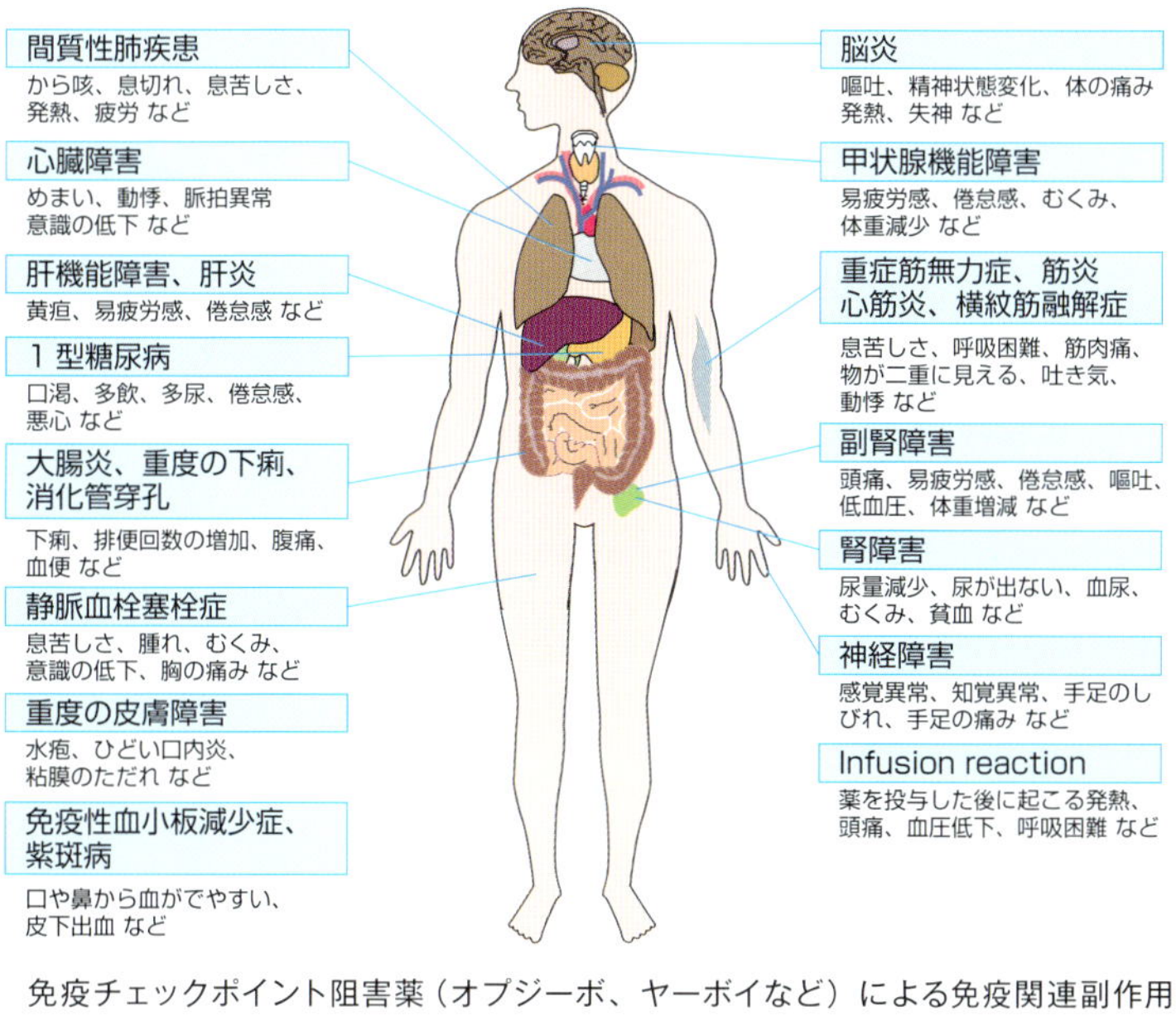

間質性肺疾患
から咳、息切れ、息苦しさ、発熱、疲労 など

心臓障害
めまい、動悸、脈拍異常、意識の低下 など

肝機能障害、肝炎
黄疸、易疲労感、倦怠感 など

１型糖尿病
口渇、多飲、多尿、倦怠感、悪心 など

大腸炎、重度の下痢、消化管穿孔
下痢、排便回数の増加、腹痛、血便 など

静脈血栓塞栓症
息苦しさ、腫れ、むくみ、意識の低下、胸の痛み など

重度の皮膚障害
水疱、ひどい口内炎、粘膜のただれ など

免疫性血小板減少症、紫斑病
口や鼻から血がでやすい、皮下出血 など

脳炎
嘔吐、精神状態変化、体の痛み、発熱、失神 など

甲状腺機能障害
易疲労感、倦怠感、むくみ、体重減少 など

重症筋無力症、筋炎、心筋炎、横紋筋融解症
息苦しさ、呼吸困難、筋肉痛、物が二重に見える、吐き気、動悸 など

副腎障害
頭痛、易疲労感、倦怠感、嘔吐、低血圧、体重増減 など

腎障害
尿量減少、尿が出ない、血尿、むくみ、貧血 など

神経障害
感覚異常、知覚異常、手足のしびれ、手足の痛み など

Infusion reaction
薬を投与した後に起こる発熱、頭痛、血圧低下、呼吸困難 など

図2　免疫チェックポイント阻害薬（オプジーボ、ヤーボイなど）による免疫関連副作用

チーム医療による副作用対策

当院では、医師、看護師、薬剤師、臨床検査技師、栄養士、医療社会福祉士など、いろいろな職種が連携してそれぞれの立場から患者さん中心の医療に携わる〝チーム医療〟を実践しています。抗がん剤によるさまざまな副作用に対しても、患者さん個々にあった対策をチーム医療で行っています。

副作用の中には「図1」にあるように自覚症状で発見できるものがあります。このような副作用に対しては、抗がん剤治療の前に、患者さんに自覚症状を説明し、理解してもらうことで患者さんと共にできるだけ早く発見し、ひどくならないよう対処しています。また、副作用の予防や、日常生活での工夫などについての説明も行っています。

手術療法

がんに対する外科的治療

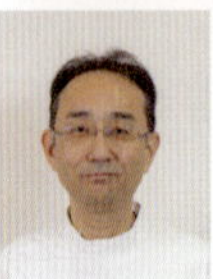

婦人科
手術部長　竹原 和宏

がんに対する手術療法は、紀元前のヒポクラテスの時代から検討されており、19世紀半ばに全身麻酔が確立したころから急速な進歩を遂げ、がん治療の中心に躍り出ました。最近では、がんの進み具合を正しく評価するための病期診断、機能温存のための工夫、手術に化学療法や放射線療法を組み合わせた治療、内視鏡やロボットを利用した体への負担が少ない手術など、日々進歩をしています。

がん専門病院での手術

がん専門病院では「がんの手術」を行います。外傷や良性腫瘍の手術との違いは、①がん病巣から十分離れた部位で切除する、②がん病巣周囲のリンパ節に病気（転移）が認められることがあるので、病巣とリンパ節を塊で一括して取り除く、③周囲の臓器にがんが浸潤していることがある場合は、その臓器も一緒に取り除く、④転移を防ぐため、がん病巣は直接触らない、などです。

がんの手術はその目的によって、大きく2つに分けられます。治癒を目指した根治手術と、症状や病態の改善を目的とした緩和手術です。根治手術は、リンパ節や周辺の臓器を一緒に取り除くなど、完全にがんを除去することを目指します。一方、緩和手術はがんを完全には取り除けませんが、手術によってがんによる苦痛や症状を取り除く目的で行われます。

機能温存と低侵襲手術

最近では、健診の普及や診断技術の向上により、がんが早い段階で見つかる機会が増えてきました。早期のがんに手術療法を行うことは大変有効ですが、進行がんと同じ手術では、体に大きな負担を与えるだけで何らメリットがありません。つまり、がんを治すためにがんを臓器ごと取り除くことは、その臓器の機能を失うことになります。そこで早期のがんで、がんと小範囲の組織のみを取り除き、臓器の機能を残すこと（機能温存）ができれば、体に対する負担も少ない治療といえます。

例えば、早期のリンパ節転移の可能性の極めて少ない大腸がん、胃が

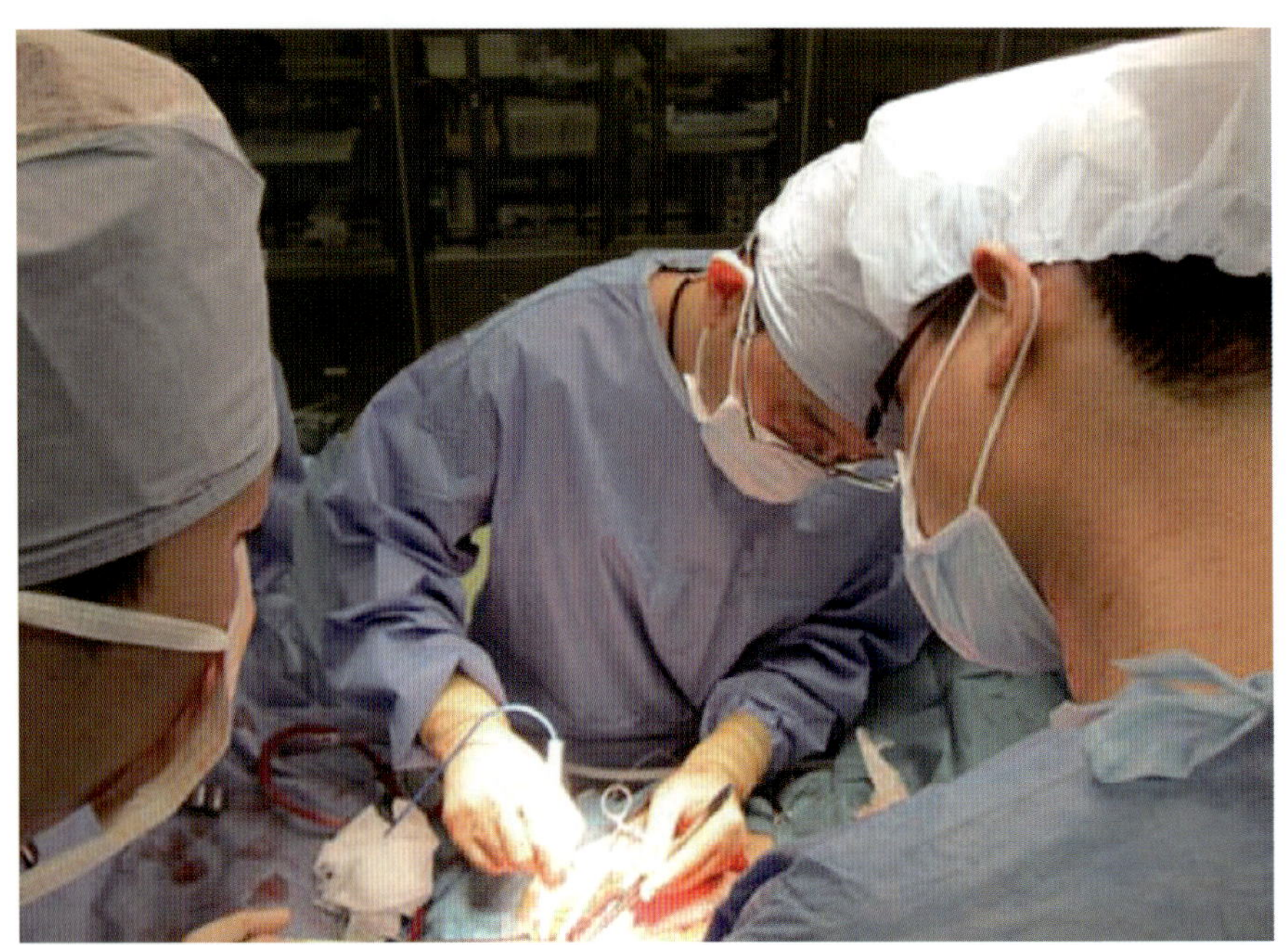

写真1　開腹手術の様子

写真2　ロボット（ダビンチ）

ん、食道がんでは、大腸や胃、食道を取り除くことなく、内視鏡でがん病巣だけを取り除く方法が一般的になってきました。子宮頸がん、体がんでは子宮を残して、妊娠出産できる能力（妊よう性）を温存できる治療も検討され、これらは当院でも実施しています。

また、体に対する負担も少ないがん治療といえば、最近、小さい傷で行う腹腔鏡や胸腔鏡を用いたがん手術（低侵襲手術）が実施されています。傷が目立たないこと以上に、出血量や手術による癒着が少なく、入院期間も短期間で早期の社会復帰が可能になりました。スコープを用いて、狭くて直接は観察できない体の奥深くまでアプローチでき、病巣を拡大して観察できるため、より精度の高い手術が可能になります。最新では、ダビンチなどロボットを利用したより精度の高い手術の導入が、がん治療の現場で行われています。これらの新しい治療には、従来からのがん手術の専門的な知識や経験をもとに、さらなる知識と手術操作の習熟が求められます。

当院では、従来からのがん手術の内容や治療成績を損なうことなく、これら新しい手術を積極的に導入し、行っています。

手術を用いた集学的治療

手術はがん治療の大きな柱の1つですが、進行がんの治療には、手術療法だけでは限界があります。そこで手術と化学療法、放射線療法を組み合わせた、いわゆる集学的治療が行われています。

例えば、まず化学療法を行い、全身状態やがん病巣をコントロールしてから手術で取り除いたり、手術後に放射線療法や化学療法を追加したりして、がんの治癒を目指します。進行がんの治療には手術、放射線、化学療法など、がん専門病院の専門知識を総動員して、個々の患者さんの状況に合わせた治療を個別に実施しています。

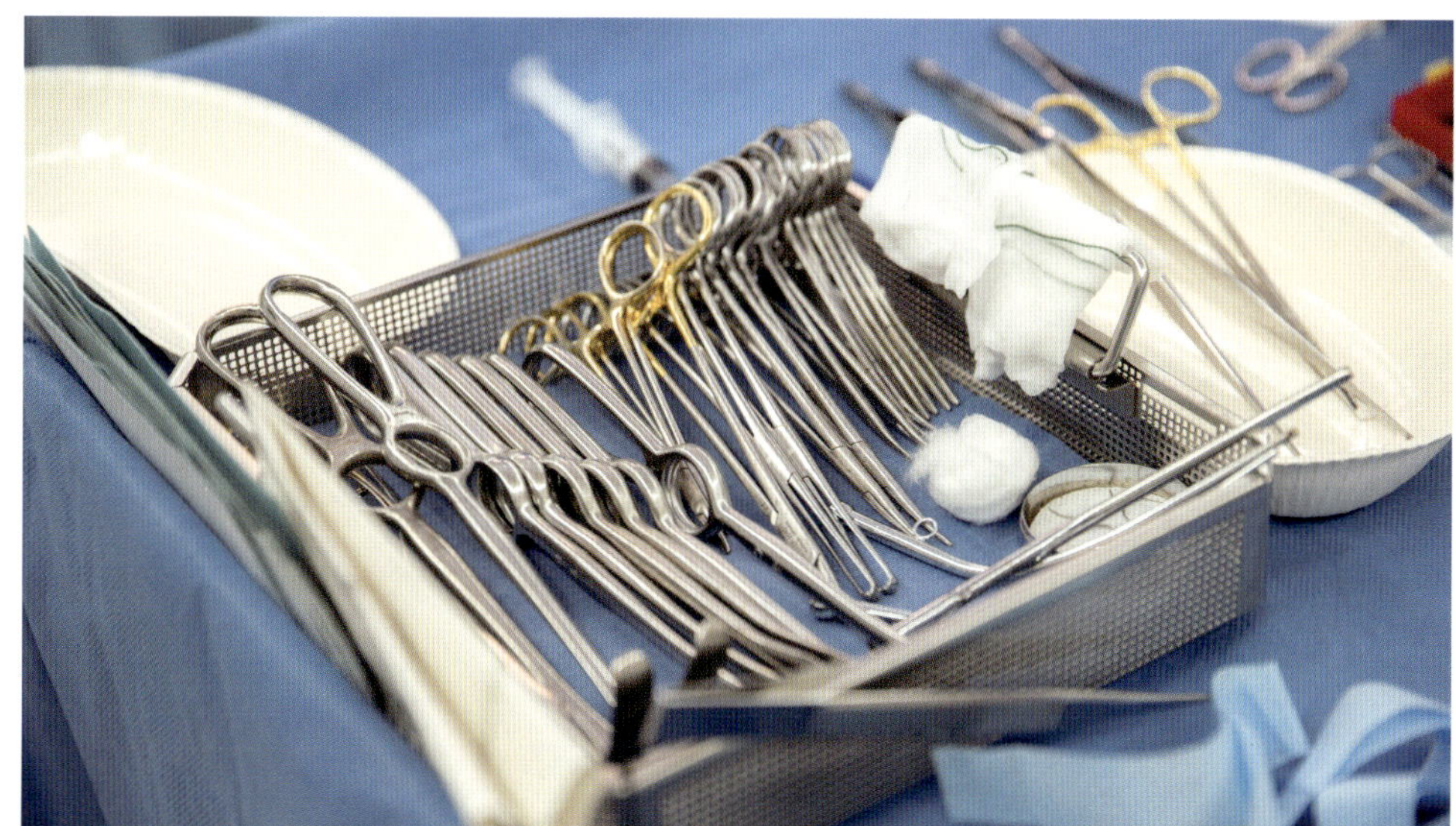

写真3　手術器具

がんと再建術

治療で失った形と機能を作り直し、社会復帰を早めます

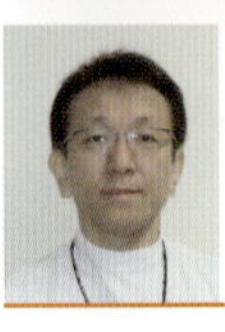

形成・再建・皮膚腫瘍外科
特命副院長　河村（かわむら） 進（すすむ）

再建術とは

がん治療での手術は、がんを切除すれば終了ではありません。がんを切除した後に、なくなった組織を作り直す手術を再建術といい、形成外科ではこれを積極的に行っています。例えば、乳がんでは乳房を切除した後に、乳房のふくらみを作り直す手術を行います。食道がんでは食道を切除した後に、食べ物の通り道を作り直す手術を行います。

再建に利用する材料は、乳房の場合はシリコンバッグかお腹（なか）の皮膚と脂肪を用います。その他の部位の手術では自分の体の皮膚、脂肪、筋肉の一部を移植します。形と同時に機能も作り直すので、見た目だけでなく退院後の日常生活への影響も極力少なくし、社会復帰を早めることができます。

再建術は経験と協働力を問われるチーム医療です。当院では、各々の臓器のがんを専門とする多くの他科医師と、がんの再建を専門とする形成外科医、メディカルスタッフが連携して、機能の再建のための治療を行っています。

具体的な再建方法については、臓器ごとに異なりますので、各々のページをご覧ください。舌がんなど頭頸部（とうけいぶ）がんの手術後に機能を回復するための再建術については、「頭頸部がんと闘う」の項（104ページ）をご覧ください。女性の乳房再建については、最近保険適用になった人工乳房による再建と自家組織再建（自分自身の腹部や背中の組織を使う）の2つの方法について、「乳がんと闘う」の項（78ページ）で詳しく説明しています。

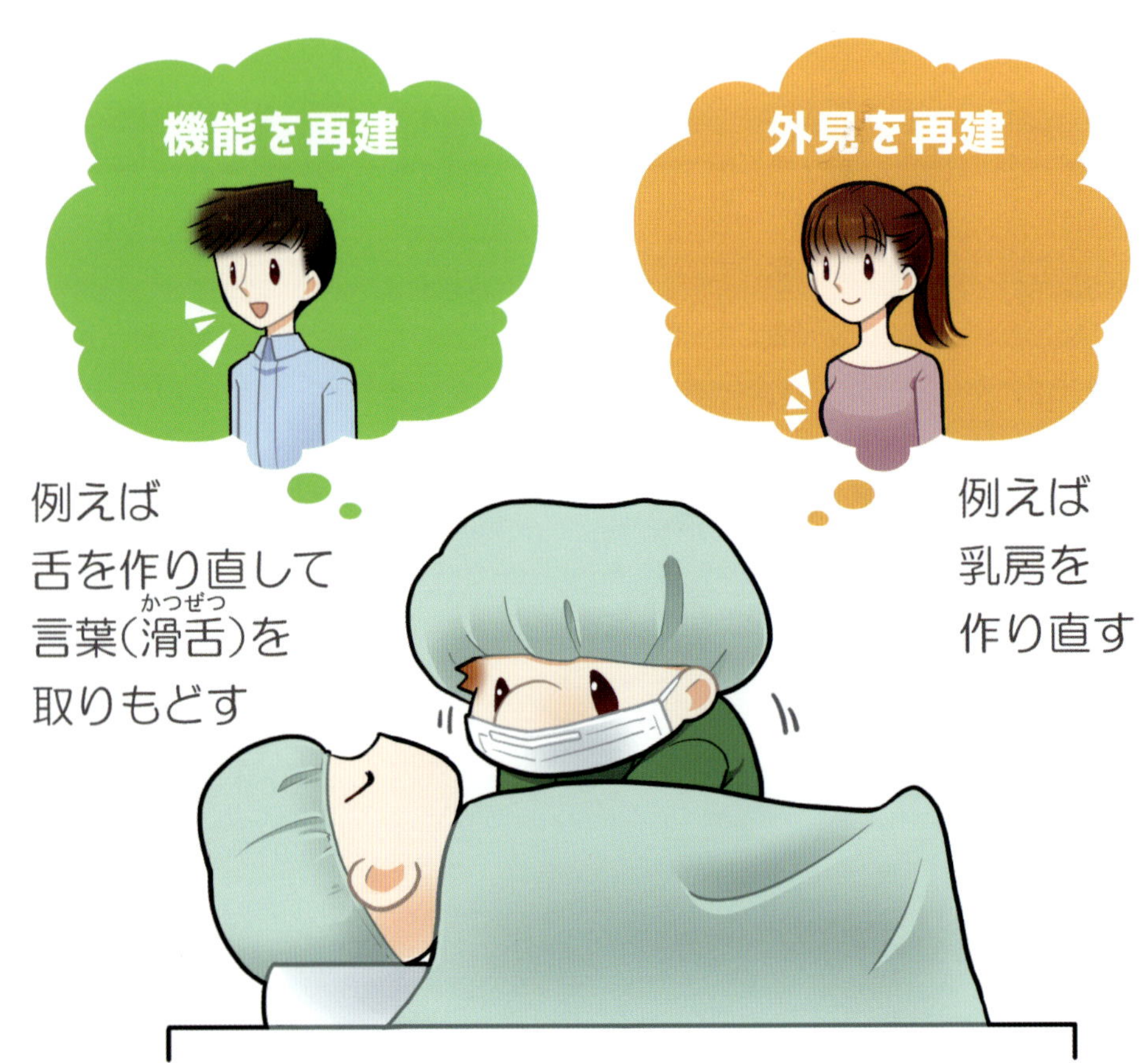

麻酔

安全な全身麻酔と術後鎮痛のための工夫

麻酔科
麻酔部長　首藤 誠（すどう まこと）

全身麻酔のリスクを最小限に抑える

当院では手術のほぼ全例が、がん切除を目的としています。つまり、がんの進展や合併症の有無によって患者さんの術前の状態が大きく異なるので、全身の術前評価をより詳しく行う必要があります。まず当科外来では、現在の症状に加えて、過去の病気や手術、現在服用している薬剤、家族の病歴、アレルギーの有無など基本的な情報をお聞きします。特に問題のない場合には、続けて麻酔の方法や合併症についての詳しい説明を行います。糖尿病や高血圧、心臓病など、持病をお持ちの方には、その病気の重症度をあらかじめ評価します。

しかし、当院は循環器科、脳神経外科などの診療科を併設していないため、がんの治療を当院で行いたいと希望する患者さんで、狭心症や脳卒中を発症するリスクが高い場合、どうしても総合病院（院内に全科がそろっている病院）での治療が安全と判断されることがあります。90％の患者さんは問題なく全身麻酔が行われますが、約10％の患者さんは当院ではできない精密検査が必要となり、さらに全体の約1％の患者さんは重症の心疾患が見つかり、総合病院へ紹介させていただいた上で治療を行うことになります。

「せっかくがんセンターで治療してもらえると思ったのに……」。そんなときによく言われる言葉です。それでも、最新・最良の医療とは、リスクを冒して挑戦するものではありません。現実的にあらゆるリスクを想定し、安全第一で治療することが重要です。

手術に関しても、がんの手術は良性疾患に比べて長時間の大きな手術が多いので、慎重に評価を行うことが大切です。手術前に外科の先生方ともよく相談し、あらゆる事態を想定しつつ全身麻酔を行い、術後も痛みがなく離床でき、無理なく元の生活に戻っていただけるように心がけています。

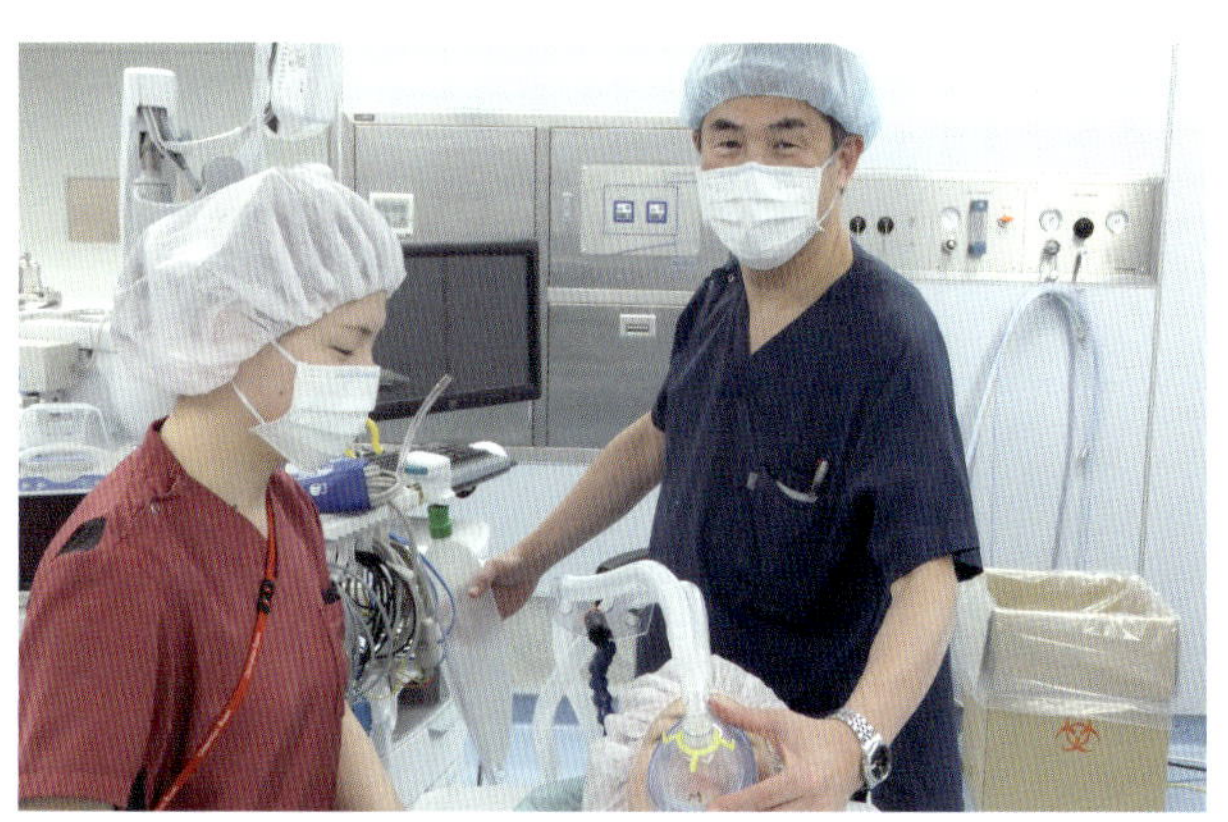

写真1　スタッフと全身麻酔のシミュレーション

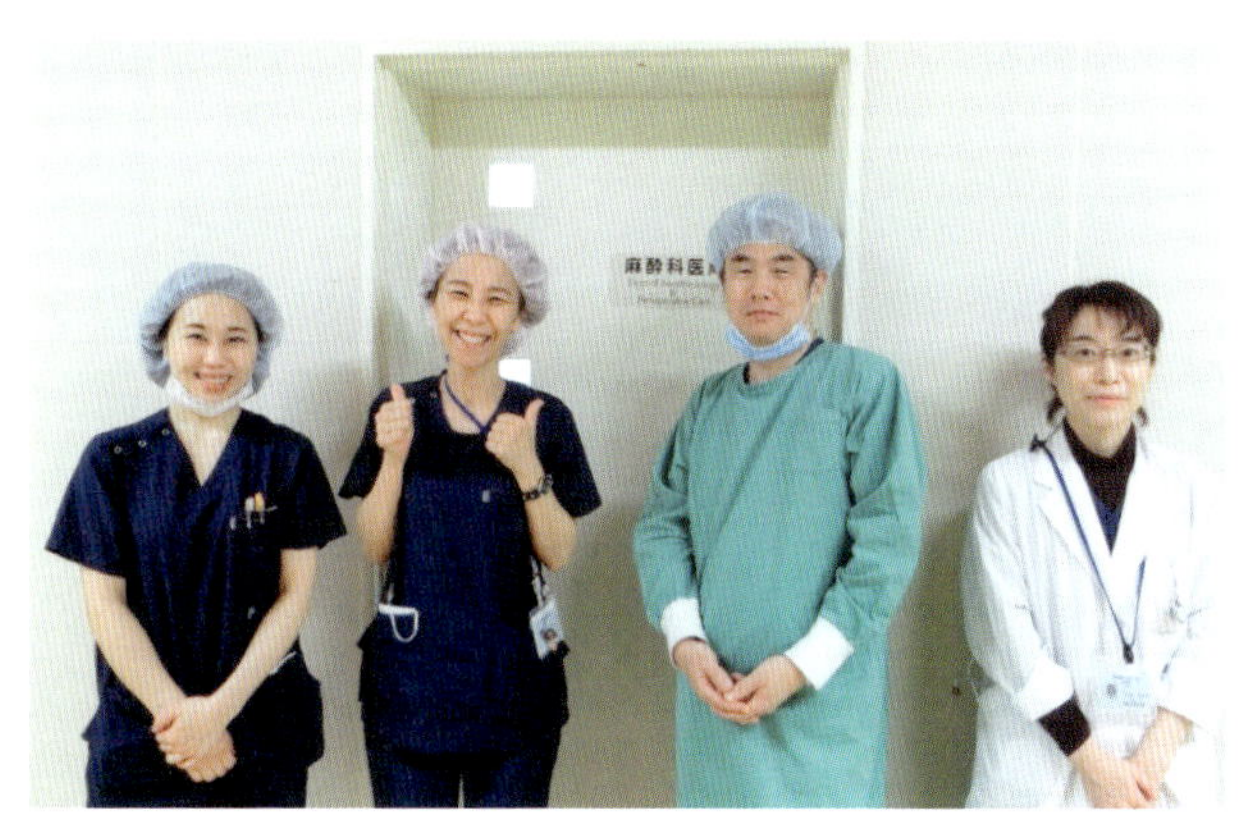

写真2　麻酔科スタッフ

手術中に行う迅速検査

手術方針の鍵となる2つの検査

臨床検査科
副臨床検査技師長　山本 珠美

術中迅速病理診断

当院では、年間約1700件の手術を実施しています。手術中に病理検査室では、年間約500件もの術中迅速検査を行っています。

通常は手術開始前に腫瘍の有無や性状、広がっている範囲を決めた後に臓器を切ります。しかし、体の外部からの検査では十分な病理検査ができない場合には、手術中に採取した材料を短時間で凍らせて、薄く切って染色し、病理検査を行います。これを（手）術中迅速病理診断と呼びます。がんの治療において重要な手法です。

手術前に腫瘍の採取が難しい肺や膵臓で、その病変の一部を切り取り、良性か悪性か、がんであればその種類の判断をすることが日常的に行われています。また、胃がんや胆管がんなどのようにがんの進展範囲が分かりにくいがんにおいて、断端（手術で切除した組織の切り口）まで広がっているかどうかの判断を行います。

当院では、術中検査が迅速かつ精度の高い検査となるよう、手順の検証や技師のトレーニングを行っています。また、ほとんどの症例において、複数の病理医の合議による診断を行っています。

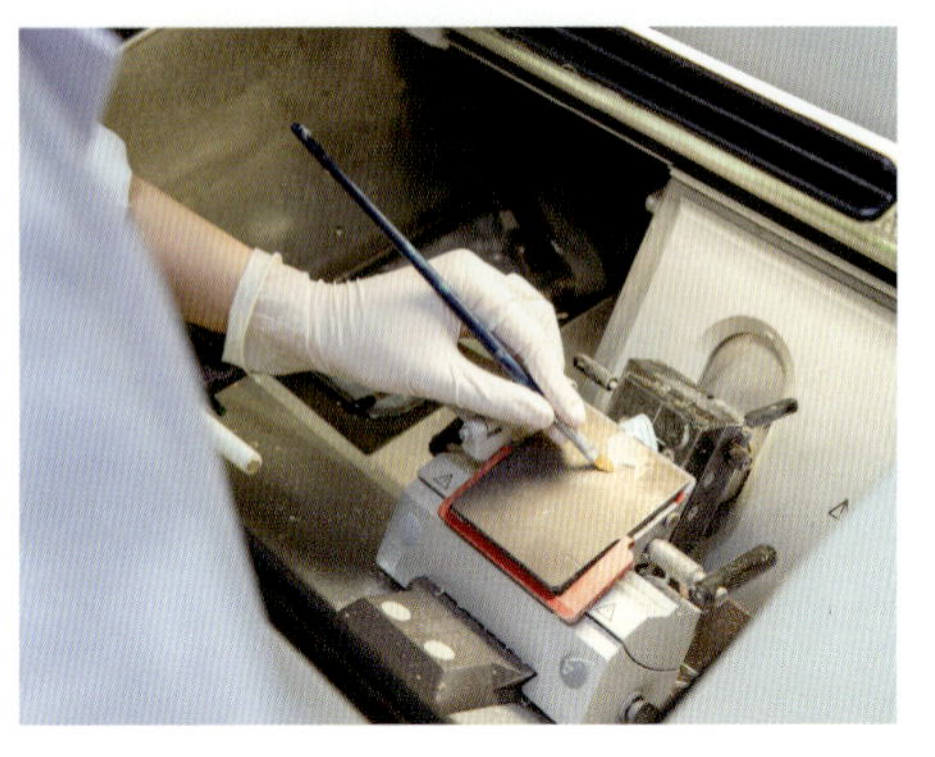

写真1　術中迅速病理検査。標本を作製しているところ

リンパ節転移を見つける遺伝子検査・OSNA法

乳がんの手術においては、年間300件近くのOSNA法を行っています。OSNA法は、手術中に採取したリンパ節をすべて溶かし、がん細胞で発現している遺伝子を特殊な酵素を使い増幅させて、専用の装置で手術中に検査する方法です。リンパ節全体を検査するため、今までの検査法より高精度にがんを見つけることができます。

当院では、リンパ浮腫を起こすリスクが高い腋窩リンパ節切除を行うかどうか、センチネルリンパ節生検をOSNA法で行っています。OSNA法の機械は、現在でも全国で100台程度ですが、当院は全国に先駆けて2008年から導入しました。

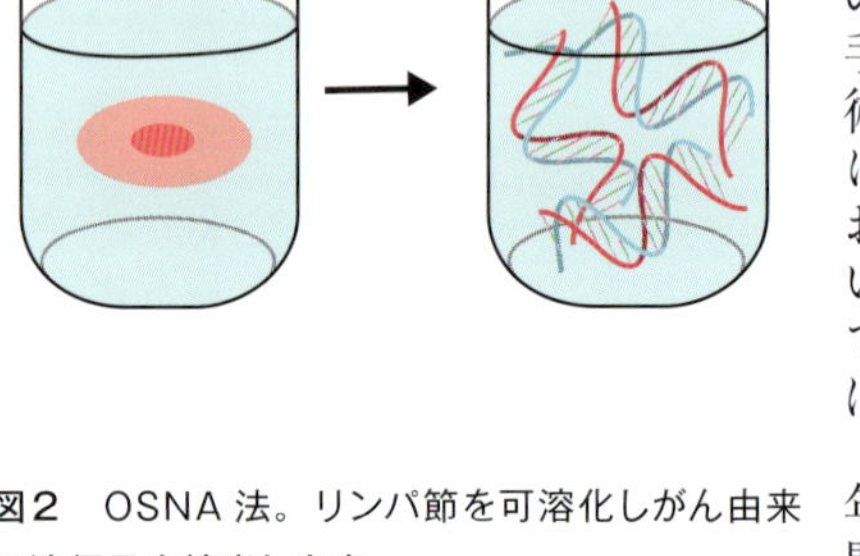

図2　OSNA 法。リンパ節を可溶化しがん由来の遺伝子を検出します

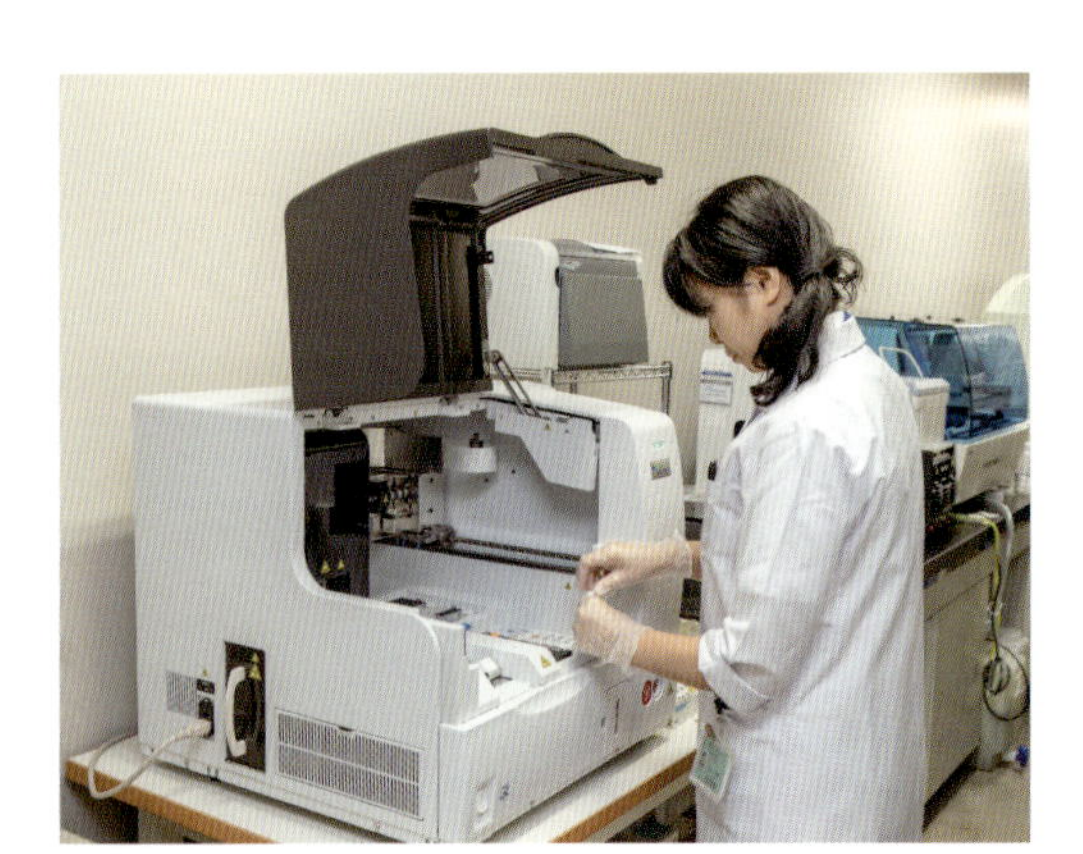

写真2　OSNA 検査機器を操作しているところ

内視鏡でがんを発見！

早期発見、早期治療でがんは治ります

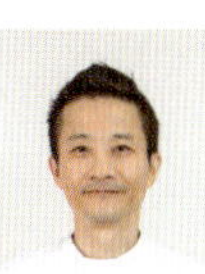

内視鏡科
内視鏡科医長　堀 伸一郎（ほり しんいちろう）

内視鏡検査について

消化管のがんには、食道がん、胃がん、大腸がんなどがあります。がんの程度が軽い間に発見し、治療することで、寿命を延ばすことができます。食道や胃の検査では、口や鼻から内視鏡を、大腸の検査では肛門から内視鏡を入れて、消化管の粘膜を観察します。検査中に異常を見つけた場合は、さらに詳しく検査を行います。

内視鏡治療について

消化管のがんは、程度が軽い状態で見つけることができれば、内視鏡で取り除くことが可能です。病気の大きさ、存在部位、深さなど、がんの進行の程度を内視鏡などを用いて診断し、程度が軽い場合は、外科手術に代わり内視鏡治療を行うことが多くなっています。

内視鏡治療を行うことが難しい場合や、内視鏡治療を行ったものの、がんの程度が内視鏡治療だけでは治らない状態だと分かった場合には、手術やその他の治療を実施します。

代表的な内視鏡治療法である、内視鏡的粘膜下層剥離術（ESD）を「図」に示します。治療の詳細は、主治医に相談してください。

検診でも活躍する内視鏡

胃がんは、従来行われていたバリウムの検診に加え、内視鏡を用いた検診が行われるようになりました。松山市では2018年7月現在、胃部X線検査が1000円、内視鏡検査が3500円となっています（2年に1回、50歳以上）。

大腸がんの検診は、便潜血反応検査（年度に1回、40歳以上）が600円で行われています。便潜血反応検査で異常があった場合は、大腸内視鏡検査を受け、必要な治療を行うことで大腸がんによる死亡を減らせることが分かっています。

検診を行っている施設や料金は、お住まいの市町村で異なりますので、詳細は役所などにお問い合わせください。

病変
ESDナイフ
マーキング
粘膜切開
粘膜全周切開
粘膜下層剥離
病変の切除が終了

図　内視鏡的粘膜下層剥離術（ESD）の概略

乳がんと闘う

最先端の機器、充実したスタッフで最良の治療を

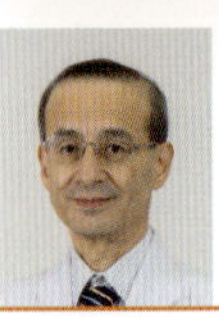

乳腺外科、遺伝性がん診療科

がん診断・治療開発部長　大住 省三（おおすみ しょうぞう）

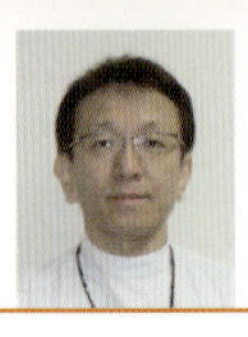

形成・再建・皮膚腫瘍外科

特命副院長　河村 進（かわむら すすむ）

乳がん検診と乳がんの早期診断

第2章の「生活習慣と乳がん」（45ページ）で述べたように、生活習慣を改善することで、乳がんにかかりにくくすることはある程度できますが、絶対に乳がんにかからなくする方法はありません。そこで、次に重要なのは乳がん検診を受け、乳がんを早期に見つけて治すことです。現在行われている乳がん検診は、40歳からの2年に1回のマンモグラフィ検診です。

ただし、高濃度乳房（デンスブレスト）の方は、マンモグラフィ検診では乳がんの早期発見が困難なことが分かっています。早期発見には超音波検査が有効といわれていますが、残念ながら全国的に超音波検査を乳がん検診に導入できるだけのマンパワーがなく、また超音波検診の有効性もまだ十分には示されていないため、まだ実現できていません。

当院では、乳がんの早期発見をするための手技や必要な機械をそろえています。特に、マンモグラフィでしか見えない異常な部分を針で採取して、顕微鏡検査する方法（針生検）のうちで、最も日本で普及している方法（ステレオガイド下吸引式乳房組織生検、写真1）を全国で最初に実用化させたのは、当院です。また、MRIでしか見えない病変の針生検も可能です。どのような異常であっても、当院では的確な診断を追求します。検診などで何らかの乳房の異常を指摘された方は、ぜひ検査を受けてください。

写真1　ステレオガイド下吸引式乳房組織生検の様子

乳がんの治療

当院は、乳がんの専門家（乳腺専門医）が7人常勤で勤務している、全国的にも珍しい病院です。このうちの1人はがんの薬物療法の専門家（がん薬物療法専門医）であり、さらに1人はがんの遺伝の専門家（臨床遺伝専門医）です。このような体制で乳がんの診療を行っている病院は全国的にもほとんどありません。

当院の乳がん診療は全国、ひいては世界に誇れるレベルにあると自負しています。

手術

乳がんの手術は、現在も乳がん治療の根幹に位置しています。ただ、以前と比べて、ずいぶん小さな手術になってきました。以前は、乳がん患者さんのほぼ全員に乳房切除術を行っていましたが、現在では、がんのところだけをくり抜いて乳房を残し、放射線治療を追加する乳房温存療法が主流です。

ただし、状況的に乳房を残すのが難しい場合や、乳房温存療法でほぼ必須の放射線治療を嫌う患者さんは、

今も乳房切除術を受けています。乳房切除術を受けると、美容的にかなりつらい状態になりますが、乳房再建術を行うことで、かなりきれいになります。乳房再建術は形成外科が担当する手術です。当院は、常勤の形成外科医が3人勤務している全国的に見てもめぐまれた病院です。そのため、乳がんの手術の際の同時再建術（写真2）に、ほぼ対応ができています。乳房再建術を考慮されている方は、専門医に相談してください。

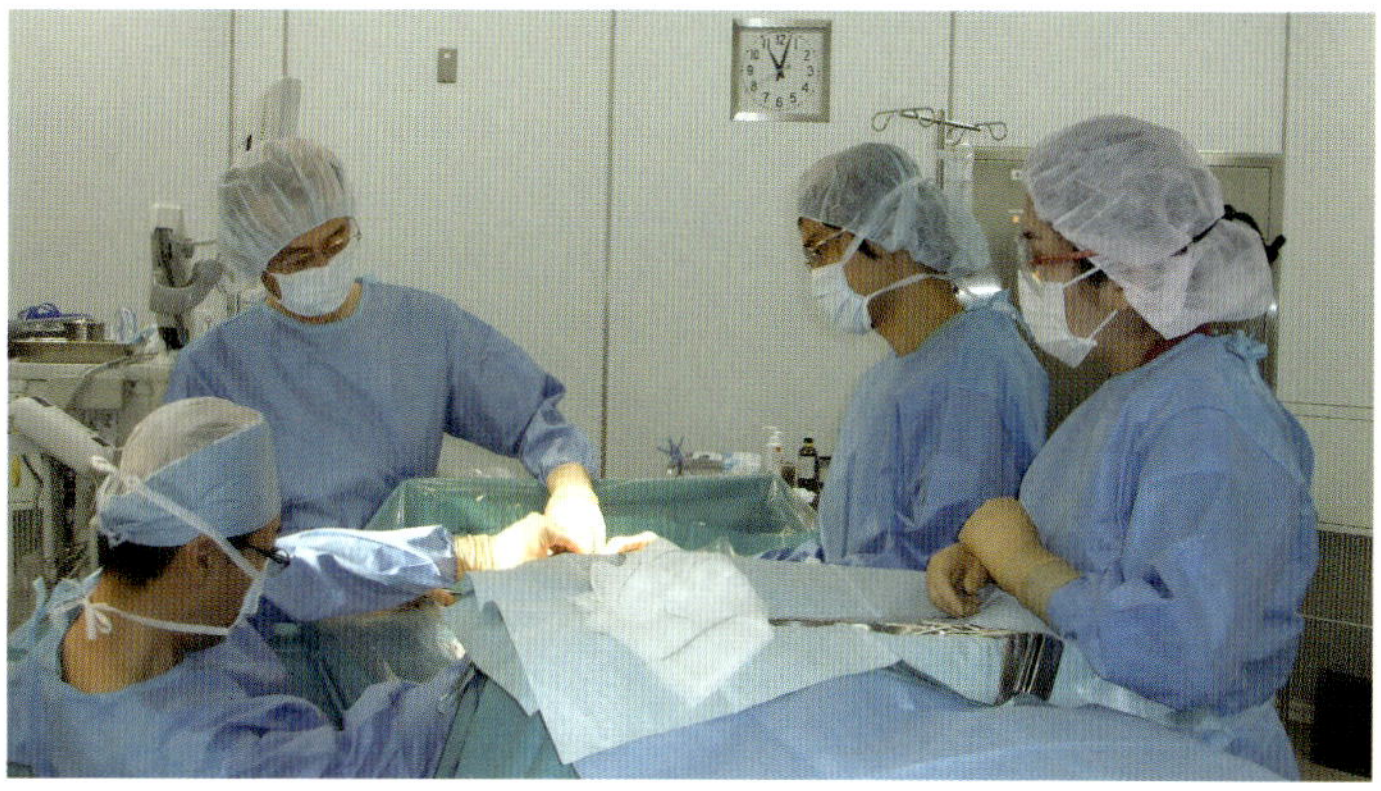

写真2　形成外科医とともに乳房再建術を行う様子

【リンパ節の切除】

乳がんの手術では、わきの下のリンパ節を取るのが一般的です。その理由として、乳がんはわきの下のリンパ節に転移しやすいからです。転移がリンパ節にある場合は、切除しておく必要があるのは当然ですが、転移がなさそうな場合も切除しています。

それは、実際に転移があるかどうかは顕微鏡検査をしないと分かりませんが、リンパ節を取らなければ、顕微鏡検査ができないからです。さらに、顕微鏡的にリンパ節に転移があるかどうかの確認は、手術後の治療内容を決めるのに非常に重要な情報となります。リンパ節に転移がなければ、手術（あるいは手術＋放射線治療）で非常に高い確率で治りますが、リンパ節に転移があれば、手術（あるいは手術＋放射線治療）だけではあまり高い確率では治せません。また、転移のあるリンパ節の個数が多いほど、治る確率は下がります。

手術（あるいは手術＋放射線治療）で、どの程度の確率で病気が治るのかを見極めて、その後の治療、特に薬物療法をするかどうか、もしするとすれば、どのような内容になるのかを決定します。ここで、リンパ節の取り方が重要になります。

わきの下のリンパ節はもともと十数個ありますが、これらをすべて取って顕微鏡で調べると、リンパ節に転移があるかどうか、もしあったら何個に転移があるかが正確に分かります。しかし、術後にわきの下の引きつれや、しびれ、腕のむくみなど、つらい後遺症が残ります。

【センチネルリンパ節生検】

リンパ節に転移がある場合は、ある程度やむを得ないですが、転移のない方にとっては、この手術に治療的な意味はないので、このような後遺症はできるだけ避けたいところです。そこで、考え出されたのがセンチネルリンパ節生検という方法です。

この方法はわきの下のリンパ節のうちで、最初に転移しやすいリンパ節数個を見つけ出し、これを摘出して転移があるかどうかを調べます。転移がある場合は残りのリンパ節を切除しますが、転移がなければ、それ以上リンパ節を取らない方法です。

この方法によって、リンパ節に転移のない人では、リンパ節を数個のみ取るだけで手術を終えられるため、術後の後遺症がずいぶん軽くて済みます。

ここで問題となるのが、手術中に正確に転移の有無を顕微鏡検査で判定できるのか、ということです。実は、手術中の「顕微鏡検査」では、リンパ節転移の有無をあまり正確に判定できません。手術中に「顕微鏡検査」で「転移なし」と診断されて、リンパ節を数個取り出しただけで手術を終了したけれど、術後によく調べたら転移が見つかり、「手術をやり直さないといけない」状況が起こりうるということです。

当院では、この問題を解決するために、ＯＳＮＡ（オスナ）法という方法を用いた、最先端の機械でリンパ節の術中検査を行っています。

取り出したリンパ節全体を分子生物学的な方法で徹底的に調べて、転移があるかどうかを判定するので、判定の間違いはなく、手術の後で判定結果が変わり、手術をやり直すこともありません。OSNA法を用いた機械を使用して、手術中にリンパ節転移の有無を判定している病院は、全国的にはまだ少数です。

乳房再建術

乳がんの手術には乳腺を一部切除する部分切除術と、乳腺をすべて切除する全摘術があります。全摘術後には人工乳房による再建と、自家組織再建（自分自身の腹部や背中の組織を使う）の2つの方法があります。

人工乳房による再建では、まず切除して足りなくなった皮膚を伸ばすために、エキスパンダーと呼ばれる特殊な風船を挿入します。退院後の外来で、エキスパンダーに生理食塩水を少しずつ注入し、周囲の皮膚を徐々に伸展させます。十分に皮膚が伸展された状態で改めて入院の上、人工乳房（シリコンブレストインプラント）への入替手術を行います。エキスパンダーの挿入は全摘術と同時に行うことも、乳がん手術や化学療法など一連の治療が終了した後に改めて行うこともできます（図）。

人工乳房による再建術が保険適用になり、2016年には全国で約6000人に人工乳房再建が行われました。

自家組織再建は、自分の組織（腹部など）を使うため、自然な柔らかさが出るのがメリットです。欠点としては採取したところに新たな傷ができること、初回の手術に6～10時間程度かかること、形態の修正のために後日、複数回の手術を要する場合があることが挙げられます。

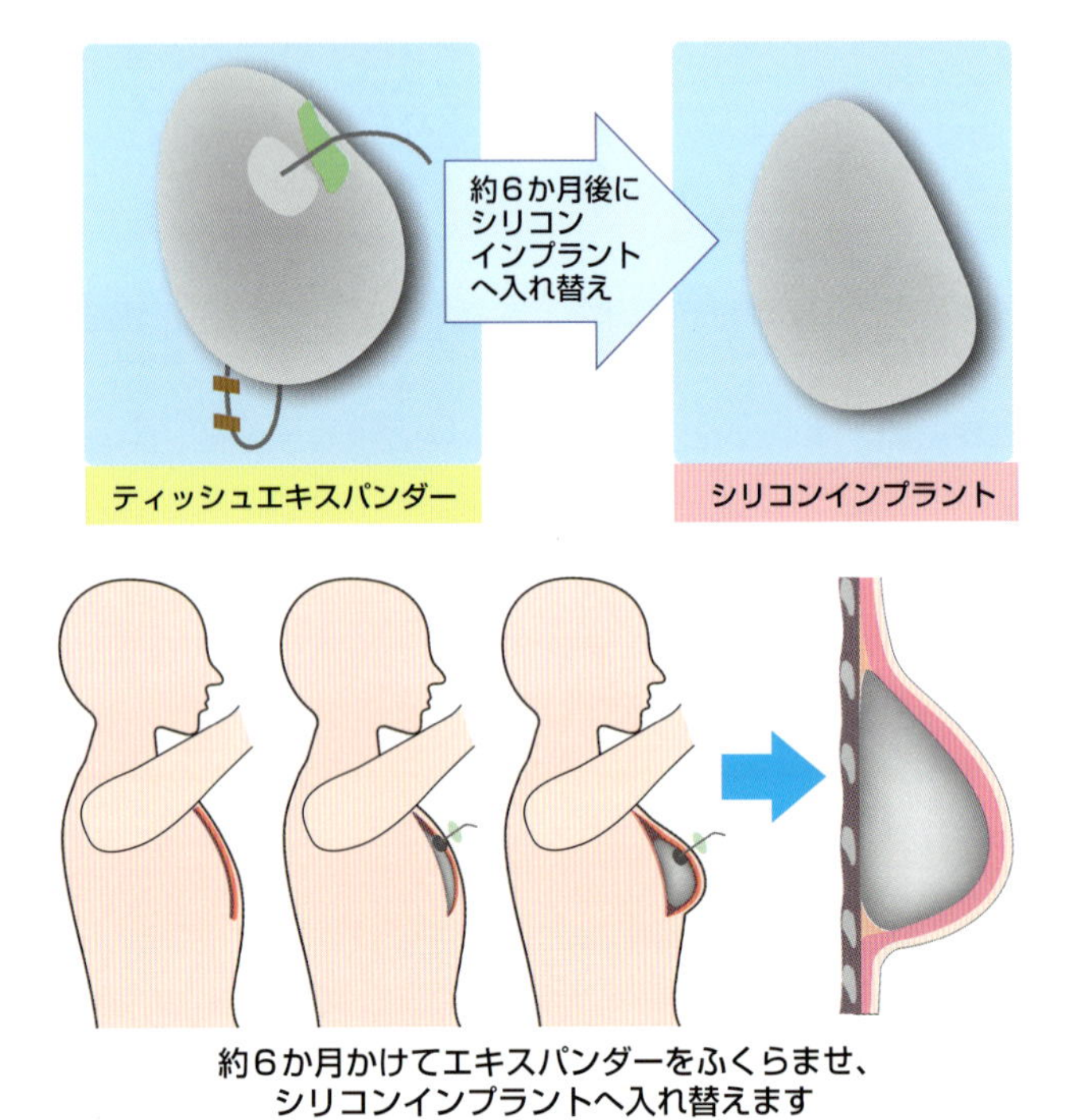

図 シリコンインプラントによる再建術

薬物療法

当院では、がん薬物療法専門医を中心に乳がんの薬物療法のすべてを行っています。特に手術の後に行う薬物療法は、乳がんの治癒率を高める上で、極めて重要な治療です。薬物療法には、内分泌療法、化学療法、分子標的療法があります。

化学療法（抗がん剤治療）は、専門家が行わない場合は危険を伴うことが多く、また副作用を恐れて手控えた不十分な治療になると、十分な治療効果が得られません。さらに、化学療法の中で、抗がん剤の点滴の間隔を3週に1回から2週に1回に詰めた、いわゆるドーズデンス（dose-dense）治療の有効性が最近明らかとなってきました。特にリンパ節転移があり、手術（あるいは手術＋放射線治療）で治せる確率が低い方には、治る率をより高める場面で適用されています。この治療は薬物療法の専門家が行うべき治療の代表です。

当院では、こういった薬物療法のプロが行うべき治療にも十分に対応でき、この領域でも世界のトップレベル

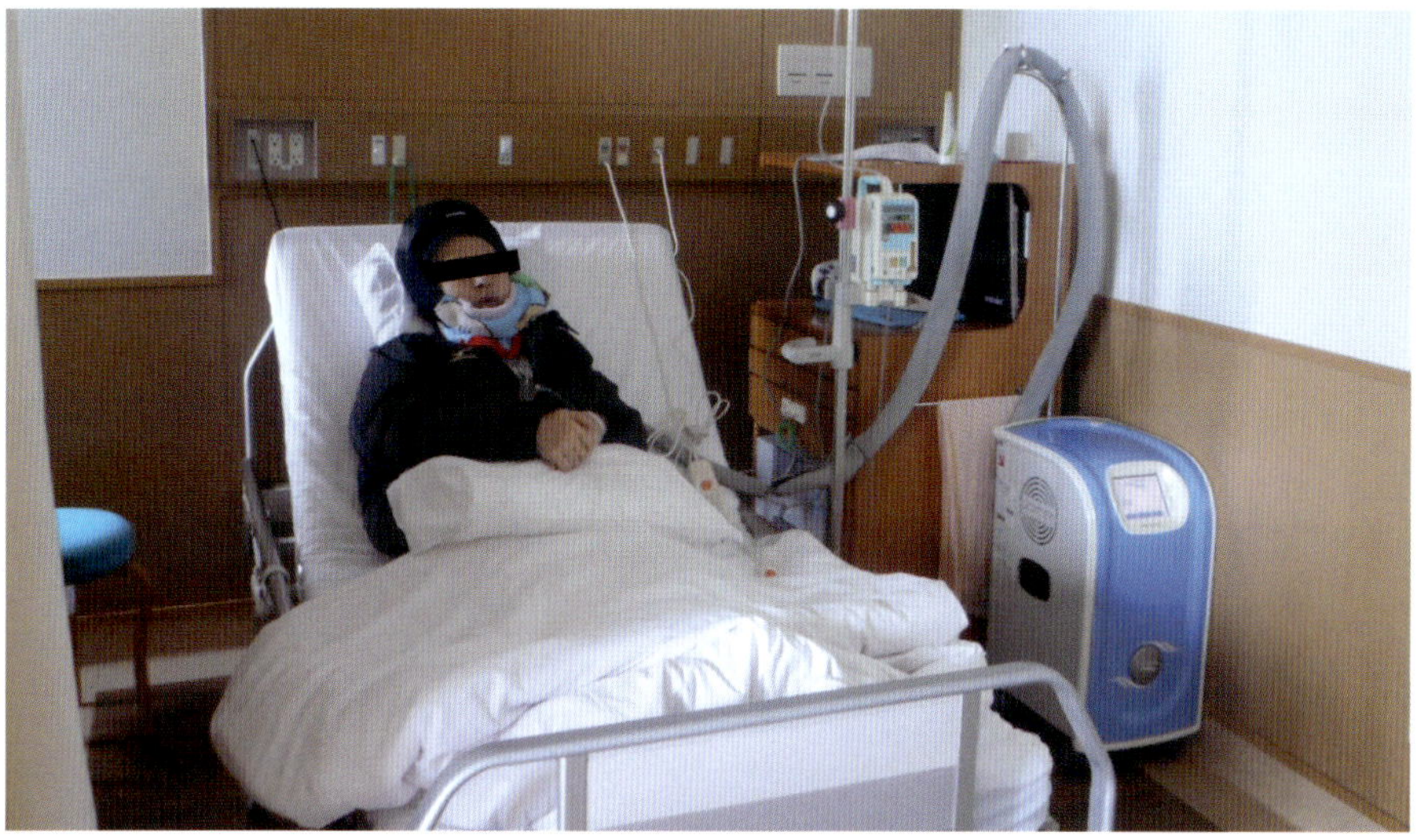

といえます。また、抗がん剤治療の副作用対策でも全国をリードしています。その代表的なものとして、抗がん剤での脱毛を予防するための英国製頭部冷却装置、PAXMANがあります。

この機械は抗がん剤の点滴中に帽子のようなものをかぶり、持続的に頭皮を冷やして頭皮の血管を収縮させて、毛根細胞に抗がん剤がなるべく到達しないようにして、脱毛を予防するための装置です。欧米先進国では、化学療法のときに通常使われていますが、国内ではまだ厚生労働省の承認が得られておらず（2018年7月時点）、研究の形でしか使えません。しかし、PAXMANの使用経験数（写真3）は当院は全国一です。そのすばらしい有効性を示すデータも得ており、学会等で発表しました（2018年12月「サンアントニオ乳がんシンポジウム第41回」など）。

写真3　抗がん剤点滴中にPAXMANを使って持続的に頭皮を冷却する様子

薬物療法について、もう1つ。当院は以前から、未承認薬剤の厚生労働省の承認を得るための、臨床試験（いわゆる治験）に多く参加しています。治験にもいろいろな種類があります。有効性があるのか、どんな副作用があるのか分からない薬剤の効果・安全性を調べる治験もあります。一方で、海外ではすでに承認済みで、効果・安全性についてはほぼ問題ないことが分かっている薬剤について、国内での承認を得るために行われている治験もあります。治験については、専門医にご相談ください。

乳がんと遺伝

この領域は最近になって注目を集めています。乳がん患者さんの5～10％は、生まれつき乳がんにかかりやすい遺伝的体質を持って生まれた人だといわれています。

この中でいくつかの疾患が知られていますが、最も頻度が高いのが「遺伝性乳がん卵巣がん症候群」という疾患です。この疾患の方は、もともとBRCA1あるいはBRCA2という遺伝子のいずれかに異常を持ち、そのため女性の場合、生涯で乳がんに約70％、卵巣がんに15～40％の確率で罹患します。このような方が乳がんにかかった場合、乳房温存療法を受けると、残された乳房からの再発率が高く、あまり乳房温存療法は勧められていないのと、反対側の乳房からの乳がんの発生率が極めて高いので、その対策も必要です。また、卵巣がんへの対策も必要といわれています。

この疾患の診断には、血液を使った遺伝子検査は不可欠です。さらに、この疾患が確定した患者さんのその後のケアおよびご家族に対する診療も必要です。最近、遺伝性の乳がん患者さんにしか使えない乳がん治療薬オラパリブが承認されました。この薬は、事前に血液での遺伝子検査を受けてBRCA1あるいはBRCA2の異常が確認されないと使えません。実は、これらのすべてに対応した診療体制がとれている病院は全国的にほとんどありません。当院はこのような診療体制がしっかりと整備できている全国的にもまれな病院で、この領域でも全国をリードしています。詳しくは「家族性腫瘍相談室」（22ページ）をご覧ください。乳がんの遺伝を心配されている方は、専門医に相談してください。

肺がんと闘う

進歩し続ける治療、増え続ける選択肢

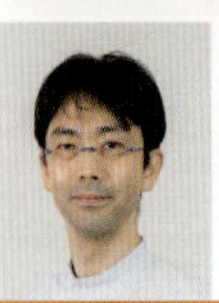

呼吸器外科
呼吸器外科医師　牧（まき） 佑歩（ゆうほ）

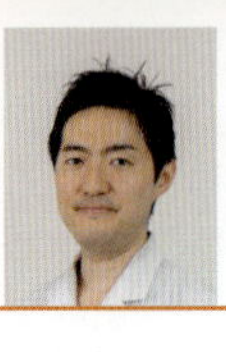

呼吸器内科
呼吸器内科医師　原田（はらだ） 大二郎（だいじろう）

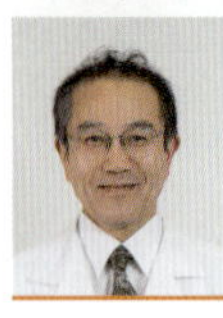

呼吸器外科
副院長　山下（やました） 素弘（もとひろ）

治療法の決定はがんの種類とステージがカギ

肺がんはゆっくり大きくなるものから、1年で他の臓器に転移してしまうものまで、その進行するスピードはさまざまです。

肺がんの治療は、他のがんと同様に「手術」「抗がん剤」「放射線」を単独、もしくは「手術と抗がん剤」「抗がん剤と放射線」のように組み合わせて行います。どの治療法を選択するかは、がんの種類とステージを診断することで決定されます。

がんの種類は進行が速い「小細胞肺がん」とそれ以外の「非小細胞肺がん」に分けられます。小細胞肺がんは肺がんの約15%を占め、抗がん剤が治療の主体です。残りの約85%を占める非小細胞肺がんは、早期のうちは手術が選択され、進行した場合は抗がん剤を中心とした治療となります。

がんのステージは、がんの大きさやリンパ節転移、他の臓器への転移などで決定されます。非小細胞肺がんのうちステージⅠ~Ⅱでは手術による切除が治療の中心で、一部に抗がん剤治療が追加されます。ステージⅢの多くは抗がん剤と放射線治療を組み合わせた化学放射線治療が中心となります。ステージⅣは抗がん剤の治療が中心です。

肺がんでは、進行度の判断が難しい患者さんが多いため、診断やそれぞれの治療について、専門の先生の意見を聞きながら治療方針を決めることが大切です。当院では呼吸器内科医・呼吸器外科医・放射線診断医・放射線治療医での合同カンファレンスを毎週開いて検討しています。

また、抗がん剤の種類は、「非小細胞肺がん」をさらに「腺がん」「扁平上皮（へんぺいじょうひ）がん」「大細胞がん」など詳細に分類し、遺伝子レベルでの分類により使い分けるようになってきました。

縮小手術と内視鏡手術——肺活量を残して負担の少ない手術を

CTの性能が良くなり、進行が遅い初期の肺がんが見つかることが増えてきました。このような肺がんは、CTで淡く写るため「すりガラス状

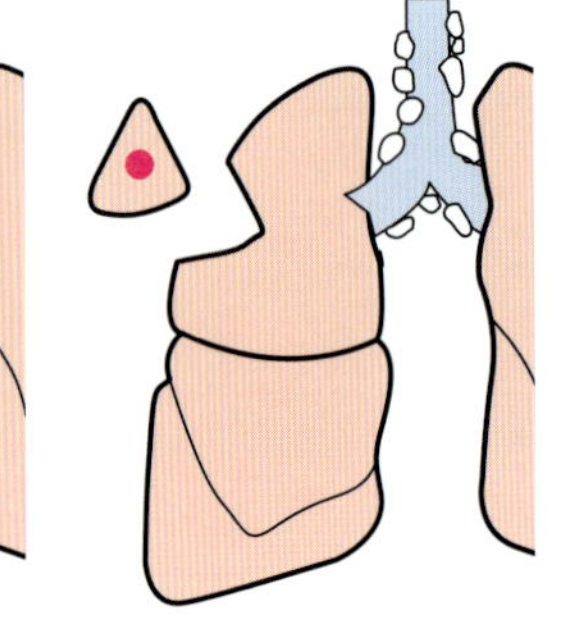

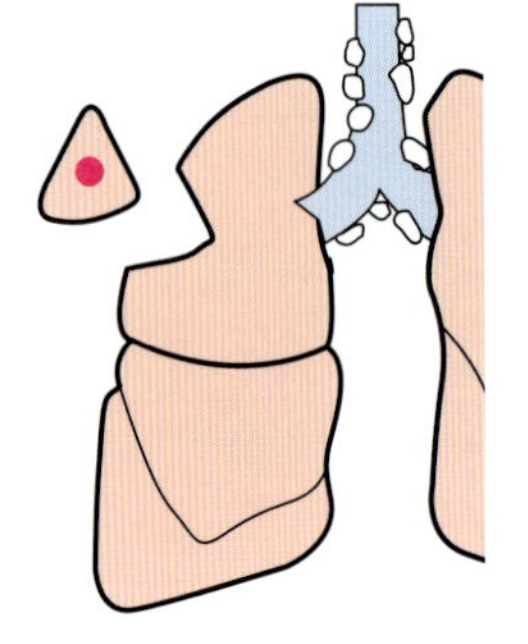

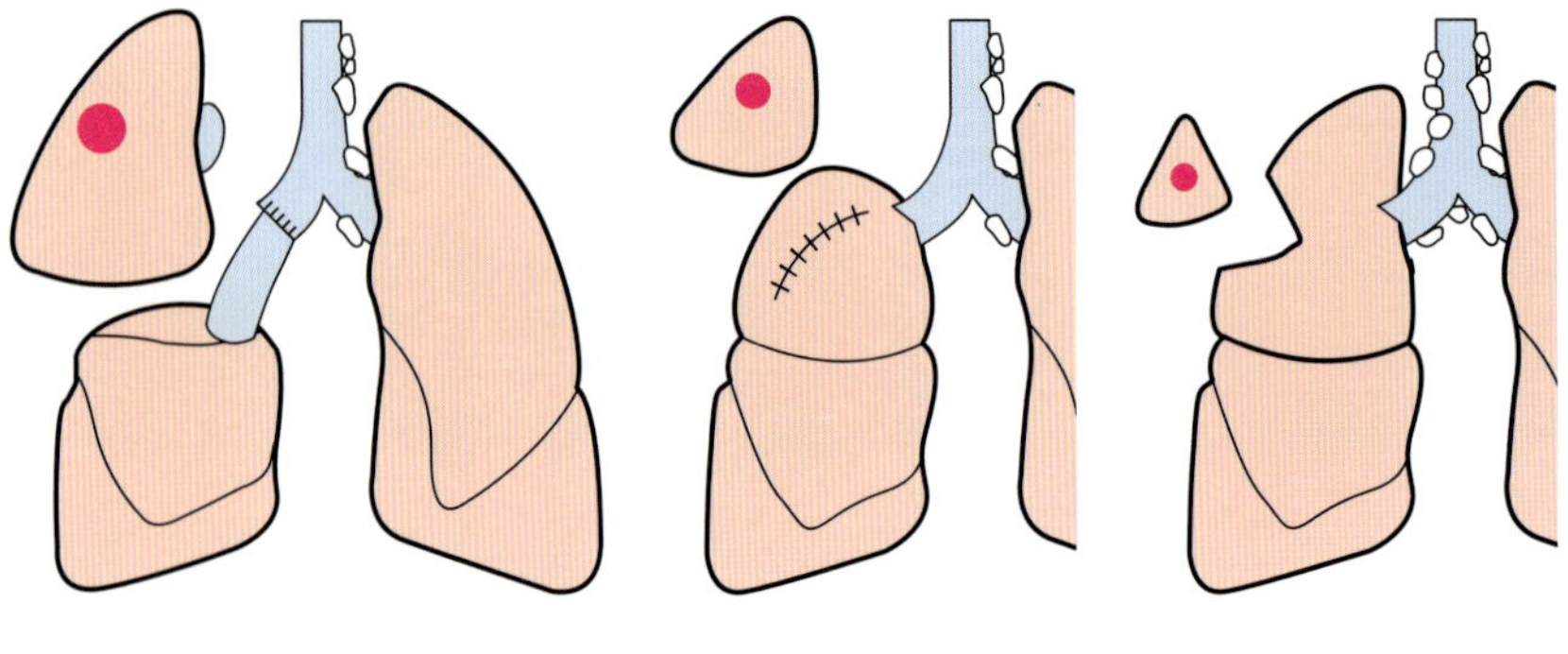

図1　肺がんの縮小手術

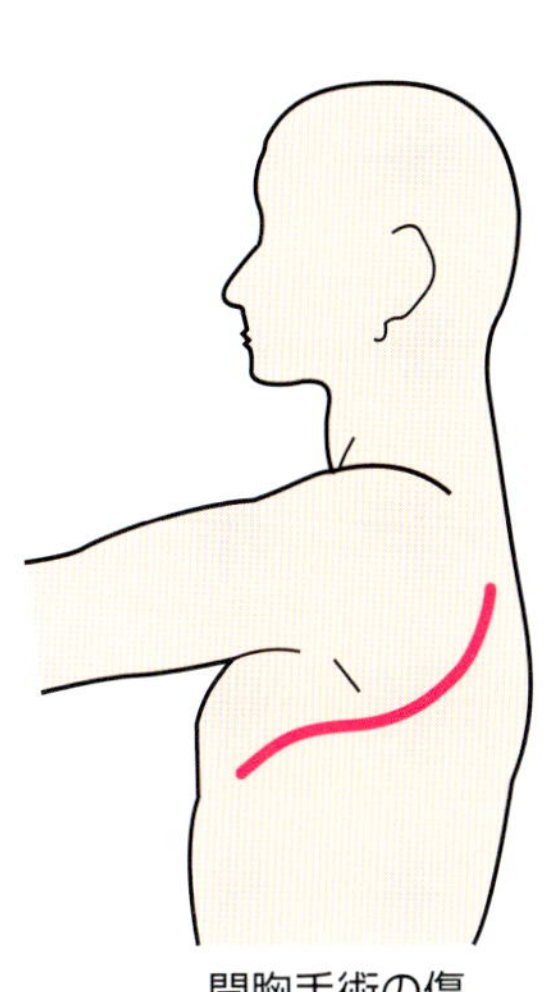

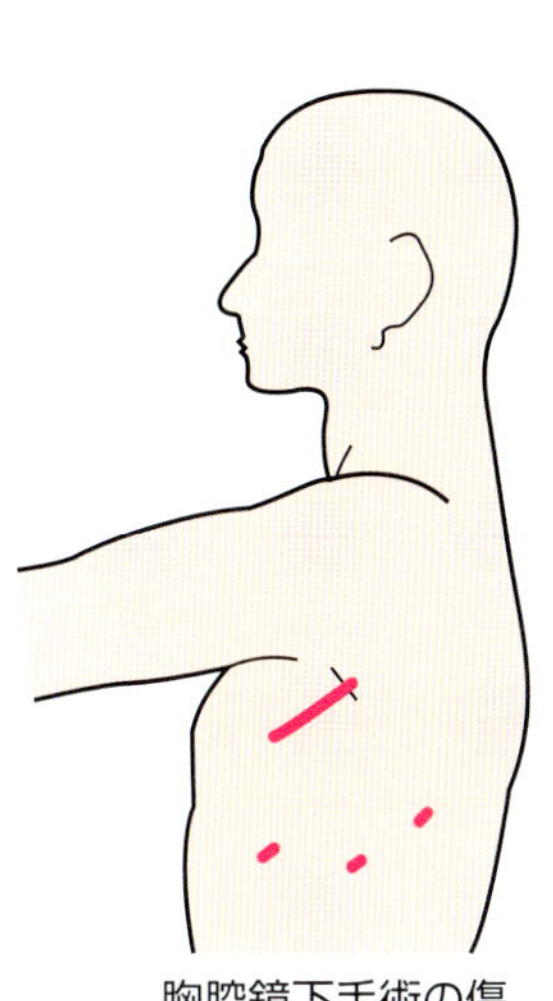

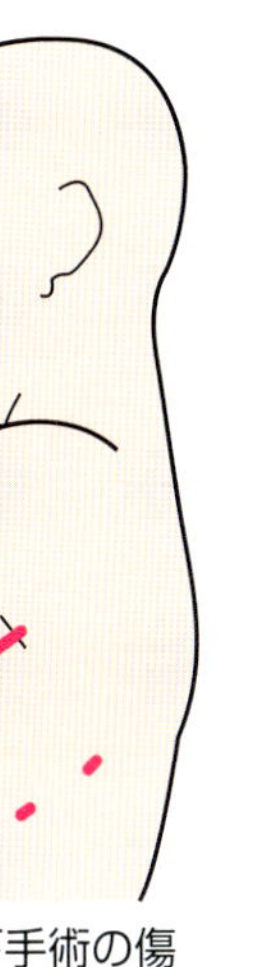

図2 胸腔鏡手術

陰影」と表現されます。すりガラス状陰影のがんは多くの場合、数か月から1年ごとに経過を追って、大きくなり始めたときに手術を行います。

肺は右が上・中・下葉と呼ばれる3つの袋に分かれ、左が上・下葉の2つの袋に分かれます。肺がんの一般的な手術は、がんが含まれる袋とその近くのリンパ節を切除することです。肺の袋のことを「肺葉」といい、この手術を「肺葉切除」と呼びます。

ところが、すりガラス状陰影で小型のがんは、そこまで大きく肺を切除しなくても、十分な治療効果が得られることが分かってきました。具体的には、肺をクサビ形に切除する「部分切除」と肺の中の気管支や血管に沿って切除する「区域切除」です。これらの手術を「縮小手術」と呼びます（図1）。

さらに、手術道具の進歩によって、胸腔鏡（きょうくうきょう）というカメラを使った内視鏡手術が行われるようになりました。これによって、従来は20～30cmの傷で肋骨を1本切断して行っていた手術が、3～5cm程度の傷と2～3か所空けた穴で行われるようになりました（図2）。

当院では、4人の呼吸器外科専門医が在籍し、年間200件以上の肺切除術を実施しており、肺がん手術の約85％を胸腔鏡手術で行っています。

肺がんの拡大手術——進行がん、切りにくいがんでも諦めない

肺がんの中には、単に肺葉切除するだけでは切除しきれないものもあります。その例は、肺の中心に近い部位にできた「肺門部がん」と、がんが遠くの臓器に転移していないものの胸の中で進行した「局所進行がん」です。

「肺門部がん」の場合は、がんが肺の血管や気管支の中心に近いため、片方の肺をすべて切除する「肺全摘」が必要になることがあります。木の幹を切ると、枝葉の全体がなくなるのと同じ状態です。しかし、肺全摘は体力的な負担が大きいため、気管支や血管の一部を切除して縫い合わせる「気管支形成」「血管形成」を行い、できるだけ肺を残す工夫が施されます。

また、「局所進行がん」では、がんが近くの臓器（肋骨、横隔膜、食道など）に及んでいる場合があります。その場合はその臓器も同時に切除します。

ほかにも、取り残しを減らすため、手術前に放射線治療や抗がん剤治療を組み合わせた治療を行うことがあります。放射線治療後の手術では、組織が硬くなったり、癒着（ゆちゃく）したりするため、その対象患者さんは治療法を慎重に選ぶ必要があります。

当院では、このような危険性が高い症例について2008年からの10年間で50例の手術を行いましたが、すべて手術後に回復し退院に至りました。

肺がんの放射線治療——進行度によって照射方法を変える

手術が可能な肺がんであっても、体力的に手術ができない患者さんや

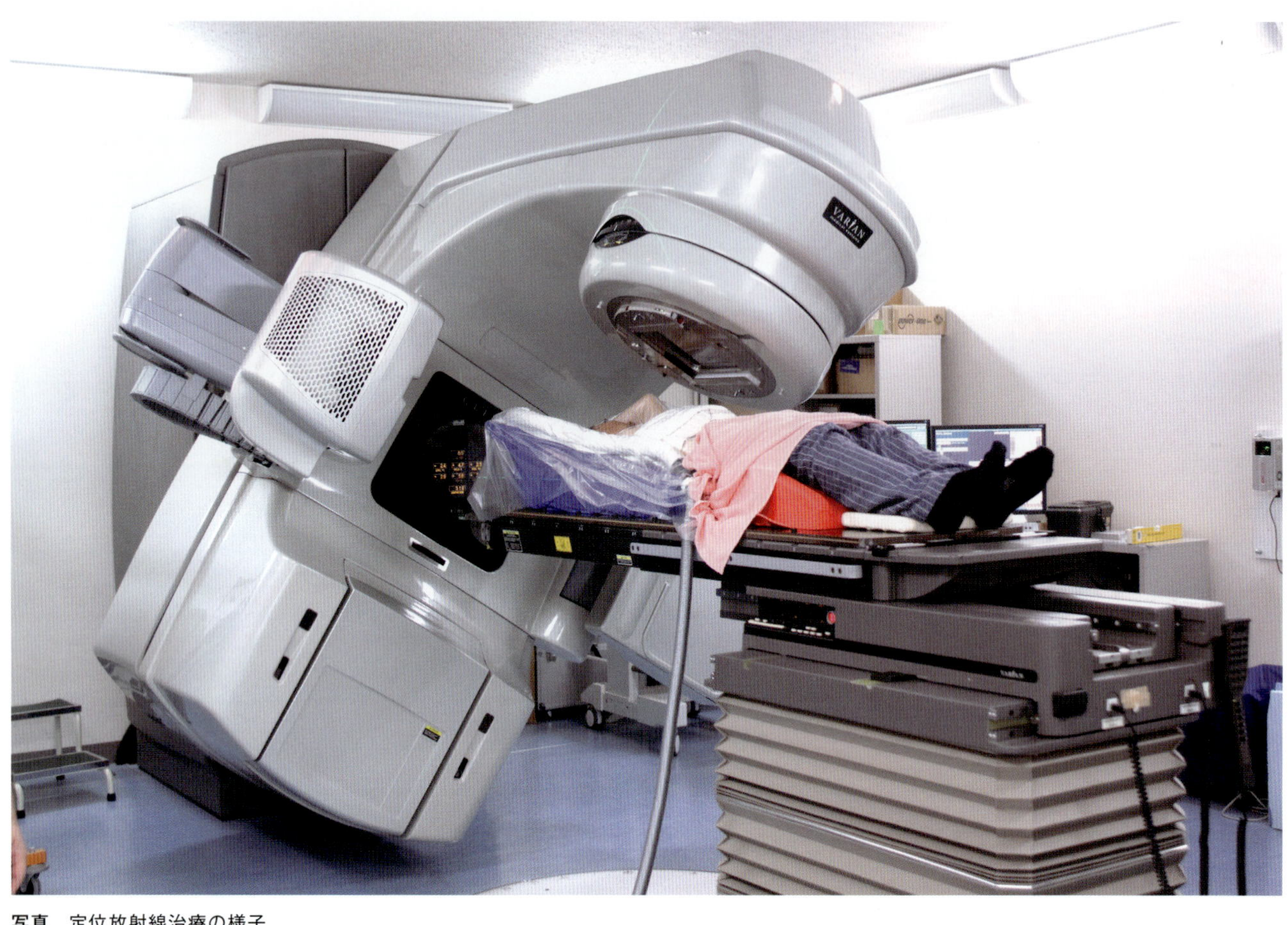

写真　定位放射線治療の様子

手術を希望されない患者さんもおられます。そんなときには放射線治療が選択肢となります。

特にステージⅠと診断された肺がんに対しては、「定位放射線治療」を行っています。「定位放射線治療」は、従来よりも1回当たりの線量を増やし、肺の病変に絞って約1週間（計4〜5回程度）で放射線を照射する方法です（ピンポイント照射とも呼ばれます。「放射線治療」66ページ参照）。気管や食道などの重要な臓器が近くにある場合には行えないという欠点がありますが、周囲の正常な肺への副作用が少なく、従来の放射線治療と比べて治療成績ははるかに優れています（写真）。

当院では、２００６年から３００例以上の肺がんに対して定位放射線治療を行ってきました。これは中四国有数の症例数です。

一方でステージⅡ〜Ⅲに対しては、週5日間で6〜7週間（合計30〜35回）程度の放射線治療を行います。ステージⅢでは、化学療法も併せた「化学放射線治療」が一般的に行われます。抗がん剤と放射線治療を同時に行うことで、相乗効果が得られ成績が向上します。化学放射線治療は小細胞肺がんでも、がんが胸部に限定されている場合には、標準的に行われます。

肺がんの抗がん剤――治療を変えた分子標的薬

ステージⅣの肺がんは、手術や放射線治療で治療できる範囲を超えて広がっているため、抗がん剤での治療が中心となります。かつて、肺がんに対する抗がん剤は、細胞の分裂を抑える「細胞傷害性抗がん剤」のみでした。しかし、がん細胞を増殖させている遺伝子に対する抗がん剤「分子標的薬」の出現によって、肺がんの抗がん剤治療は大きく変わりました。

最も代表的な例がＥＧＦＲ（上皮成長因子受容体）の遺伝子異常です。正常では適切なスピードの細胞分裂を指揮しているＥＧＦＲの遺伝子に異常をきたし、細胞の増殖が暴走している状態です。一部の肺がんに、このＥＧＦＲの異常が見つかり、これに対する分子標的薬によって、細胞障害性抗がん剤を超える効果が期待できます（図3）。

EGFR以外にALKやROS1、BRAFといった遺伝子の異常に対する分子標的薬の有効性が臨床試験や治験で証明され、保険適用が承認されています。これらの分子標的薬の開発のための治験は、当院も含めたがん専門の医療機関が参加し行われてきました。

さらに肺がんでは第1章で説明したプレシジョン・メディシンの研究が進み、一度に100種類以上の遺伝子を検査し、それに合わせた分子標的薬を使用する時代がきています。EGFRの異常が発見されたのが2004年ですから、肺がんの抗がん剤治療は15年あまりで劇的に変化してきました。

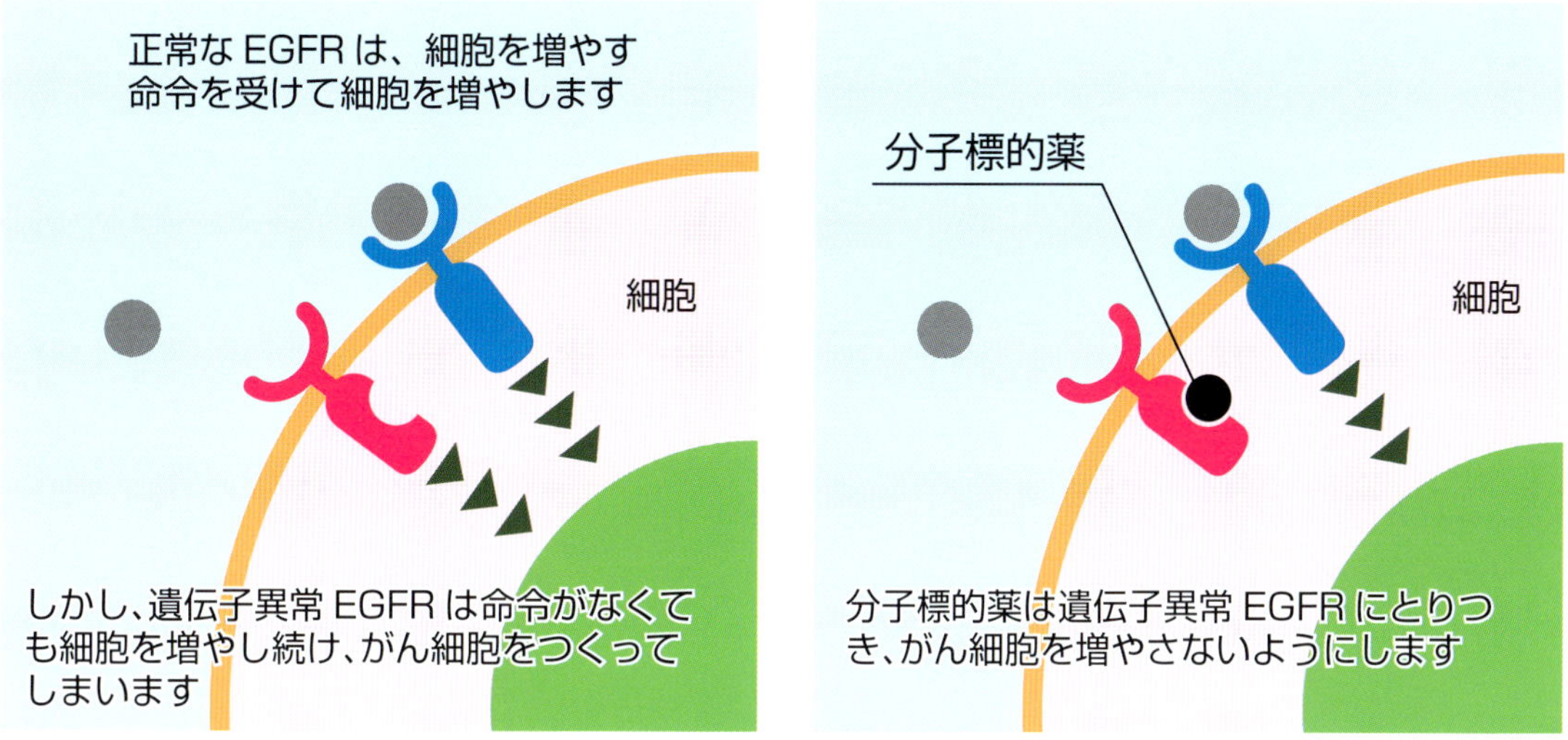

正常なEGFRは、細胞を増やす命令を受けて細胞を増やします
細胞
しかし、遺伝子異常EGFRは命令がなくても細胞を増やし続け、がん細胞をつくってしまいます
分子標的薬
細胞
分子標的薬は遺伝子異常EGFRにとりつき、がん細胞を増やさないようにします

分子標的薬の仕組み（EGFR遺伝子異常の例）

図3　分子標的薬

免疫チェックポイント阻害薬の台頭——見え始めた光明

分子標的薬の登場により肺がんの治療は大きく様変わりしましたが、肺がんが消え去り、完全に治る例は未だに例外的です。これは、その遺伝子異常が薬が効きにくいものに変わったり、別の遺伝子に異常ができたりすることで、がん細胞が再び増え始めるためです。これを「耐性」と表現します。

「免疫チェックポイント阻害薬」はこれまでの抗がん剤と違い、がん細胞を直接攻撃するのではなく、患者さんの体にある免疫細胞を再活性化することで、がん細胞を縮小させる薬です。患者さんの中には、免疫チェックポイント阻害薬を用いることで、長期にがんの進行を抑制し生存できる症例も出てきており、転移のある進行肺がんの患者さんにおいても根治（こんち）の可能性がみえてきました。

現在、主に使われている免疫チェックポイント阻害薬は、がん細胞を攻撃する免疫細胞の表面にあるPD-1というタンパク質や、がん細胞の表面にあるPD-L1というタンパク質の作用を阻害する薬です。このPD-1とPD-L1が結合すると免疫応答にブレーキがかかり、がん細胞を攻撃できなくなります。免疫チェックポイント阻害薬はこの結合をブロックして、免疫細胞の活性を回復させます。

しかし免疫チェックポイント阻害薬は、肺がんを根治させる可能性がある薬として期待されていますが、すべての患者さんに有効という訳ではありません。どうすればより多くの患者さんにその有効性を発揮させられるかが、これからの課題となっています。今後も、当院も含めたがん専門の医療機関を中心に多くの免疫チェックポイント阻害薬や、新たな治療戦略の開発のための治験が行われていく予定です。

いずれにしても、肺がんの治療は日進月歩でめざましい発展を遂げています。当院も含めたがん専門の医療機関においては、常に最新の研究データに基づき、治験も含めて患者さん一人ひとりに合った最適な治療方針について説明し、実施できる体制を構築しています。

子宮がんと闘う

子宮頸がん、体がん、肉腫について

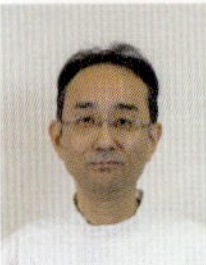

婦人科
手術部長　竹原 和宏

若年者に多い子宮頸がんの治療

子宮頸がんは、最近国内では若い人を中心に増えていて、少子化が叫ばれている中、深刻な社会問題になってきています。子宮頸がんは、がんになる前の病態（前がん病変）がよく分かっているので、検診が有効です。前がん病変や初期の状態で診断された子宮頸がんでは、妊よう性（妊娠して子どもを産めるような機能）を温存することができます。

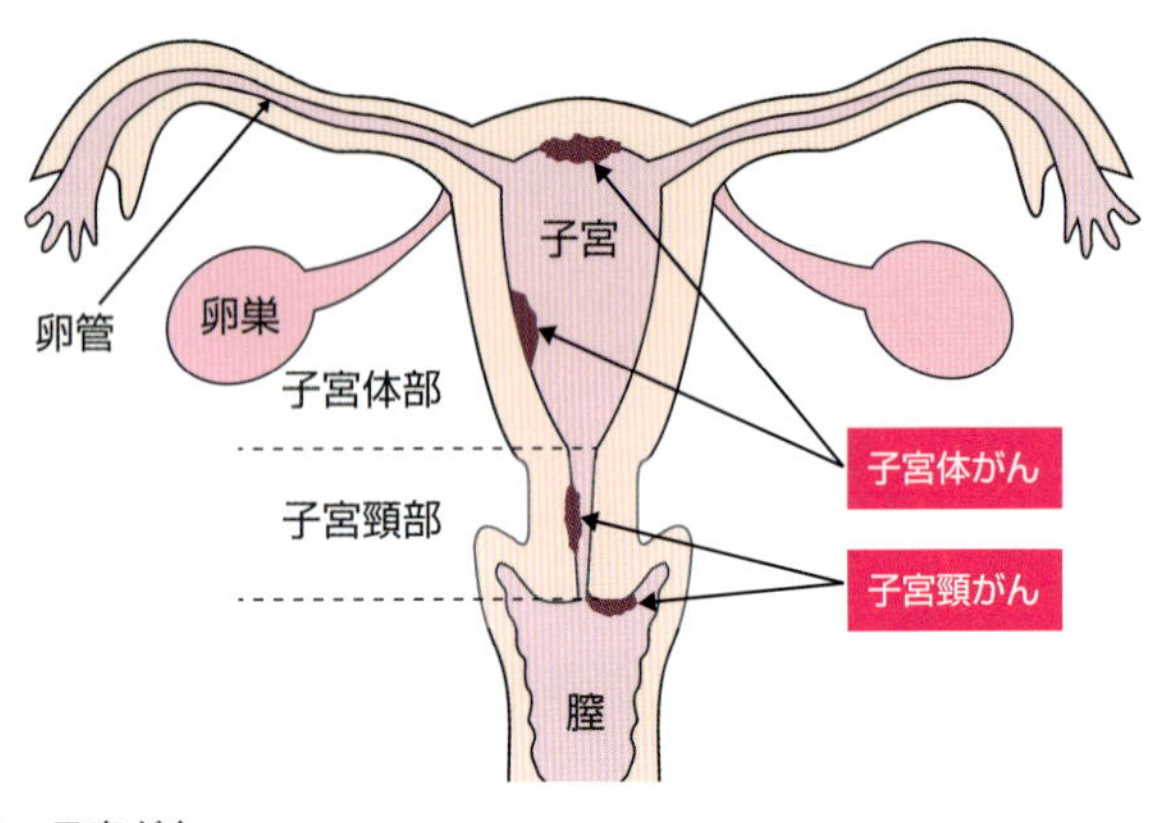

図1　子宮がん

進行した子宮頸がんの場合、手術、放射線療法そして化学療法による治療が中心となります。手術は広汎子宮全摘術を行います。この手術は子宮の頸部の周囲を広く摘出するため、術後に排尿障害やリンパ浮腫（下肢のむくみなど）などが起こる可能性があり、体への負担が大きい手術です。最近では、合併症を少なくするような術式の検討や、術後のケアを実践しています。さらに、手術の負担が少ない腹腔鏡を使った手術を導入しています。一方、高齢者や持病で手術が困難な方には放射線治療をお勧めします。手術と放射線治療はどちらも子宮頸がんの治療に効果がありますが、それぞれ特徴があります。病状によっては、手術、放射線療法に化学療法や分子標的薬を組み合わせるなどの工夫が必要です。

さらに子宮頸がんでも、新しい治療法が臨床試験や治験などで開発されてきています。当科では状況により、これらの治療を提案することができ、病状や患者さんの希望によって治療の個別化を実践しています。

婦人科がんで最も多い子宮体がんの治療

子宮体がんは生活様式の変化により急激に増加しています。子宮体がんの多くは、婦人科がんの中では比較的治りやすい病気です。子宮とリ

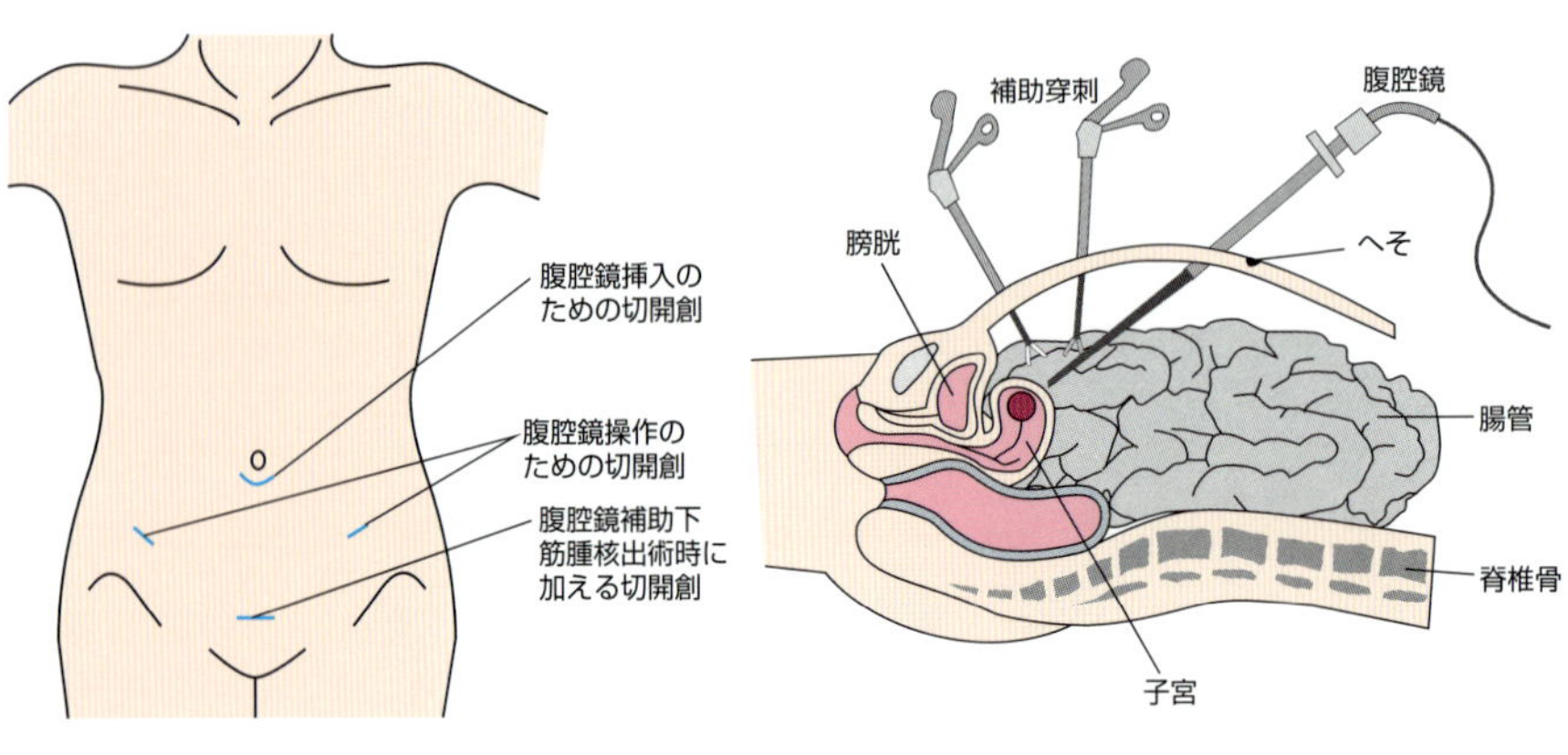

図2　腹腔鏡

ンパ節を取り除く手術（リンパ節郭清）が標準手術ですが、最近では病状により治療の個別化が可能になってきました。

まず妊娠、出産を希望する方で初期の子宮体がんでは、子宮を残して妊よう性を保つことができるようになってきました。この治療を安全に行うためには、正確な診断と慎重な治療、経過観察など専門的な知識が必要です。

初期の子宮体がんには内視鏡下手術、ロボット手術が実施できますが、中にはたちの悪いタイプの子宮体がんもあり、これらは術前の評価で通常の子宮体がんと区別することが必要です。リンパ節郭清については、術後のリンパ浮腫を引き起こす可能性があり、リンパ節への転移の可能性などを考えながら実施について決める必要があります。

進行がんや一部の悪性度の高い子宮体がんに対しては、がんの広がりに応じた切除範囲の広い手術や追加の化学療法、放射線療法が必要です。

子宮筋腫と区別が難しい子宮肉腫

子宮にできるまれな病気に子宮肉腫があります。子宮肉腫がどのようにして発生するのかについて、詳しいことはまだよく分かっていません。治療前に子宮筋腫との区別が困難な例があり、手術後に子宮肉腫と診断されることもよくあります。子宮筋腫で肉腫の疑いがある場合は注意が必要で、がんセンターなど悪性腫瘍を専門に取り扱っている施設を受診しましょう。病気の進行が速く、治療の選択肢も少ないのですが、最近では新しい治療法も開発されてきています。まれな病気なので、がん専門病院での治療が勧められます。

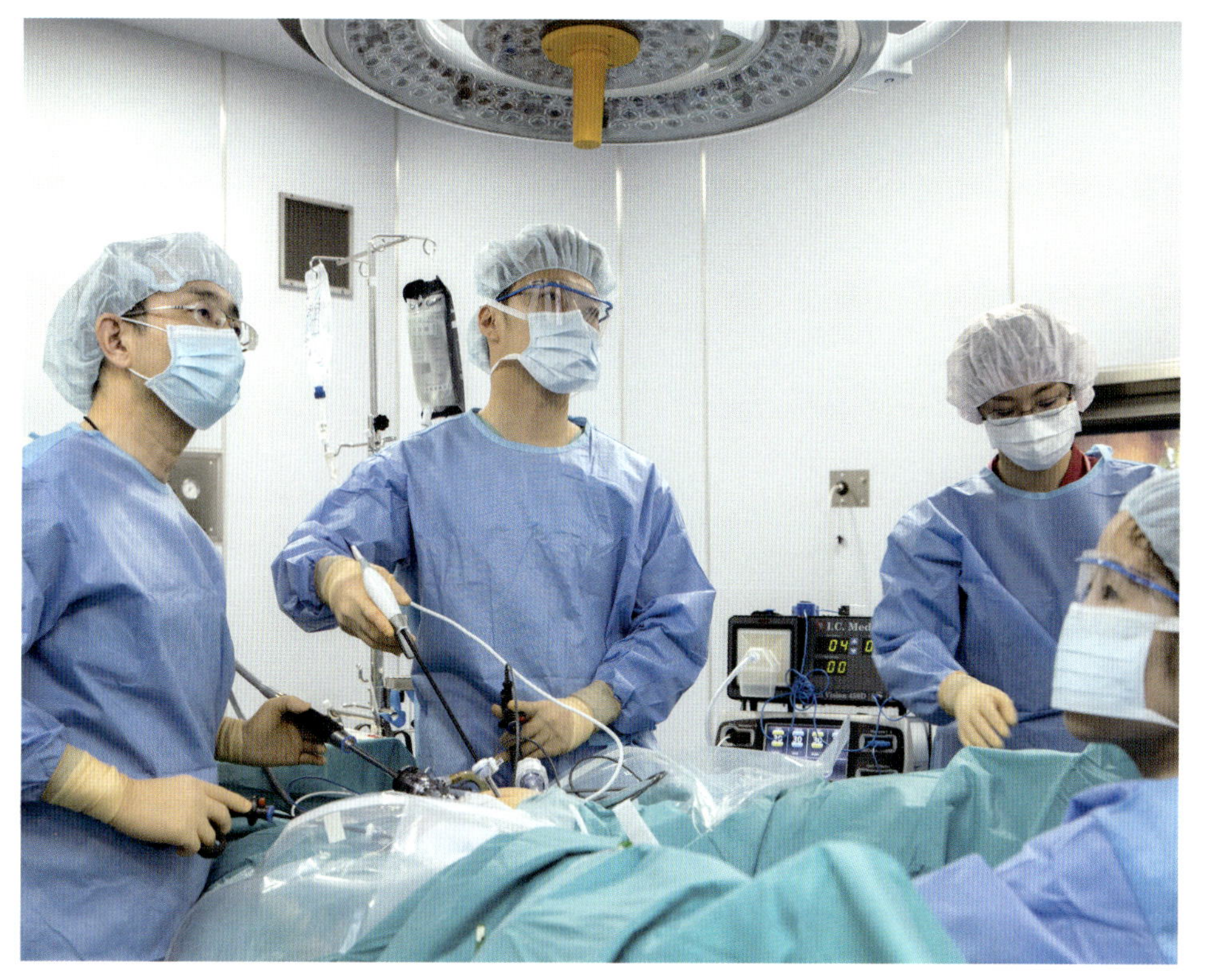

写真1 腹腔鏡手術の様子

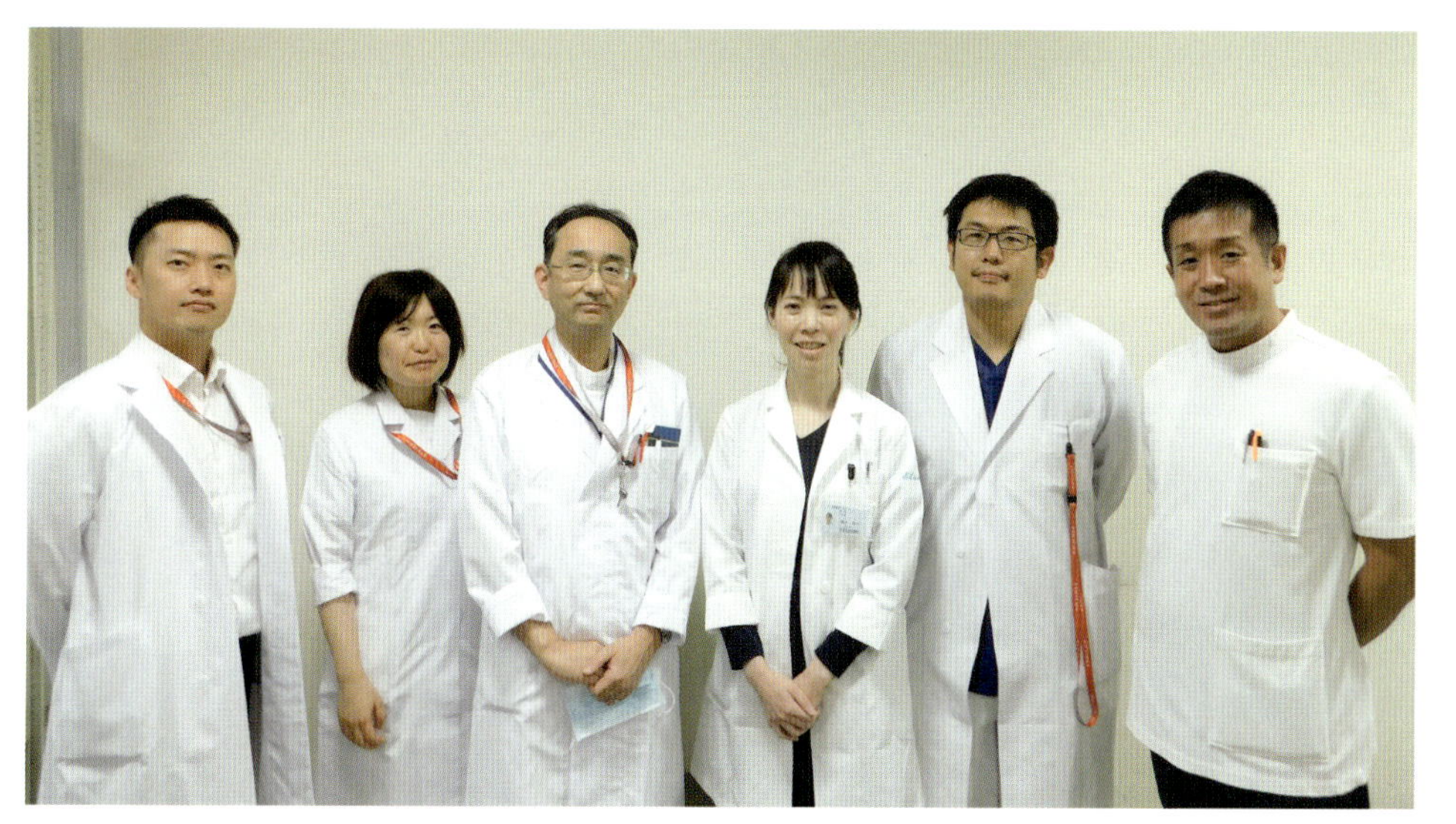

写真2 婦人科のスタッフ

卵巣がんと闘う

まず診断、そして手術と化学療法

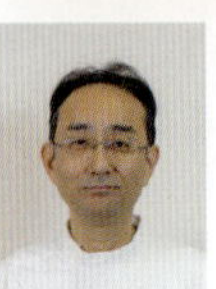

婦人科
手術部長　竹原(たけはら) 和宏(かずひろ)

手術＋抗がん剤のタイミングが決め手

卵巣の病気はほとんど自覚症状がなく進行するため、しばしばお腹(なか)の中に病変が散らばった状態で見つかります。病気が進んだ状態で診断されることが多いため、子宮がんに比べ治療が難しく、治る可能性も低くなります。

卵巣にはさまざまな種類の腫瘍(しゅよう)が発生し、それぞれに特徴があり、治療方法も異なります。したがって、正確な診断と適切な治療が大事になります。

卵巣がんの治療で大切なことは2つあります。手術でできる限りの病巣を取り除くことと、効果がある抗がん剤をタイミングよく実施することです。状況によっては、手術の前に抗がん剤治療をして、その後手術を行うことでより安全に、効果的に治療が実施できます。お腹の中に病変が散らばったような進んだ状態の卵巣がんには、大きな手術や強い副作用を伴う抗がん剤治療が必要となり、そのいずれも体に大きな負担がかかります。しかし、合併症を恐れて不完全な手術で病巣が残ったり、副作用を恐れて抗がん剤を減量したりすると、最大の効果を得ることができません。手術や抗がん剤治療のメリット、デメリットの評価を慎重かつ十分に行い、副作用をコントロールしつつ、できるかぎり効果のある化学療法を適切なタイミングで実施することが重要です。このあたりのベストなタイミングを見計らうことは、がん専門医の知識と経験に基づくところが大きいといえます。

卵巣がんが再発した場合、治る可能性は低くなります。最初の治療を適切に行うことが大事です。

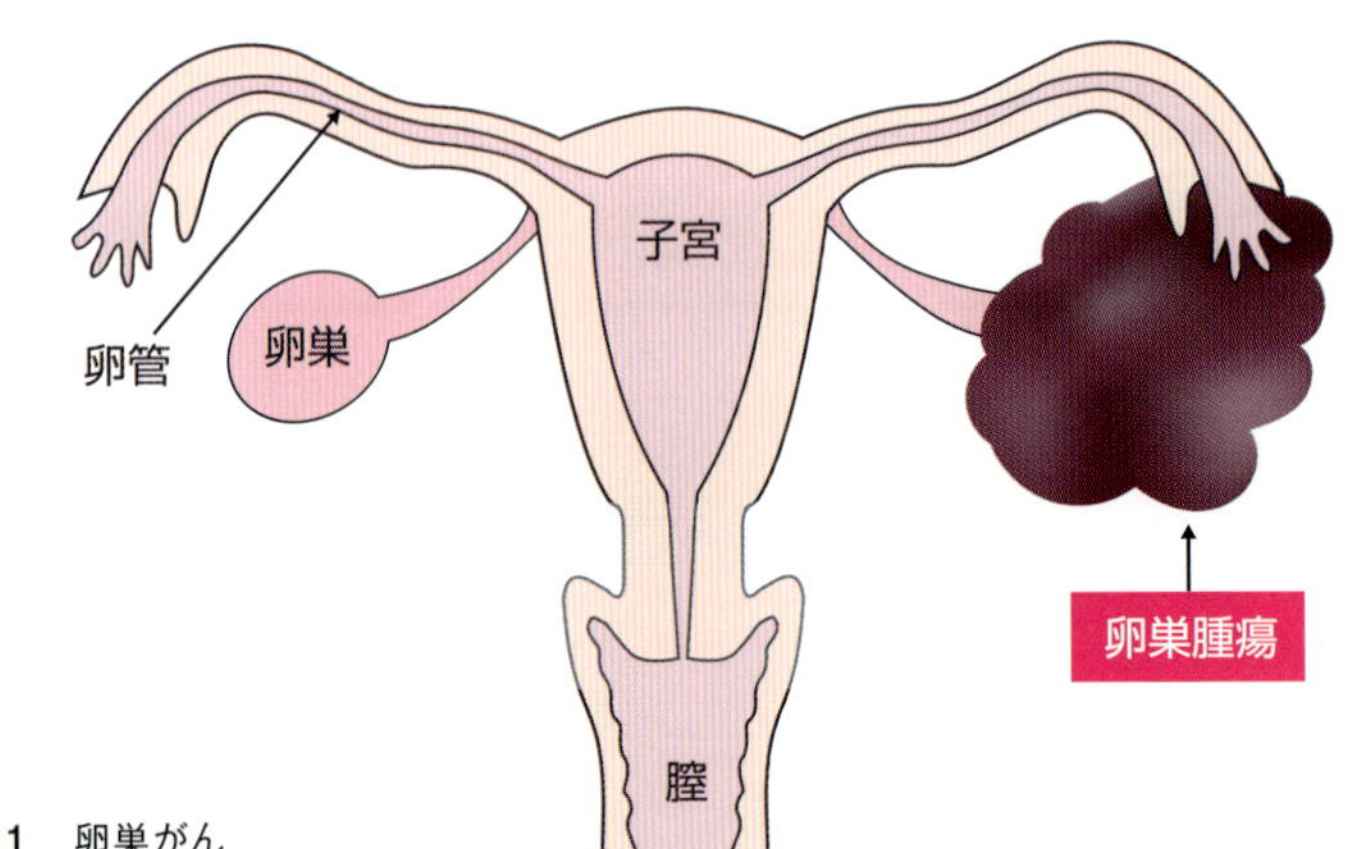

図1　卵巣がん

再発卵巣がんに対する最新治療の試み

進行した状態で見つかった卵巣がんの治療は、初回の治療がうまくいったとしても、現状ではその半数以上は再発します。ある状況では手術が有効ですが、多くは手術で病変を取り除くことが困難な状況で、治療の中心は抗がん剤となります。最近は、再発卵巣がんに効果のある薬剤が複数使用可能な状況になってきました。これら薬剤の使用は、患者さんの病状と副作用などの状況に合わせて工夫する必要があります。

現在、標準治療が実施できる最良の治療法ですが、それでもその治療効果はまだまだ満足できるものではありません。当院では、効果のある新しい治療法の開発に積極的にかかわり、臨床試験や治験の情報提供、実施をしています。これらの治療法

	良性腫瘍	境界悪性腫瘍／低悪性度腫瘍／悪性度不明の腫瘍	悪性腫瘍
上皮性腫瘍	漿液性嚢胞腺腫 粘液性嚢胞腺腫 類内膜嚢胞腺腫 など	漿液性境界悪性腫瘍 粘液性境界悪性腫瘍 類内膜境界悪性腫瘍 など	低悪性度漿液性がん 高悪性度漿液性がん 粘液性がん 類内膜がん 明細胞がん など
		微小乳頭状パターンを伴う漿液性境界悪性腫瘍	
性索間質性腫瘍	繊維腫 莢膜細胞種 など	富細胞性繊維腫 若年型顆粒膜細胞腫 など	線維肉腫 など
胚細胞腫瘍	成熟奇形腫 良性卵巣甲状腺腫 など		未分化胚細胞種 卵黄嚢腫 など

表 卵巣腫瘍の分類

の多くは、数年後の標準治療となります。

これからの卵巣がん治療

最近のゲノム医療の進歩により、卵巣がんの原因となる遺伝子が分かる状況になってきました。

今後は原因となる遺伝子に効く薬が標準治療として投与されるような状況になりますが、それにはもうしばらく時間がかかりそうです。当院では、そうした薬剤を使用できる治験を積極的に導入しています。

また特定の遺伝子については、卵巣がんや乳がんになりやすい体質が受け継がれることも分かってきました。家族性乳がん卵巣がん症候群（HBOC）です。HBOCの方は必ず卵巣がんや乳がんになるわけではありませんが、自分ががんを発症する確率が高いと意識して、予防などの対処をすることは重要です。最近ではHBOCの卵巣がん患者さんに有効な新薬の開発も進んできていますが、当院では治療のみならず、全国に先駆けて発症前に経過を見ていく専門の外来を開設したり、ハリウッド女優が受けて有名となった予防的な手術（卵巣卵管切除）なども実践しており、さまざまな選択肢で対応しています。

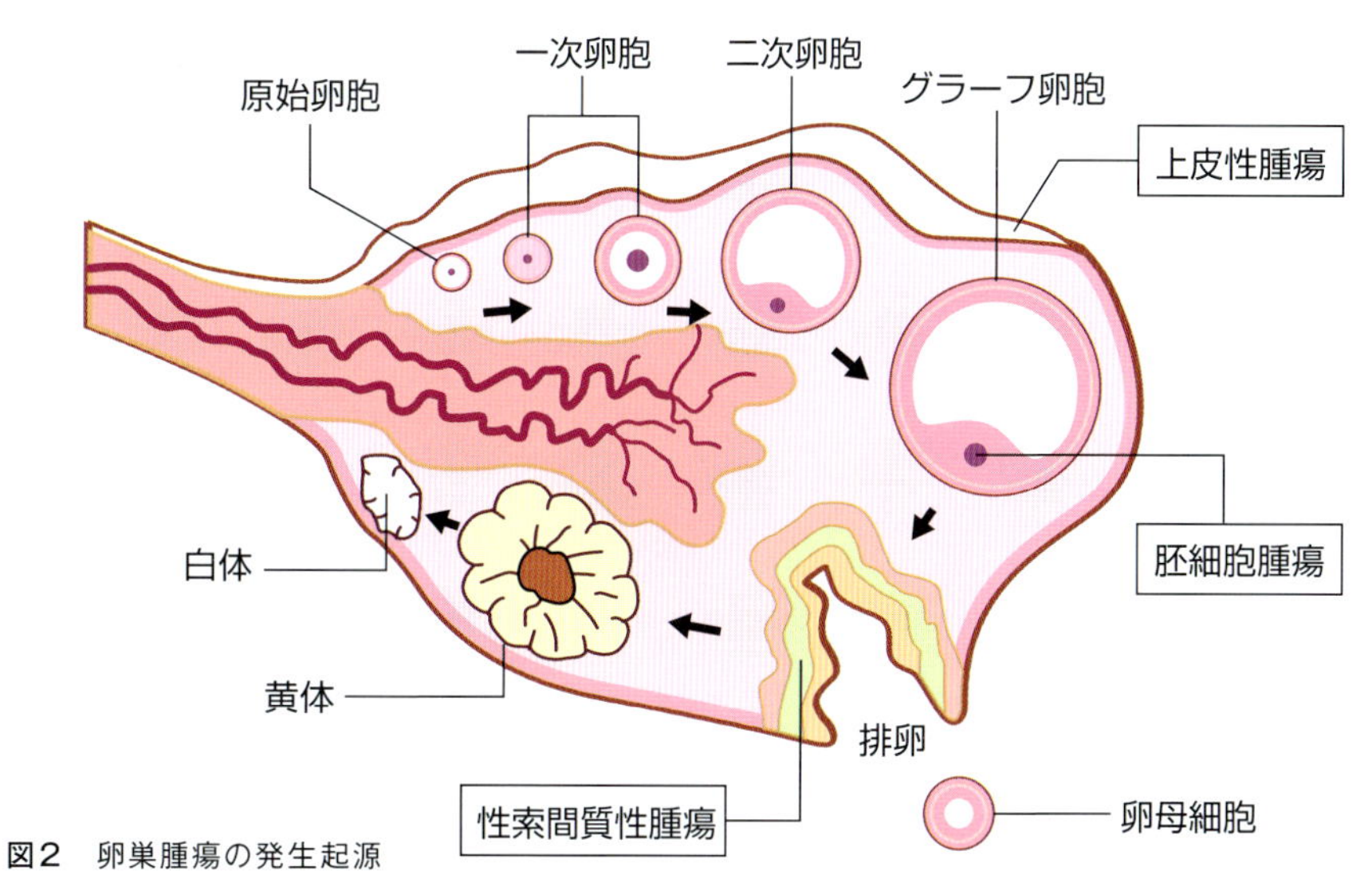

図2 卵巣腫瘍の発生起源

食道がんと闘う

手術だけではない、病状にあわせたさまざまな治療法について

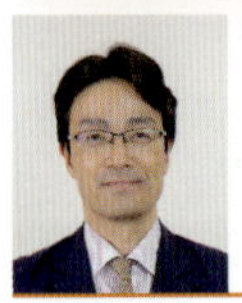
消化器外科
第一病棟部長 野崎(のざき) 功雄(いさお)

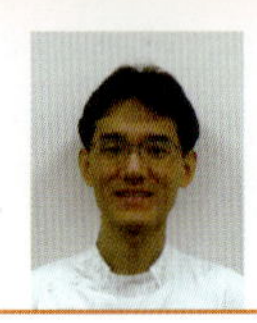
消化器内科
消化器内科医長 梶原(かじわら) 猛史(たけし)

食道がんの外科手術は大手術です

食道は、口から胃袋までをつないでいる長さ25cm位のホース状の臓器です。ここに進行した食道がんができると、食べ物が飲み込みにくくなったり、痛みが出たりします。食道にがんができたと聞くと、「手術で切除するのかな?」と考えると思いますが、ちょっと待ってください。

食道がんの外科手術では、首、胸、お腹(なか)に傷が入り、食道のほぼ全部を切除する必要があります(図1)。そして胃を首まで持ち上げて、首の食道と胃をつなぐという大手術です。体に負担を与えますから、その患者さんにとって本当に外科手術が必要かどうかを見極めることが大切です。

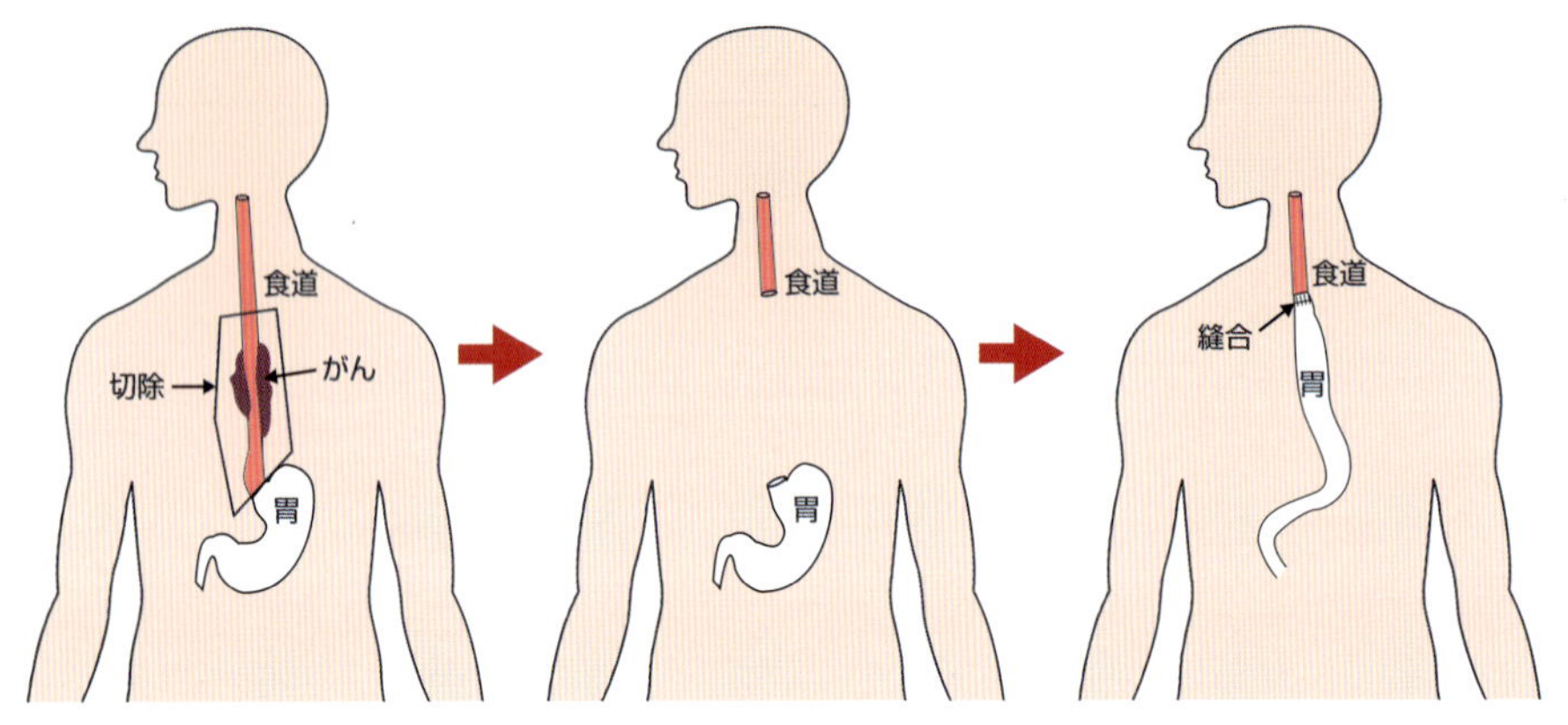

図1　食道がんの手術方法

早期の食道がんを外科手術以外の方法で治す

検診などで見つかることが多い早期の食道がんでは外科手術を受けても、外科手術以外の方法で治療しても5年後に生きている確率はほとんど変わらないことが分かってきました。早期の食道がんに対する外科手術以外の方法は2つあります。

1つ目は、胃カメラの先端から小

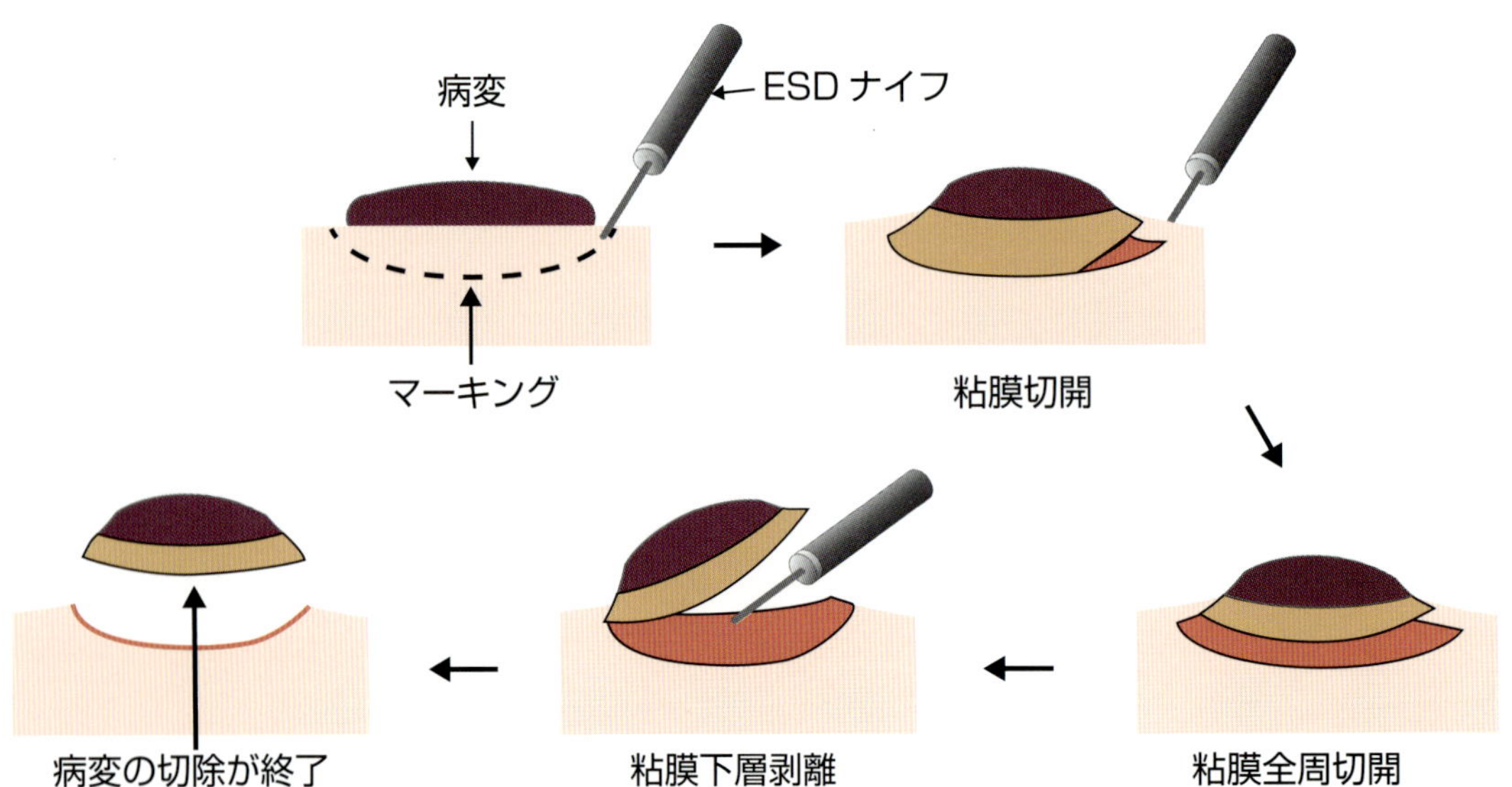

図2　ESDの方法

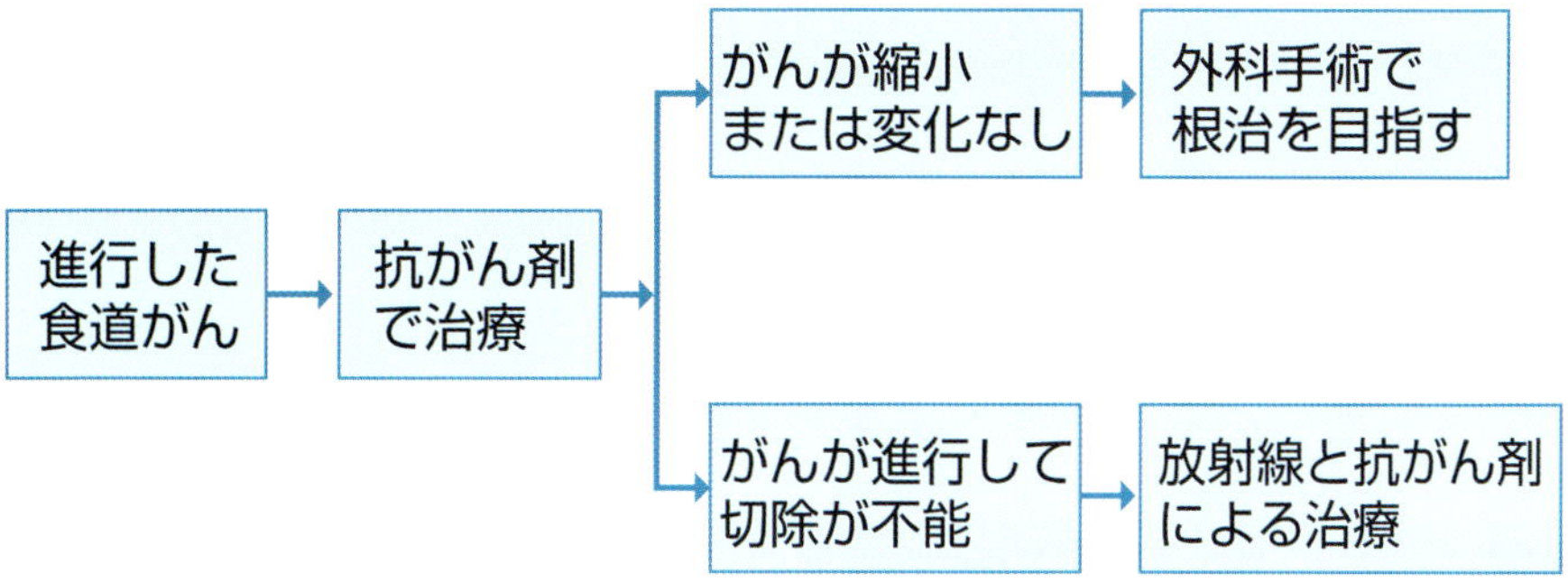

さなメスを出して患部をそぎ取る治療です（ESDといいます、図2）。そぎ取った患部は口から取り出すため、体に傷が入ることはなく、胃や食道の長さは変わらないので生活の質はほとんど変わりません。

2つ目は、放射線と抗がん剤を同時に使って食道がんを根治させる方法があります。1か月半ほど治療にかかりますが、ほとんどの患者さんの食道がんが消失します。もしも、治療後にがんが再発しても外科手術（サルベージ手術といいます）で切除できる場合があります。サルベージ手術は、通常の外科手術と違って難しい手術なのですが、十分な経験がある病院で受ければ、安全に病変を切除することができます。

進行した食道がん → 抗がん剤で治療 → がんが縮小または変化なし → 外科手術で根治を目指す

進行した食道がん → 抗がん剤で治療 → がんが進行して切除が不能 → 放射線と抗がん剤による治療

図3　術前化学療法

進行した食道がんが外科手術で治るかどうかを見極めます

自覚症状などで見つかることが多い進行した食道がんには、「根治が可能ながん」と「根治が難しいがん」があります。この2つのがんを見極めるのは容易ではありません。

このような場合、当院では、すぐに手術することはなく、まず抗がん剤治療を2回ほど繰り返して、検査でがんが大きくなったか、小さくなったかを調べます（術前化学療法といいます、図3）。もしも、がんが小さくなったときや大きさが変わらないときは、「根治が可能ながん」と判断して手術で悪いところを切除します。逆にがんが大きくなって近くの臓器に広がったり、他の臓器に転移が出ていたりすれば「根治が難しいがん」と診断して、手術はせずに放射線や抗がん剤を使って病気をコントロールします。「根治が難しいがん」は、これらの治療で完全に治すのは難しいですが、これ以上病気を進行させないようにして、生活の質も保つように治療していきます。

外科手術になっても傷の小さな体にやさしい方法があります

最終的に外科手術を受けることになっても、胸を大きく切開してがんを切除することは少なくなりました。大きく胸を切って手術する方法（開胸手術といいます、図4）と違って、胸に1cm程度の小さな傷を5個位開けて、長いピンセットやメスを入れて患部を切除します（胸腔鏡手術といいます、図4）。傷の痛みが少なく、肺炎などの合併症を減らして術後の回復も早いといわれています。

胸腔鏡手術は最新の治療であり、十分な経験がある病院で受ければ、小さな傷で患部を安全に切除できます。もしも外科手術になったとしても、安心して手術を受けてください。

開胸手術の傷

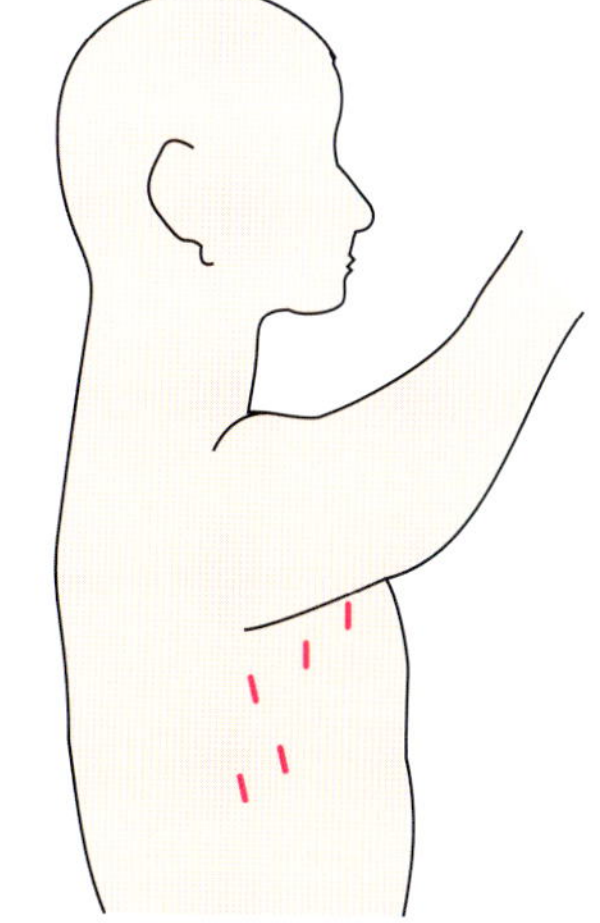
胸腔鏡手術の傷

図4　開胸手術と胸腔鏡手術の創部

胃がんと闘う

豊富な経験と最新の技術を融合させた外科治療

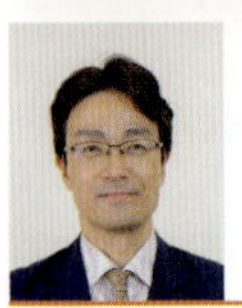
消化器外科
第一病棟部長　野崎 功雄

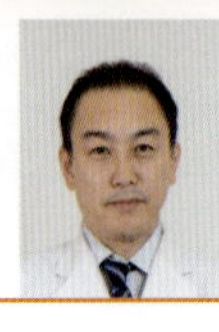
消化器外科
消化器外科医長　羽藤 慎二

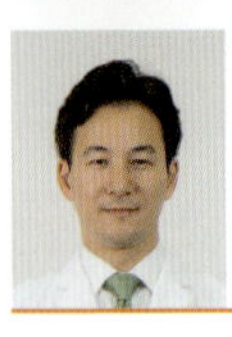
消化器外科
消化器外科医師　香川 哲也

胃がんに対するロボット手術

「ロボット手術」というのは、人気テレビドラマのテーマにも取り上げられたり、ここ数年で急激に皆さんの耳にも入るようになってきたかと思います。文字通り、「ダビンチ」という名前の手術用ロボットを使って行う手術です。しかし、ロボットが独自に判断して手術を進めてくれるわけではなく、実際に手術を行うのは外科医です。外科医がコントローラーから指令を送り、ロボットはその動きを忠実に再現し、なおかつ機械ならではの正確で緻密な動きで、患者さんの体の中でメスを走らせて手術を進めて行きます（図1）。

ロボットが導入されているだけでは何のメリットもなく、そのパワーを十分に、しかも安全に引き出せる外科医がいないと話になりません。「開腹手術」や「腹腔鏡手術」に長けた、そして何より、胃がんをメスで切り取るための豊富な知識と経験を持った外科医がいなければ、ロボットも無用の長物に過ぎません。

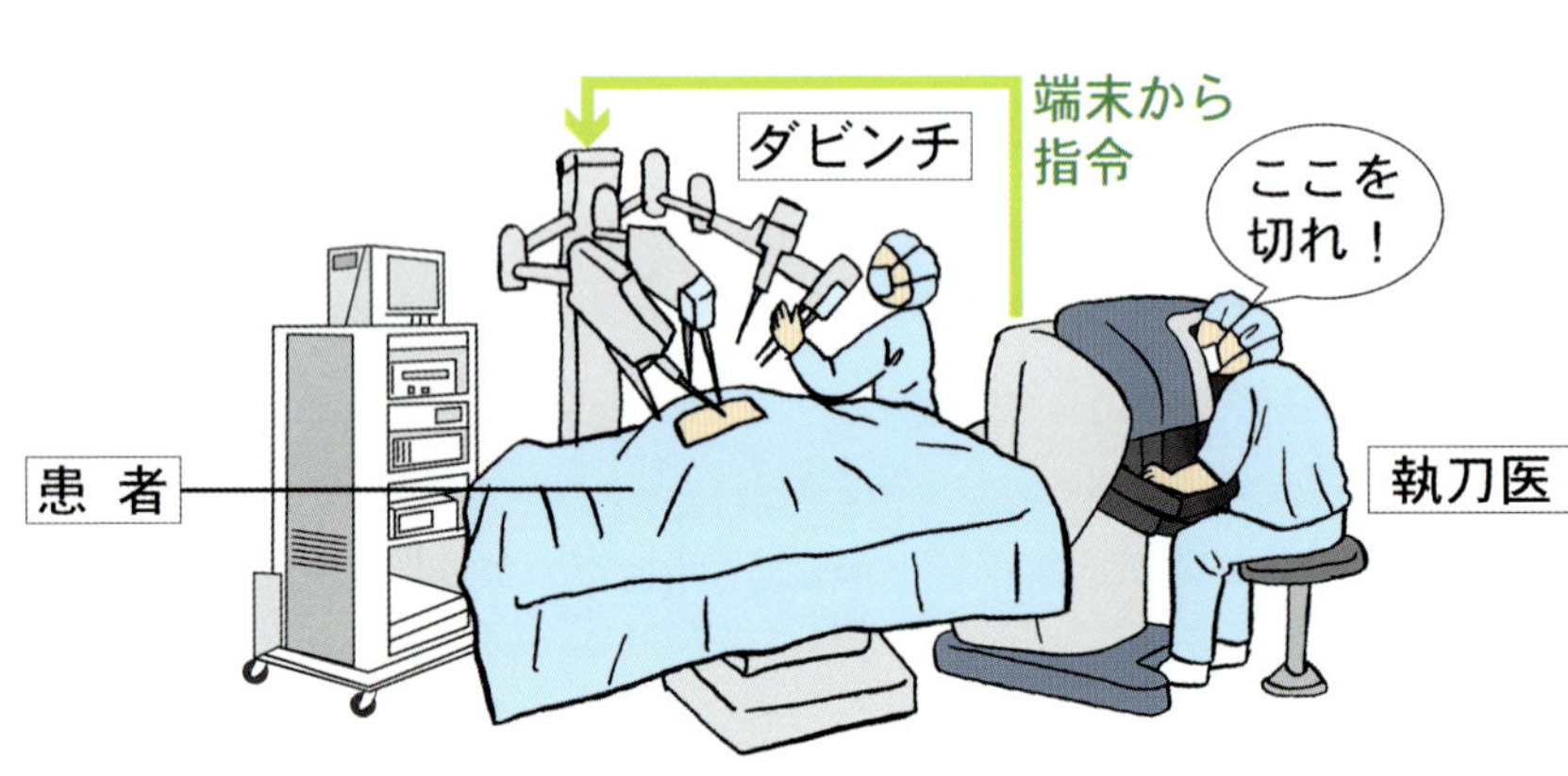

図1　ロボット手術

これまでに胃がん患者さんを数多く治療してきた施設では、おそらくそれぞれの伝統と豊富な経験から得られた知識や技術を、開腹手術から腹腔鏡手術に応用し、最先端の手術方法を安全かつ効果的に導入してきたと思われます。「ロボット手術」も同じように、開腹・腹腔鏡の技術が十分にある施設でこそ、安全に行え、またそのメリットを充分に引き出すことができるのだと思います。その証拠に、「ロボット手術」は、現在は一定の経験を得た専門の外科医がいる、また周りのメンバーもしっかりと教育された施設でしか保険診療での提供が認められていません。

当院の上部消化管グループは、メンバー全員がロボット手術に関する資格取得者であり（2人はロボット手術の執刀に関する資格、1人はロボット手術の第一助手を安全・効率的に行うための資格）、すでに十分な経験を有した施設として認められ、2018年より保険診療でのロボット手術を提供しています。

経験豊かな外科医と、機械の正確性を備えたロボットとのコラボレーション手術は、傷も小さくとても体にやさしい治療です。病状に応じて、「開腹手術」「腹腔鏡手術」「ロボット手術」の選択が可能な病院は、現代医療の最先端であり、大変魅力的だと思います。

胃の機能温存を追求した手術（観音開き法）

胃を切ると、どうしても「食べられない」「胸焼けがひどい」といった、胃を切った後の問題が生じます。その程度は、手術内容や患者さんによってさまざまですが、手術方法で改善点がないかを突き詰めるのが、胃がん外科治療のプロフェッショナルである私たちの役割だと思います。がんのきちんとした治療に加えて、手術後の食事や胃部の症状（生活の質）に大きな違いが出る手術方式が提供される施設は、限られてはいますが、患者さんにとってメリットが大きいと思います。

胃の入り口部分（噴門部）、あるいは食道と胃の境目（食道胃接合部）にできるがんについて、胃をすべて取ってしまう胃全摘手術が一般的であり、多くの施設がこの方法を選択していますしかし、条件がそろえば、胃をすべて取ってしまうことなく、がんを取り切ることができることが分かってきました（噴門側胃切除術）。胃が半分ほど残るということは、胃切除後でありながら、比較的食事が多くとれて体重の回復が良くなり、患者さんにとって大きなメリットがあります。

しかし、この手術方法にも課題があり、残した胃と食道をつないだところが緩くなって、胃酸の逆流による不快な胸焼けや痛みの症状が出ること（逆流性食道炎）があります。私たちは、胃と食道とのつなぎ目に、逆流を防止する工夫を加えたつなぎ方（観音開き法）を取り入れています（図２）。この手術方法は、高度な手術技術が求められるため、日本全国でも行える病院はごく少数です。特に四国、愛媛県下では少なく、当院では観音開き法の手術経験を有し、その手術のコツや難しさを乗り越えるための工夫を行っています。観音開き法に限らず、常にがんの切除と機能の温存とのバランスを考えた、患者さんそれぞれに合ったより良い手術方法に真剣に取り組んでいます。

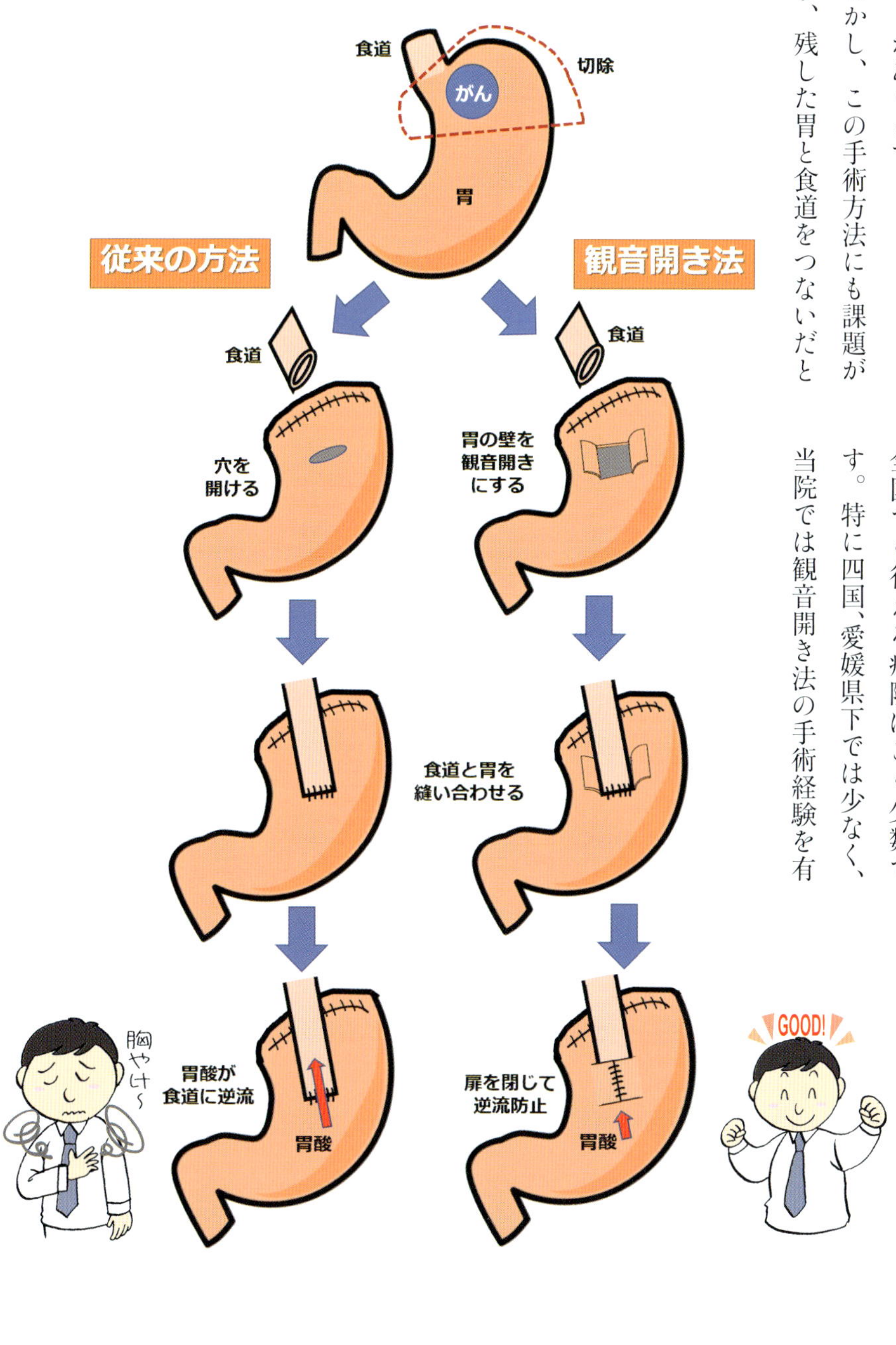

図2　噴門側胃切除術後の観音開き法

大腸がんと闘う

一人ひとりの患者さんに合った治療戦略を目指して

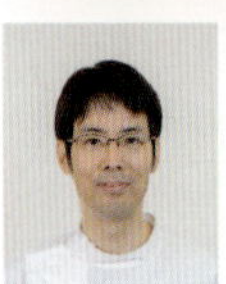
《腹腔鏡手術・肛門温存手術》
消化器外科
消化器外科医師　落合 亮二

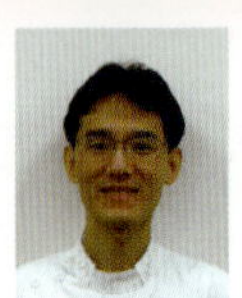
《集学的治療》
消化器内科
消化器内科医長　梶原 猛史

体に負担の少ない腹腔鏡手術

大腸がんにおいて、「治す」ことを最も期待できる治療法は手術によるがんの完全切除（根治切除）です。一方で、手術が患者さんにとって大きな負担となることも事実です。そこで、近年では患者さんの体に与える負担（侵襲）を極力抑えることを目的とした、腹腔鏡手術が盛んに行われるようになりました。

従来は、お腹を15～20cmほど切って開腹手術を行っていましたが、腹腔鏡手術では0・5～1cmの皮膚切開で数か所にポート（筒）を挿入し、お腹を炭酸ガスで膨らませてカメラの映像を見ながら手術を行います。最終的に1つの傷（多くの場合はおへその傷）を4～5cmに広げて腫瘍を含む腸を取り出します。開腹手術も腹腔鏡手術も、腸を切除する範囲やリンパ節郭清の程度は同じですが、腹腔鏡手術は傷が小さいため、術後の痛みが少なく回復も早くなります。さらに術後合併症のリスクを減らすことができると考えられ、特に肺炎などの呼吸器合併症が少なくなるといわれています。

がんの大きさや広がりによっては、腹腔鏡よりも開腹手術が適している場合もあります。手術治療において大切なのは、がんをしっかり取り除くことと安全に手術を行うこと、そして患者さんに安心して治療を受けていただくことです。当院には、患者さんにとっても、治療を行いサポートする医療スタッフにとっても、大腸がんと闘うことに専念できる環境が整っています。私たちはどんな治療方法を選択するかについて、「患者さんと一緒に考える」時間を大切にし、患者さんと共に最適な手術方法を選択するようにしています。

究極の肛門温存手術「ISR」

「直腸がん」と診断されると、多くの方は「人工肛門になるのではないか」と心配されます。実際、肛門に近い直腸がんでは肛門ごとがんを取り除く手術（直腸切断術）を行い、永久人工肛門となるケースがあります。しかし近年では、手術手技

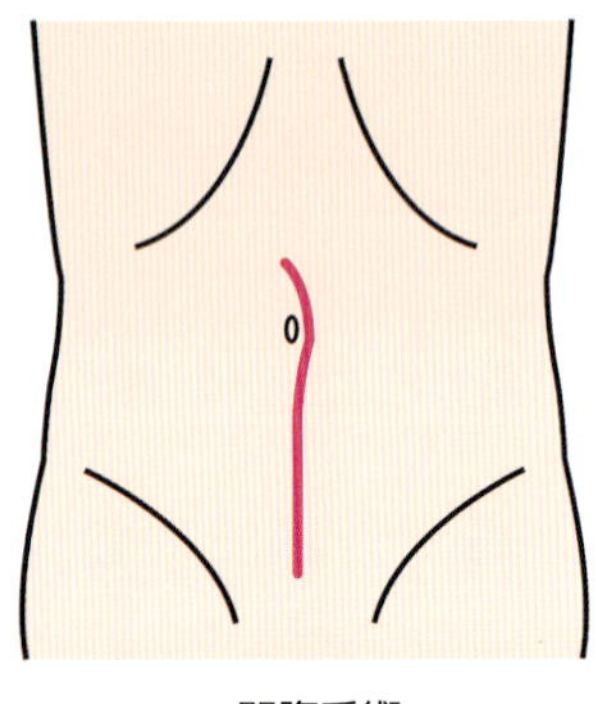

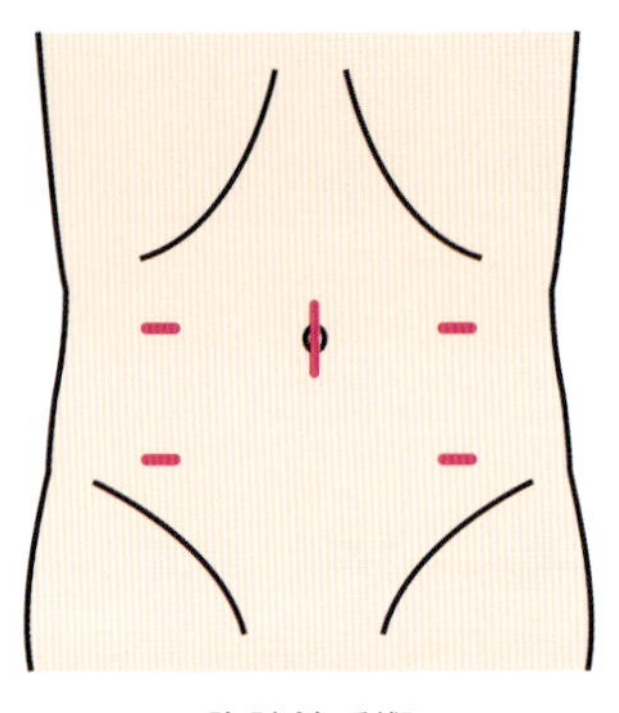

図1　開腹手術と腹腔鏡手術の傷の違い（直腸・S状結腸の場合）

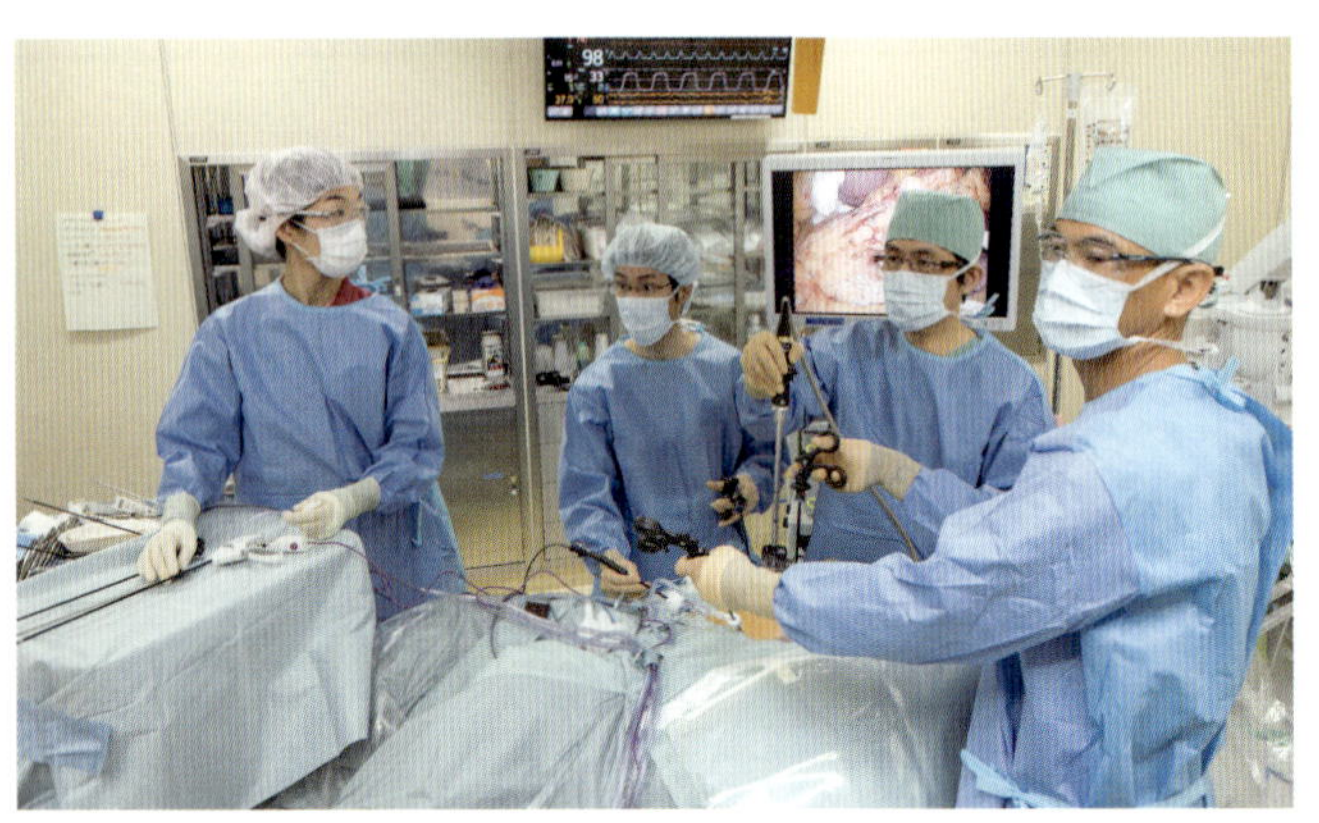

写真　腹腔鏡手術

や手術器械の進歩により、これまで永久人工肛門となっていたケースでも、本来の肛門を温存することが可能となってきました。特に「究極の肛門温存手術」といわれる括約筋間（かつやくきんかん）直腸切除術（ちょくちょうせつじょじゅつ）（ISR）は、画期的な手術方法といえます。この手術では、二重になっている肛門を閉じる筋肉（肛門括約筋）のうち、内側の筋肉だけを腫瘍と一緒に切除します。外側の筋肉は残るため、肛門の機能を温存することができます。同時に一時的な人工肛門を作りますが、3～6か月後に閉鎖する手術を行います。

ISRの問題点は、本来の直腸がなくなることに加え、肛門の機能が低下することによって生じる頻便（ひんべん）と便失禁です。程度がひどいと、いつ便意を催すか分からないため、せっかく肛門を温存したのに、手術前にはできていたことができなくなってしまうこともあります。この手術はまだ新しく難易度も高いため、経験の豊富な病院で手術を受けることをお勧めします。

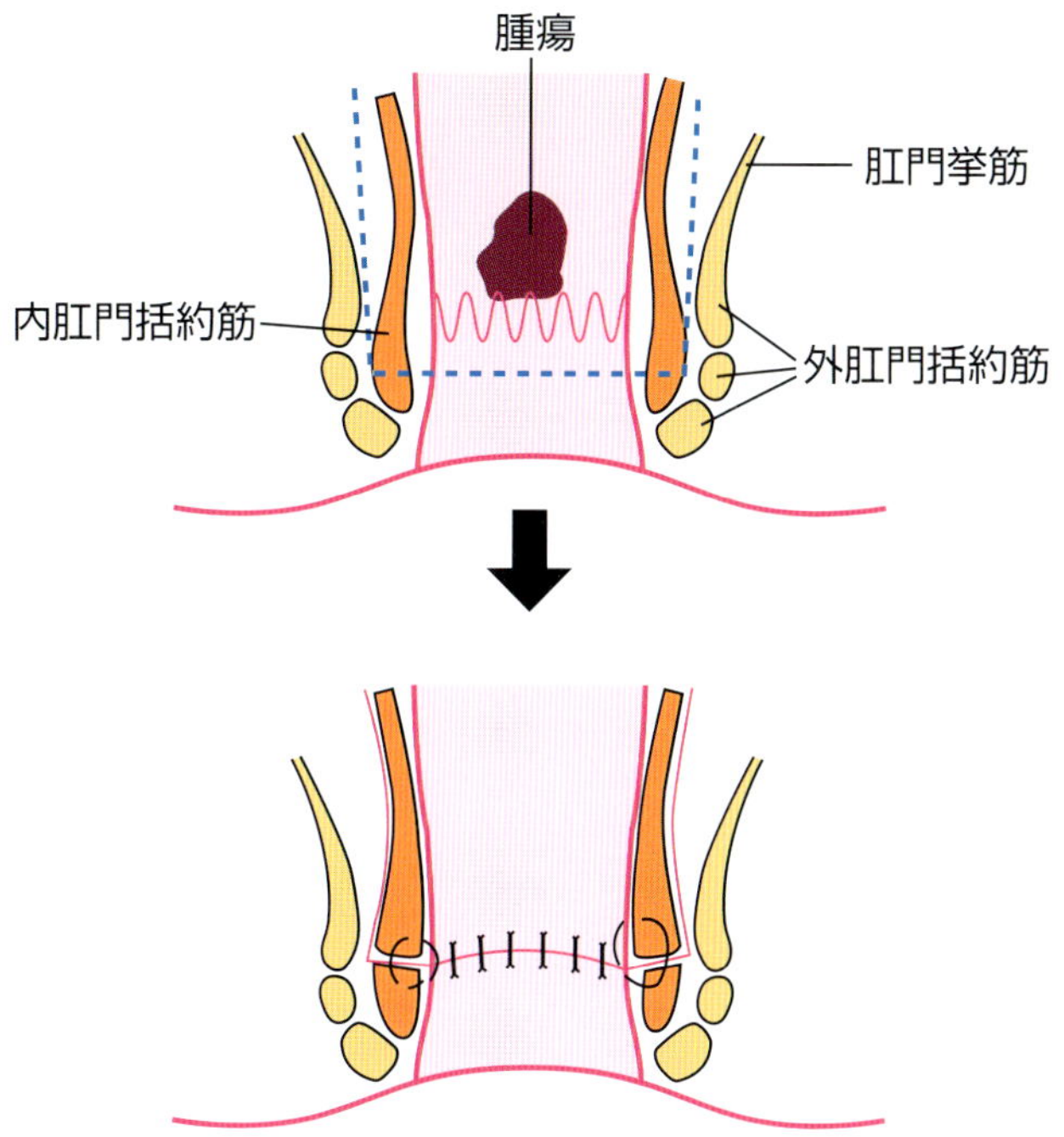

肛門を温存することが、すべての患者さんにとって最善とは限りません。がんの状態はもちろん、患者さんの仕事や趣味などの生活スタイル、価値観なども考慮して最適な術式を選択する必要があります。当院では、がんを取り除くことに加えて患者さんのQOL（キュー・オー・エル）（Quality of Life（クオリティ・オブ・ライフ）／生活の質）を保つことも重視しつつ、ISRを積極的に行っています。

図2　括約筋間直腸切除術（ISR）

集学的治療

もし、「転移が大きくて切除できない」と言われた場合でも、切除できるようになるかもしれません。最近では、内視鏡治療、手術、抗がん剤治療、放射線治療などを組み合わせて治療することが増えてきました。このように、多くの治療法やケアの方法を組み合わせて行うことを集学的治療といいます。それぞれの専門家が連携しながら、がん治療を進めていくという考え方、取り組み方のことです。

特に、大腸がんに対する抗がん剤治療の進歩は目覚ましく、がん組織の遺伝子検査を行って、大腸がんの状態や患者さんの体調にあった抗がん剤を選択することで、がんを小さくする効果やがんの進行を抑えて長生きする効果に、ますます期待が持てるようになりました。しかし、抗がん剤だけでがんを完全に治すことは困難です。

したがって、例えば、大腸がんで肝臓の転移が大きくて切除できない場合でも、抗がん剤治療で肝臓の転移が小さくなったら手術をする、ということがあり得ます。ほかにも、内視鏡治療後の取り残しに対して抗がん剤治療や放射線治療をしたり、手術後の再発予防のために抗がん剤治療をしたりすることもあります。さらに、手術後に再発してしまった場合でも、抗がん剤治療をしてから再び手術をする、ということも考えられます。

当院には抗がん剤治療の専門医など、それぞれの領域に治療の専門家がいます。あらゆる手段を尽くして大腸がんを治すことや、患者さんが長生きすることを目指して診療にあたっています。

肝・胆・膵がんと闘う

最新治療とチーム医療で難治性のがんに挑む

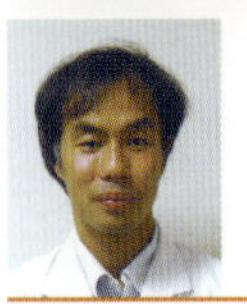

消化器内科

消化器内科医師　**浅木（あさぎ） 彰則（あきのり）**

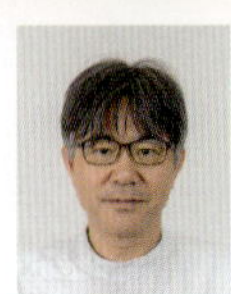

消化器外科

ICU 医長　**大田（おおた） 耕司（こうじ）**

肝臓

胃

脾臓

胆管

胆嚢

膵臓

十二指腸

肝胆膵（かんたんすい）領域とは肝臓、胆道（胆嚢（たんのう）、胆管、十二指腸乳頭部）、膵臓のことをいいます。この領域に発生したがんを肝胆膵領域がんと呼びます。これには肝臓がんや膵臓がん、胆嚢がん、胆管がん、十二指腸乳頭部がんなどが含まれます。肝胆膵のがんは難治性です。

しかしながら、肝がん発生の要因になる肝炎の治療の進歩により、新たな発症は減少傾向となりました。また、肝臓がんになったとしても分子（ぶんし）標的薬（ひょうてきやく）や放射線治療といった新しい治療薬の登場や技術の進歩により、治療成績は向上しています。

一方、膵臓がんでも新しい抗がん剤と手術を組み合わせて、予後の改善を目指す治療が始まっています。また、より安全な手術を目指した取り組みも行っています。本項目ではこれらについてお話しします。

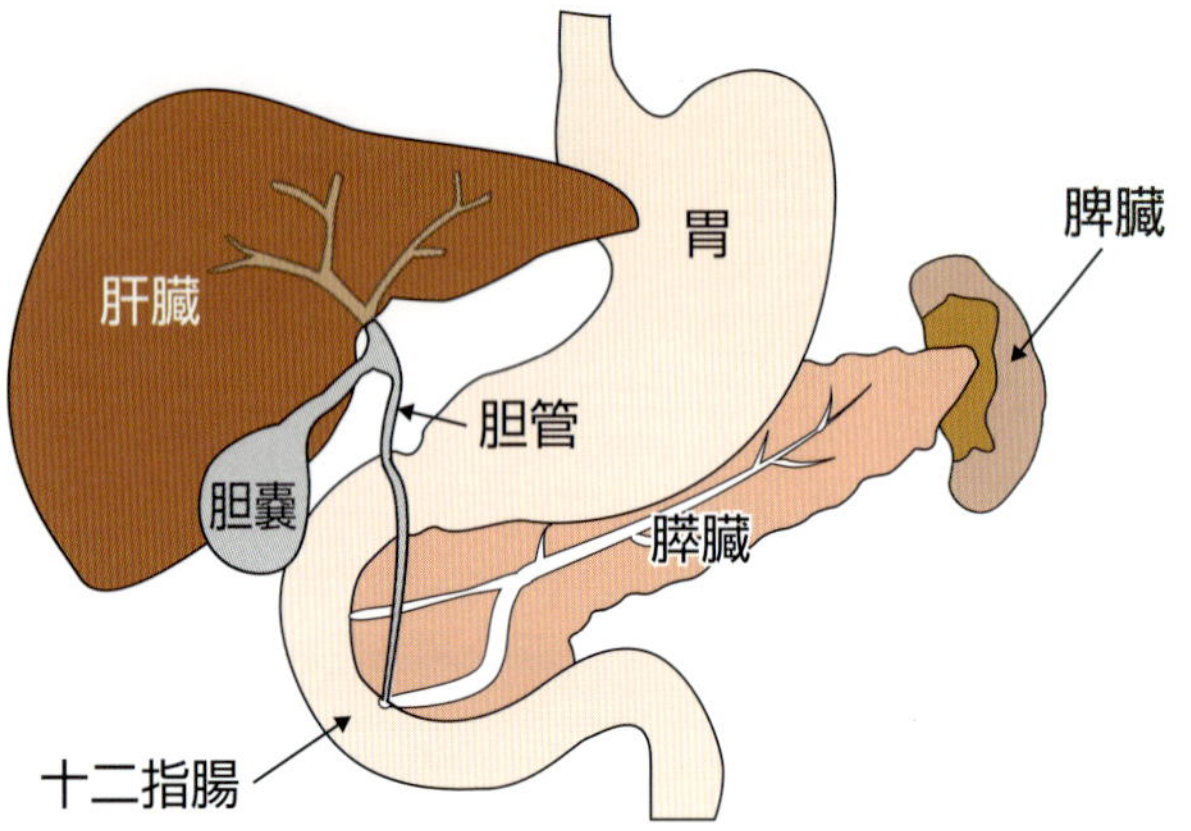

肝細胞がんの分子標的治療

「分子標的薬」は、病気の細胞（がん細胞など）の表面にあるたんぱく質や遺伝子をターゲットとして効率よく攻撃する薬です。肝細胞がんは、抗がん剤の効きにくいがんとして知られていましたが、２００９年に分子標的薬であるソラフェニブ（一般名）が有効性を証明し、保険承認されました。

長期間、このソラフェニブの次に使用できる薬、またソラフェニブに代わる薬がありませんでしたが、２０１７年レゴラフェニブ（一般名）が保険承認され、ソラフェニブによる副作用が軽度であった方に対して、２次治療として使用できるようになりました。

さらに２０１８年には、レンバチニブ（一般名）が切除不能肝細胞がんに対して保険承認されました。この薬はソラフェニブと同等の予後改善効果が確認され、ソラフェニブとともに肝細胞がんに対する初回治療薬として期待されています。

肝細胞がんの治療薬は、現在も多数の開発治験が行われています。すでにいくつかの薬は有効性が報告されており、近い将来、国内でも使用可能になると予想されています。薬の種類が増えると、どの薬をどのタイミングでどのような患者さんに使用するか、薬の使い方や副作用の管理がとても大切になってきます（図1）。

当院では化学療法導入に際して、医師・薬剤師・看護師・栄養士など多職種によるチーム医療を行い、安全で安心な治療を心がけています。

また肝細胞がんの予後改善のためには、新しい薬の開発は不可欠ですが、当院では他施設と共同で新しい薬の開発治験、また既存の薬をより有効に使うための臨床試験を行っています。

ソラフェニブ → レゴラフェニブ

近い将来期待されている薬
ラムシルマブ
カボサンチニブ
ニボルマブ
ペンブロリズマブ など

レンバチニブ → ソラフェニブ → レゴラフェニブ

図1　肝細胞がんに対する薬物療法

肝細胞がんに対する放射線治療（3D-CRT）と定位放射線治療（SRT）

高度に進行した肝細胞がんでは、肝臓の働きが低下していたり、全身状態・合併症のために標準的な治療（手術、RFA、TACE、分子標的薬）が行えない場合が少なくありません。

肝細胞がんに対する放射線治療（3D-CRT）は、少数例での報告が多く十分なエビデンスはありませんが、他の治療では期待できないような効果が得られることがあります。

当院では、脈管（門脈、静脈、胆管）への浸潤を伴う肝細胞がんや合併症のために、ほかの標準的な治療ができない患者さんに対して、十分な検討のもと治療選択枝の1つとして放射線治療を行っています。

放射線治療を有効に行うには、がんに対しては十分な照射を行いながら正常な肝臓や他の臓器への照射を減らす工夫が必要です。当院では、肝臓専門医と放射線治療専門医、放射線技師が協力し、安全・効果的に治療を行うことを心がけています。

また最近では、定位放射線治療（SRT）というがんに対し、多方向から放射線を集中させる方法が知られています。これは定位照射、ピンポイント照射とも呼ばれており、肝細胞がんでは「原発巣の直径が5cm以下で転移巣のない場合」に適応があります。通常の放射線治療（3D-CRT）と比べて治療効果が高く、治療期間が短いなどのメリットがあり、他の局所治療（RFA、TACEなど）が困難な場合に良い適応とされています。

局所治療が難しい部位にがんができてしまった患者さんや、内科的合併症のため他の治療法では危険を伴う場合など、当院では選択枝の1つとして定位放射線治療（SRT）を行っています（図2）。

3次元原体照射（3D-CRT）
（3D-CRT:Three Dimensional Conformal Radiation Therapy）

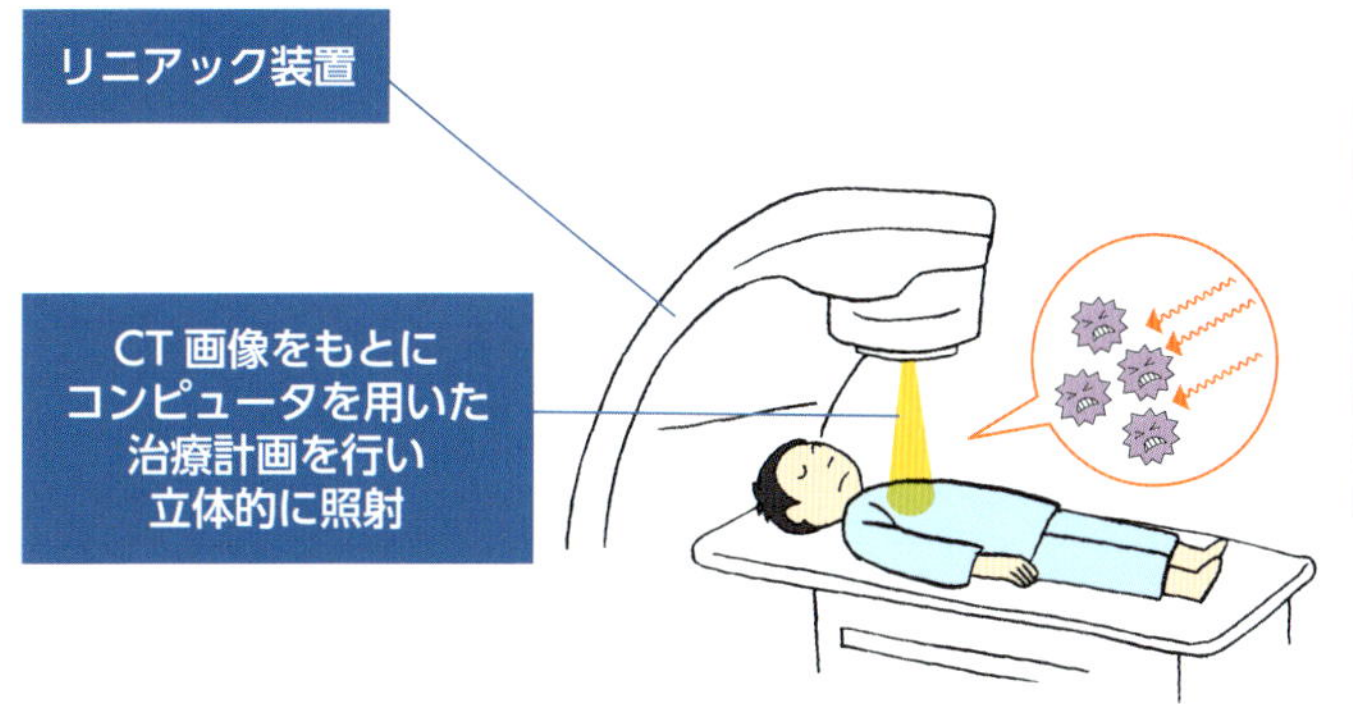

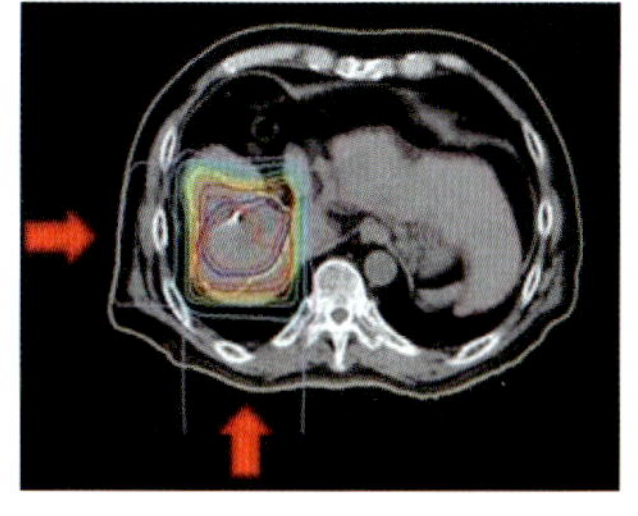

定位放射線治療（SRT）
（SRT:Stereotactic Radiation Therapy）

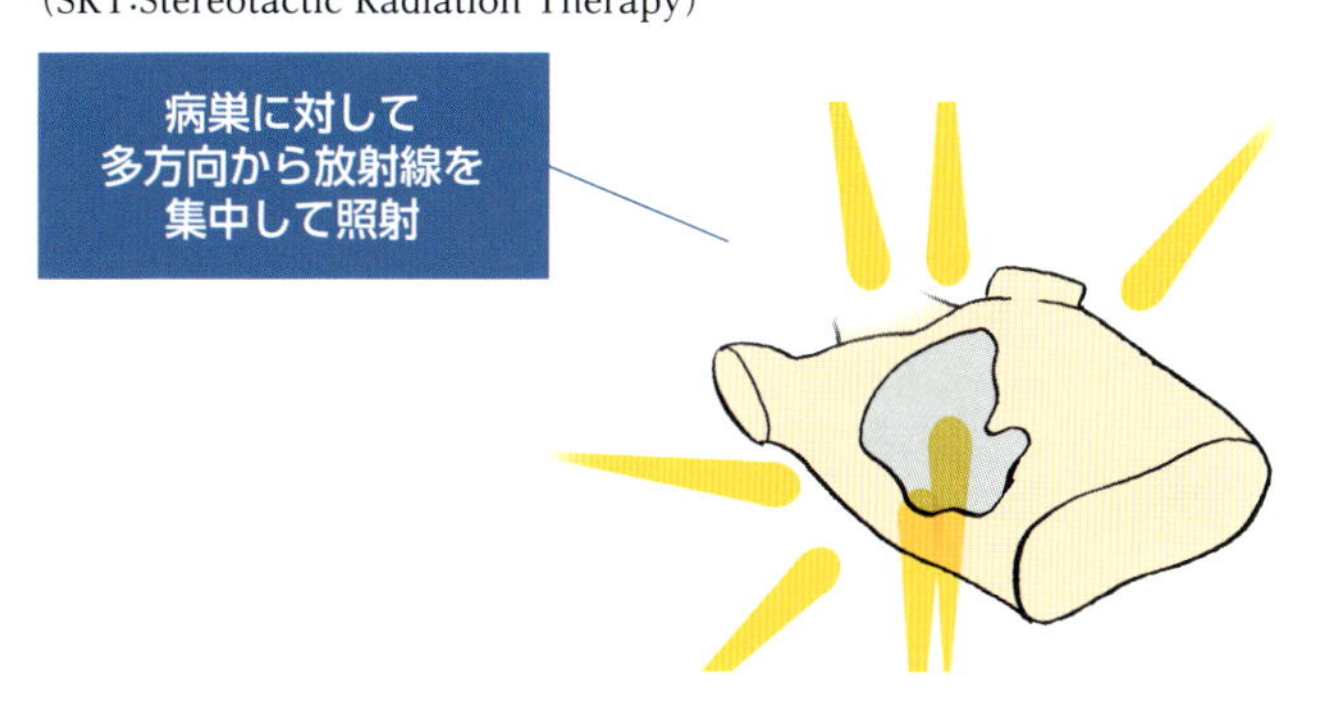

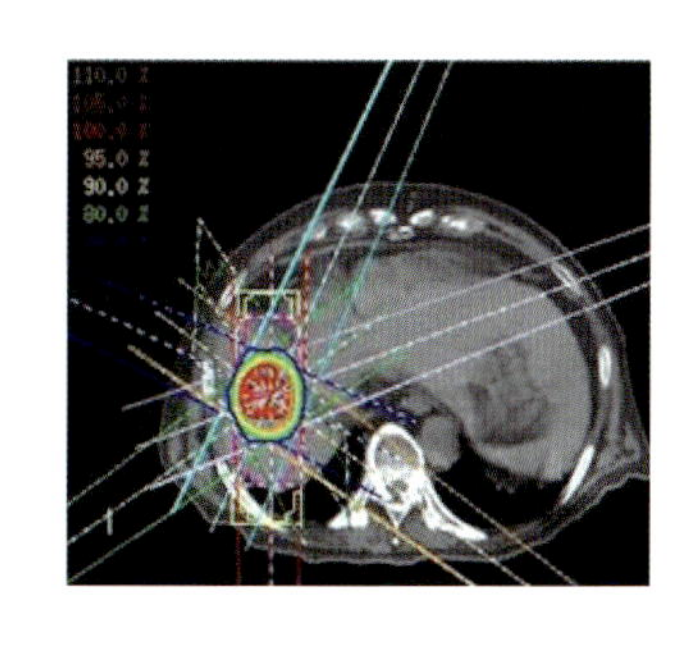

図2　肝細胞がんに対する放射線治療

コンバージョンサージェリーとは

膵臓がんの治療には切除、抗がん剤治療、化学放射線治療などがあげられますが、根治（こんち）の可能性のある治療は切除のみです（膵神経内分泌腫瘍については後述）。しかしながら、膵臓がんは発見するのが難しく、検診を定期的に受けている方でも進行した状態で見つかることはまれではありません。膵臓がん初診時には、造影CT、超音波、MRI、PET-CTといった画像検査を行います。重要血管への浸潤の有無や、肝、肺、腹膜といった他の臓器への転移の有無を判定します。これらの情報をもとに、①切除可能膵がん、②切除可能境界膵がん、③切除不能膵がんの3つに分けられます。その治療法は「図3」に示したとおりです。

切除可能膵がんの割合は約2割で、その他8割の症例は切除可能境界膵がんや切除不能膵がんと判断され、抗がん剤治療や化学放射線治療が第1選択となります。

近年は抗がん剤治療が進歩しており、最新の化学療法では約4割の方に腫瘍縮小が認められます。初診時に切除不能膵がんと診断されても、治療後に切除可能となり、手術を行う症例もあります。これをコンバージョンサージェリーといいます。すなわち初診時切除不能であっても、抗がん剤や化学放射線治療後に手術をすることで、膵臓がんサバイバーを増やそうという治療法です。

診断 / 標準治療

膵がん → 画像検査
- 切除可能膵がん（R） → 手術 → 術後補助化学療法
- 切除可能境界膵がん（BR） → 術前化学療法 → 手術 → 術後補助療法
- 切除不能膵がん（UR） → 化学療法、化学放射線療法 → 改善すれば → 手術？（コンバージョンサージェリー）

図3　膵がん診断治療の流れ

また、切除可能境界膵がんとは、初診時に切除可能かどうか悩ましい膵がん症例ということになります。この場合にも、まず、抗がん剤もしくは化学放射線治療を行い、治療効果を確認した後に手術することになります（図3）。

切除可能膵がんは、手術を行い、術後に抗がん剤治療を実施するのが一般的です。しかし、食道がんのように術前治療を行ってから手術を実施することが、標準治療となる日が訪れるかも知れません。

膵臓がんに対する腫瘍縮小効果のある抗がん剤が登場してから間もないこともあり、コンバージョンサージェリーが本当に有効かどうかについての検証は得られていません。切除可能膵がんに対する術前治療の効果も分かっていません。

しかしながら、膵臓がんサバイバーのほとんどは切除後の症例であり、臨床腫瘍医、放射線治療医と肝胆膵外科医が協力して、膵臓がんの予後向上を目指しています。

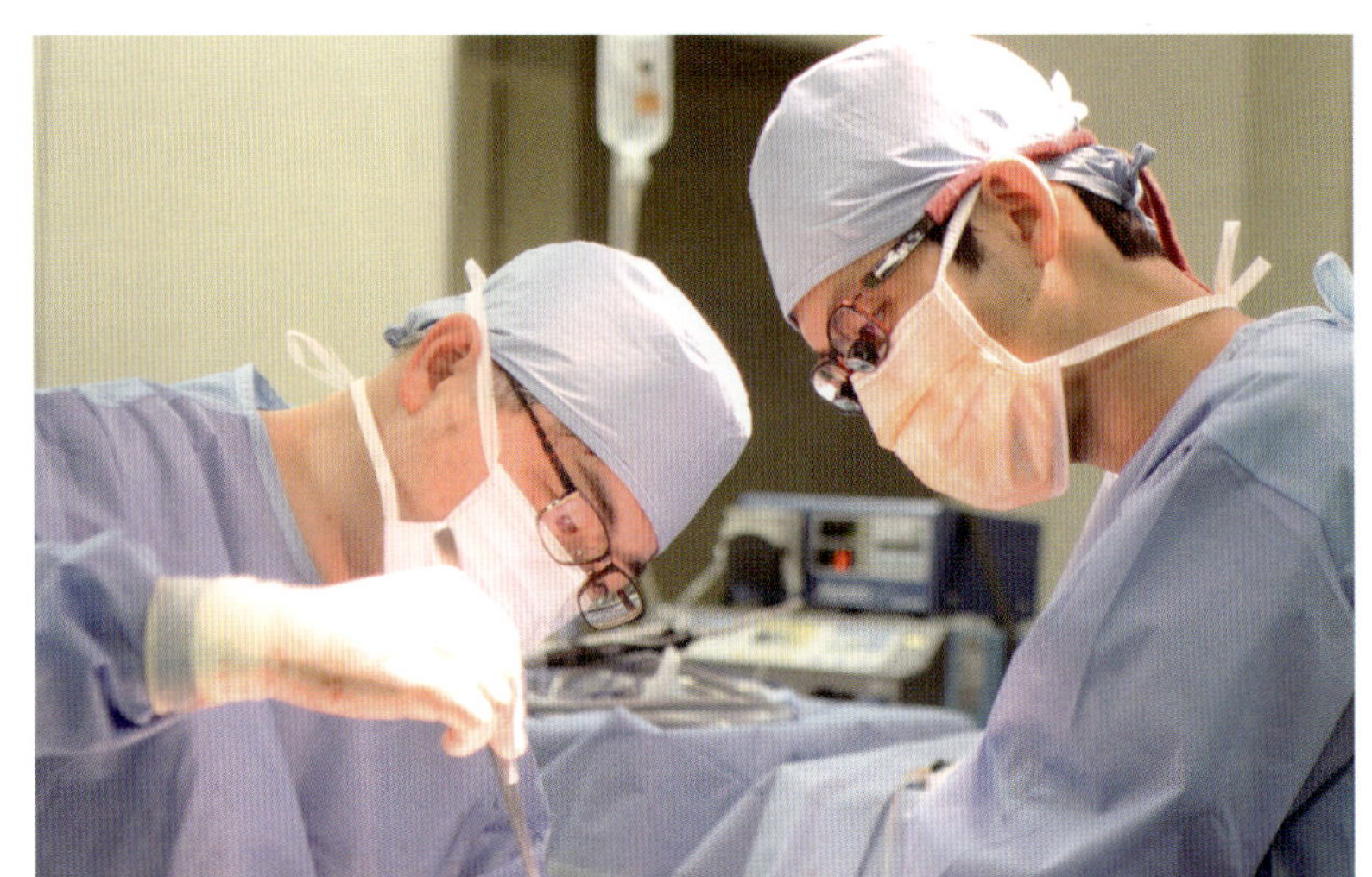

写真　切除手術の様子

膵神経内分泌腫瘍について

膵臓にできる悪性腫瘍の1つに膵神経内分泌腫瘍があります。まれな疾患ではありますが、年々増加傾向にあります。通常の膵臓がんとは違う細胞に由来する腫瘍のため、治療方法が膵臓がんと異なります。

診断は腫瘍から採取した組織を顕微鏡で確認して行います。また、神経内分泌腫瘍の存在を特異的に調べられるオクトレオスキャン（ソマトスタチン受容体シンチグラフィー）という方法が当院でも施行可能となり、診断の難しい症例や治療方法の選択に役立っています。

治療は、切除可能であれば手術が行われますが、切除の難しい症例に対しては、カテーテルを用いた治療（肝動脈塞栓術）や針を刺して腫瘍を焼灼するラジオ波焼灼術、そして薬物療法が行われます。

治療方法は腫瘍の部位や大きさ、個数によって決まります。さらに薬物療法では、腫瘍の悪性度や腫瘍量（肝転移）によって薬の種類が決まります。エベロリムスやスニチニブといった分子標的薬、細胞傷害性抗がん剤（いわゆる普通の抗がん剤）であるストレプトゾシンに加え、2017年にランレオチド（抗ホルモン剤）が保険適用となり、近年、薬の選択肢が増えてきました。また日本でも放射性核種標識ペプチド療法（PRRT）の臨床試験が行われており、今後、治療選択肢が広がると予想されています（表）。

当院では希少疾患である膵神経内分泌腫瘍の診断・治療にも力を入れています。

膵神経内分泌腫瘍に対する薬物療法	
ソマトスタチンアナログ	ランレオチド徐放剤
分子標的治療薬	エベロリムス
	スニチニブ
細胞傷害性抗がん剤	ストレプトゾシン
放射性核種標識ペプチド療法(PRRT) 本邦未承認(臨床試験中)	ルテチウムドータオクトレオテート (177Lu)

表　肝胆膵外科高度技能専門医

肝胆膵外科高度技能専門医とは

肝胆膵がんの手術は、その解剖学的な複雑さのために手術の中でも高難易度の手術となるものが多く、外科医としてはやりがいを感じるとともに、非常に気を遣うストレスのかかる手術となります。また、肝胆膵がん領域の手術成績は、症例の多い病院の方が少ない病院と比較して良好との報告もあります。

日本肝胆膵外科学会では、膵頭十二指腸切除術や肝葉切除術などを肝胆膵外科高難易度手術と認定し、これらを安全に施行できる医師を消化器外科専門医の中でも、肝胆膵外科高度技能専門医として認定する事業を2011年より開始しました。きびしい書類審査と、ビデオ審査によって肝胆膵高難易度手術を主体的に、安全に執刀することができると判断された場合に認定されます。2018年現在、全国で185人の認定医師が活躍しており、その在籍病院は、肝胆膵高難易度手術が安全に提供できるという施設の目安になります。当院には、現在1人の肝胆膵外科高度技能専門医が在籍しています。

以上、肝胆膵領域がんの新しい治療などについてお話ししました。私たちは内科医、放射線科医、外科医がチームを組み、個々の患者さんについて検討し、最良の治療が届けられるように日々頑張っています。

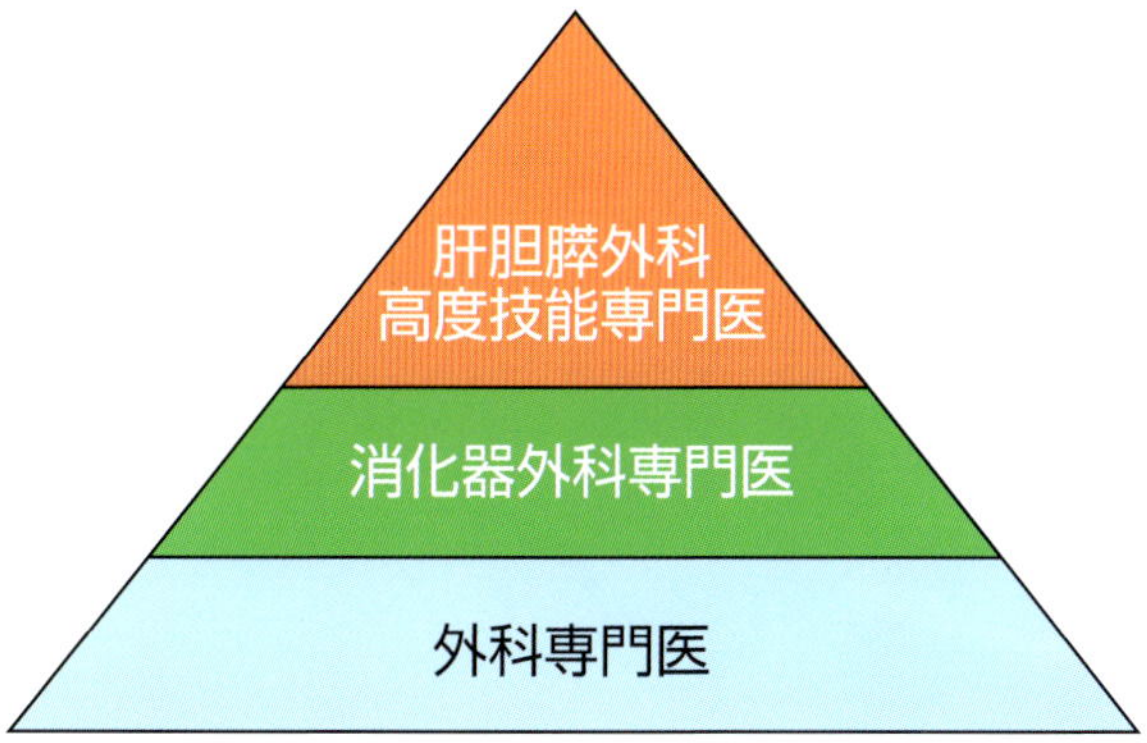

図4　肝胆膵外科高度技能専門医

前立腺がんと闘う
診断から最新治療まで

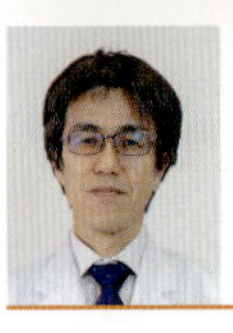

泌尿器科
統括診療部長 **橋根（はしね） 勝義（かつよし）**

前立腺がんは増えています

一生涯で前立腺がんになる確率は11人に1人と計算されています。2018年のがん統計予測では、胃がんや大腸がん、肺がんについで前立腺がんは男性がんの中で第4位です（国立がん研究センターがん情報サービス／2018年）。ここまで前立腺がんが増加してきた主な理由は、社会の高齢化と食生活の欧米化です。一昔前まで前立腺がんは、腰痛など、骨転移の症状が出て初めて診断されていましたが、今は違います。早期発見が可能になり、完全に治すことが可能ながんになってきました。では、どうすれば早期発見できるのでしょうか？ それは血液検査です。

血液に中にある「PSA」という腫瘍（しゅよう）マーカーを測定することで、がんの疑いのある人を見つけることができます。PSAが正常値である4を超えると40％以上、さらに10を超えると75％以上、20を超えるとなんと90％以上の人に前立腺がんが見つかります（当院データ）。血液検査はどこでもできます。かかりつけ医や各自治体が行っている検診でも可能です。当院は、1993年から検診の取り組みを開始しています。初期の前立腺がんには症状はありません。検診を受けて早期発見に努めましょう。

最新治療について
——手術と放射線

前立腺手術はロボット手術です。ロボット手術といっても、正式にはロボット支援手術ですので、現時点ではロボットが手助けをしてくれる手術ということになります。しかし、この手助けは素晴らしいシステムで、これまでの手術の概念を変えてしまいました。医師は操縦席に座り、ロボットアームに装着した手術器具をコントロールします。

ロボット支援手術の特徴は、①自由に動く手術器具と3次元画像により、繊細で安全な手術操作が可能であること、②術中出血量の減少と術後早期回復が期待できることが挙げられます。また尿失禁や性機能を含む機能温存において、ロボット支援手術の方が優

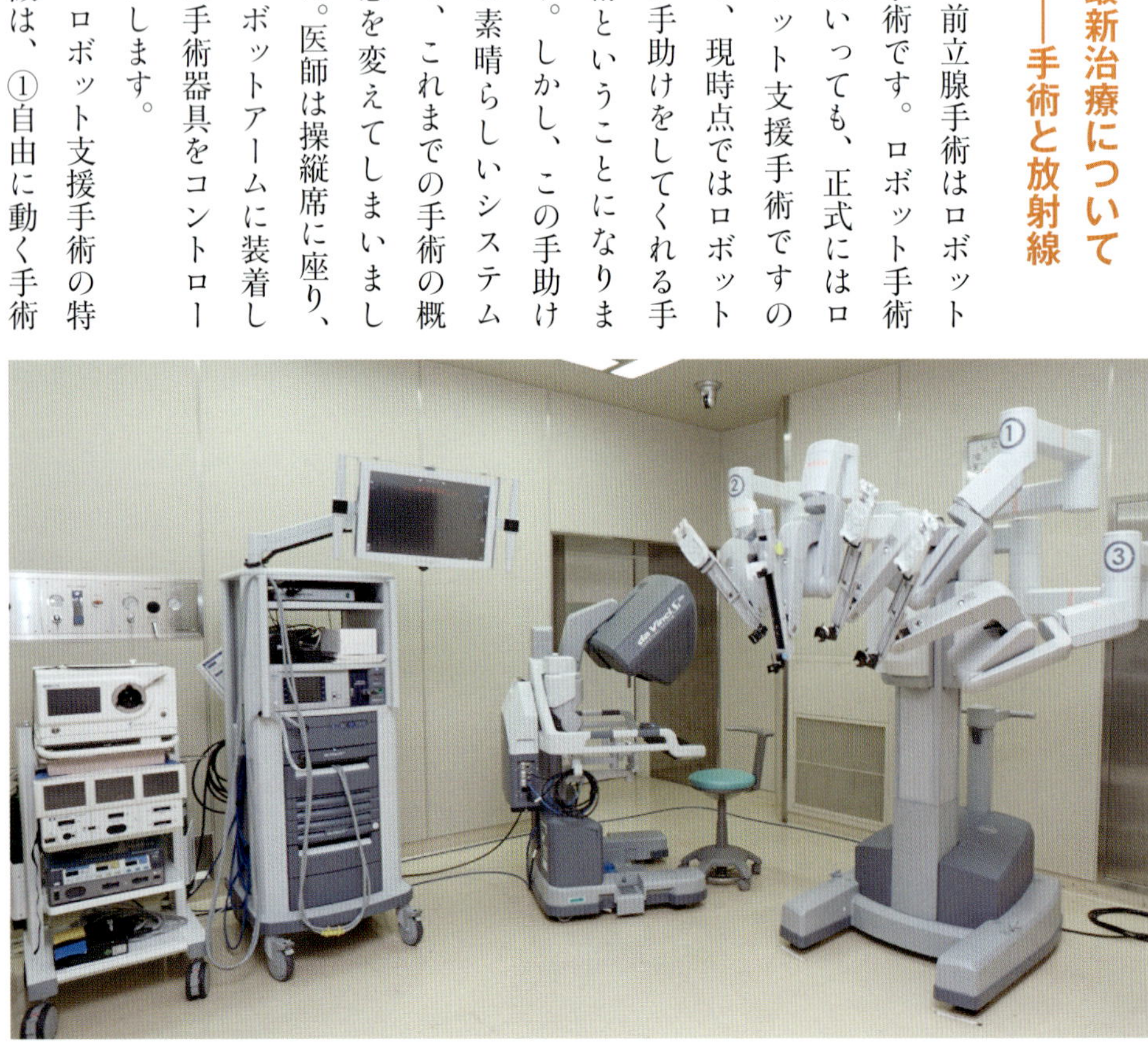

写真 ダビンチサージカルシステム

れていると考えられています。しかし、ここで重要なことはロボットを操縦するのは人だということです。つまりロボットの頭脳は人なのです。いくら道具が良くても緻密な作戦が立てられないと、がんとは闘えません。

　前立腺がんは、放射線治療でもやっつけることができます。放射線治療にはいくつかの方法がありますが、ここでは当院が愛媛県下でも、いち早く開始したブラキセラピーについて紹介します。

　ブラキセラピーは前立腺の内部から放射線を当てる方法です。通常の放射線は体外から当てますので外照射と呼ばれますが、ブラキセラピーは体内からの照射ですので組織内照射とも呼ばれます。放射線を密封したカプセルを前立腺の中に入れていきます。カプセルはチタン製で、長さ4・5㎜、直径は0・8㎜です。前立腺の大きさで異なりますが、通常60個から80個挿入します。ブラキセラピーの治療時間は約2時間です。放射線治療については「放射線治療」66ページをご覧ください。

前立腺
線源を充填したカートリッジ
線源挿入具（アプリケーター）
膀胱
直腸
アプリケーター針
超音波探触子（プローブ）

図　ブラキ

QOLは大事です

　前立腺がんの治療法を決めるときには、自分のがんがどのような進行度か、悪性度がどの程度かなどの説明を十分に受け、理解することが大切です。また、前立腺がんの治療では、治療後に排尿・排便・性機能に影響を及ぼすことが知られています。そのため、治療後の体の変化、特に排尿状態や性機能についても十分理解し、QOL（生活の質）の低下を最小限にとどめることも必要です。前立腺は排尿に関係していますので治療により、どうしても影響を受けてしまいます。私たちは、なるべく影響が出ないように治療を行いたいと考え実行していますが、治療後の変化をあらかじめ理解していただき、それに対応してもらうことが重要です。

　この問題に対して、当院ではこれまでに多くの患者さんに協力していただき、QOLのデータを集めて解析してきました。治療法決定時には、そのデータを説明し参考にしてもらっています。特に、根治（こんち）療法である手術と放射線治療に関しては悩まれる方が多くいます。当院では、どの治療法も熟知しており、QOLも含めて適切なアドバイスができます。他院からのセカンドオピニオンにも数多く対応しており、放射線治療医から直接話を聞くこともできます。さあ、皆であなたに適した治療法を決めましょう。

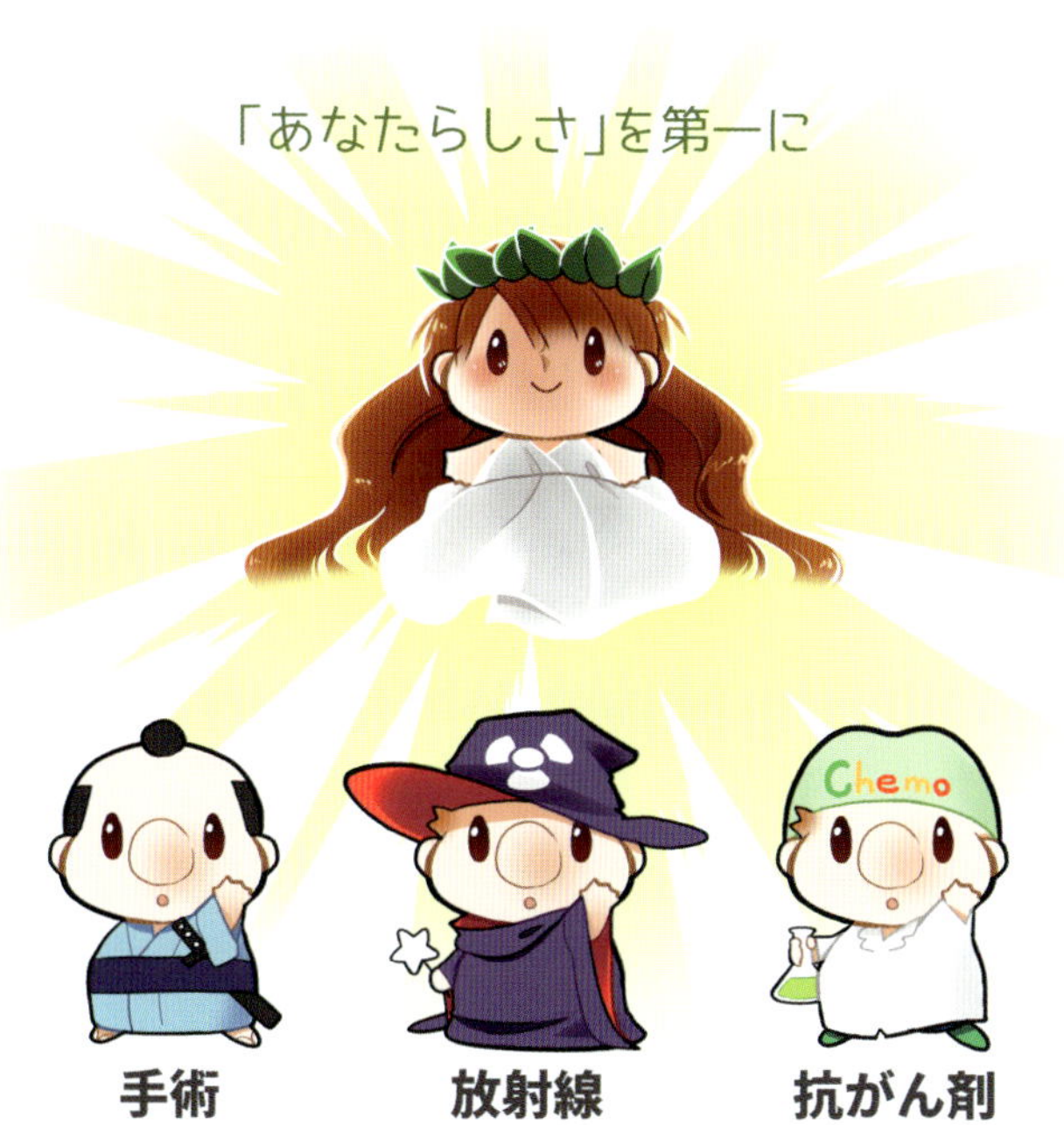

膀胱がん、腎臓がんと闘う

QOL（生活の質）を保つための最新治療

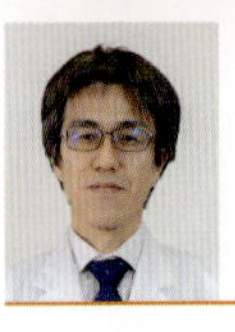

泌尿器科
統括診療部長　橋根 勝義

膀胱がんは喫煙で増えます

膀胱がんは、前立腺がんほど多いがんではありませんが、泌尿器科領域では2番目に多いがんで、年々増加しています。膀胱がんは喫煙で増えるがんです。喫煙によって増えるがんは肺がんだけではありません。

初期症状として多くみられるのは血尿です。肉眼で確認できる血尿のこともあれば、検診で初めて確認できる程度の血尿のこともあります。検診は膀胱がんの発見にも役立ちます。診断は膀胱ファイバーで直接腫瘍が確認できればすぐに可能で、検査に要する時間も数分です。腫瘍が確認されれば手術で腫瘍を切り取ります。この手術は内視鏡的な手術で、下半身麻酔で行います。この手術により初めて正確なステージが診断され（筋肉内のがんの有無）、その後の治療が決まります。

膀胱がんの最新治療――QOLを保つために必要なこと

治療は膀胱の筋肉にがんがあるかないかで大きく異なります。筋肉内にがんがない場合、膀胱を摘出する必要は特殊なケースを除きありません。一方、筋肉内にがんがある場合は膀胱摘除が一般的です。尿を溜める膀胱を摘出しますので、尿路変向術（尿の出口を作成する手術）が必要になります。この尿路変向が重要なのです。

尿路変向術はいくつか存在し、尿を溜めることができる方法（図1）と尿を溜めることができない方法に分かれます（図2）。蓄尿可能な尿路変向は新膀胱とも呼ばれ、小腸を使って袋を作成し尿道につなぎます。そのため手術傷以外の外観の変化はなく、手術前と同じように尿道から排尿できます。

一方、蓄尿できない尿路変向では体に集尿袋を貼り付けることが必要と

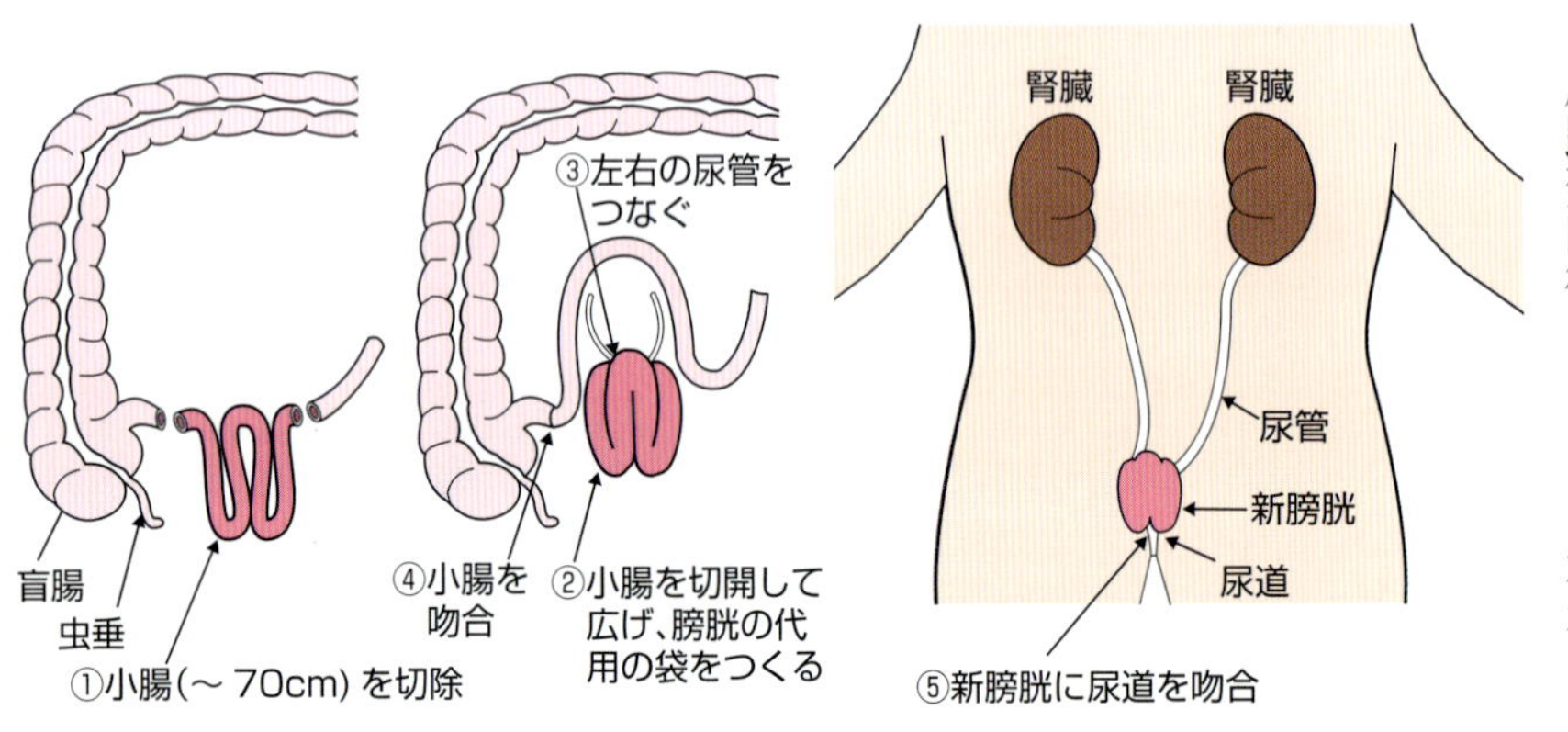

図1　新膀胱

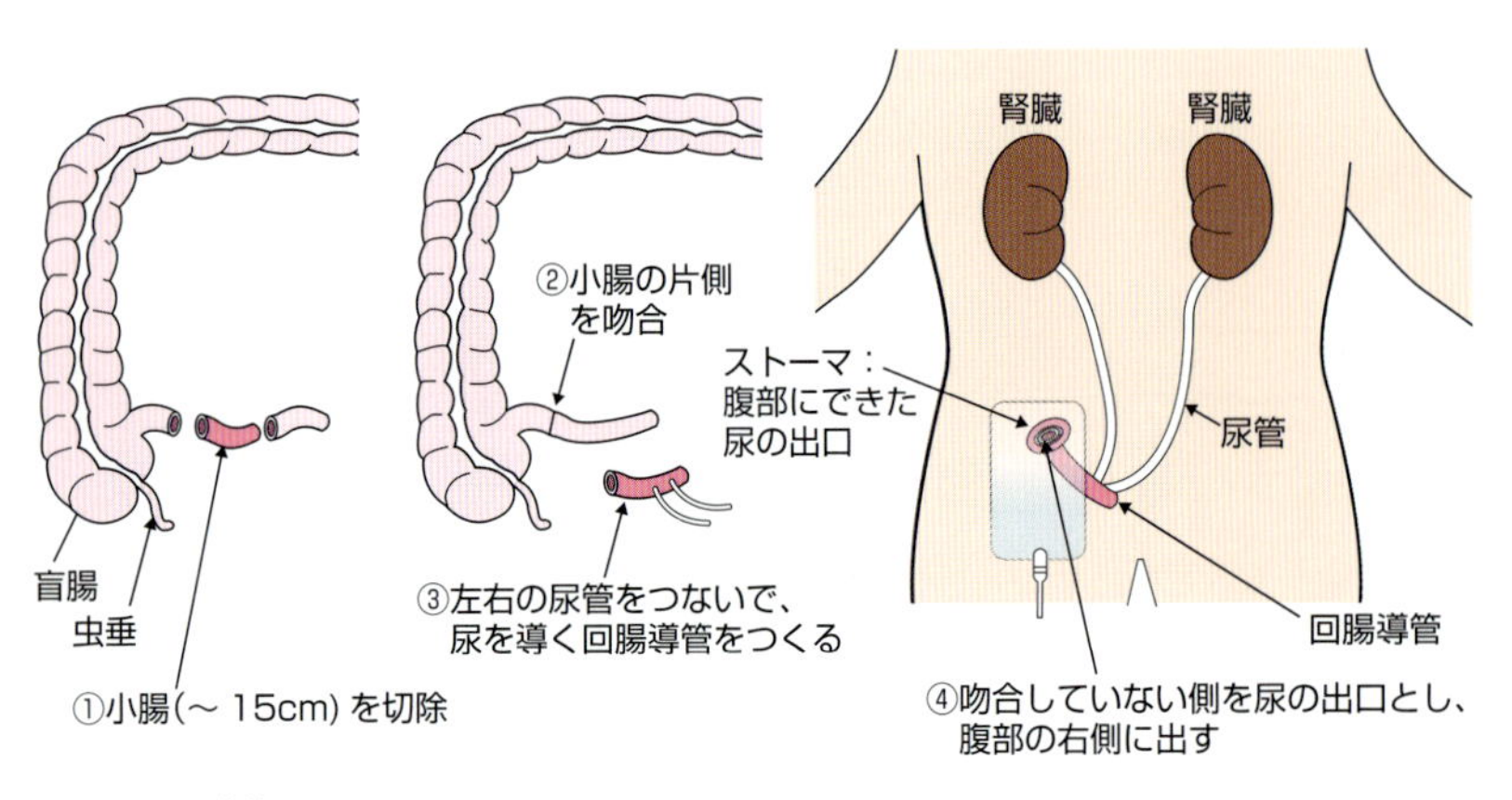

図2　回腸導管

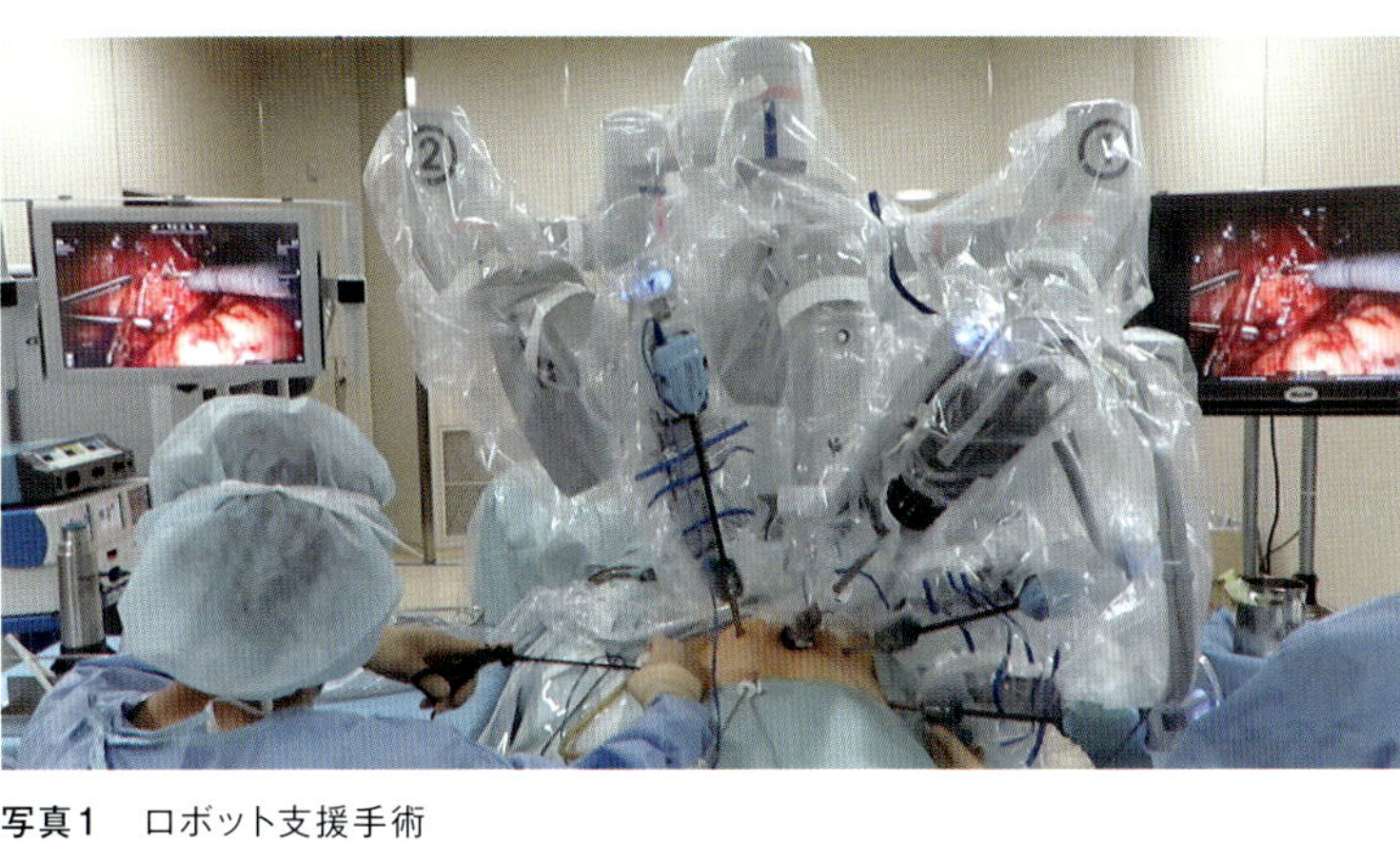

写真1　ロボット支援手術

なります。尿路変向にはそれぞれ利点、欠点があり、また体の状況やがんの進行度により、すべての方法が選択肢になるとは限りません。しかし、蓄尿できない尿路変向では外観上の変化や、集尿袋の交換などからＱＯＬ（生活の質）の低下を引き起こしますので、当院では可能な限り、新膀胱を勧めるようにしています。

また手術自体も進歩してきました。従来、開腹手術しかなかった膀胱全摘除術も腹腔鏡が導入され、さらに2018年からはロボット支援手術も可能になりました（写真1）。ますます患者さんにやさしい手術になってきています。

腎臓がんは手術が第1選択

腎臓がんの治療は、最近目覚ましい変化が現れました。新しいタイプの抗がん剤（分子標的薬と免疫チェックポイント阻害剤）の登場です。これまで、腎臓がんに効果のある抗がん剤はほとんどなく、手術ができない、あるいは手術後に再発してきた、などの場合には効果的な治療法がありませんでした。しかし、新しい抗がん剤の登場により、進行した場合の治療も可能になりました。しかし、それでも腎臓がんの治療は手術が大原則ですし、そのためには早期発見が大変重要なのです。

では、どうすれば早期発見できるのでしょう。腎臓がんの症状として血尿、腹部腫瘤、疼痛（腰背部痛）がありますが、これらは検診のなかった時代の古典的な症状で、かなり進行しないと現れません。現在、発見される腎臓がんの70％以上は偶発がんです。偶発がんとは、症状がなく発見される腎臓がんのことで、例えば人間ドックで行った超音波検査で偶然発見された、などのケースです。早期発見をするためには検診が必須です。

第1選択の手術ですが、腎摘除術と腎部分切除術があり、それぞれの手術に開腹手術と腹腔鏡手術があります。今は低侵襲手術の時代ですので、可能な限り腹腔鏡で行っています。腎摘除術か部分切除術かの選択ですが、当院では、腫瘍径が4cm以下であればロボット支援腎部分切除術を行っています。最近の研究では、腎摘除術後に長期間経過すると腎機能の低下をきたし、そのことに起因する合併症（例えば心血管系の病気）での死亡率が上昇することが報告されています。そのため、腎部分切除術の適応はますます拡大されています。特に2016年からはロボット支援腎部分切除術が可能になり、7cm以下の早期がんであれば、腎部分切除術がロボット支援手術で行える時代になってきました。腎部分切除術に対するロボット支援手術の恩恵は大きく、腹腔鏡では困難だった血管周囲の腫瘍や、腎臓の中に埋没している腫瘍でも安全に手術できるようになりました。

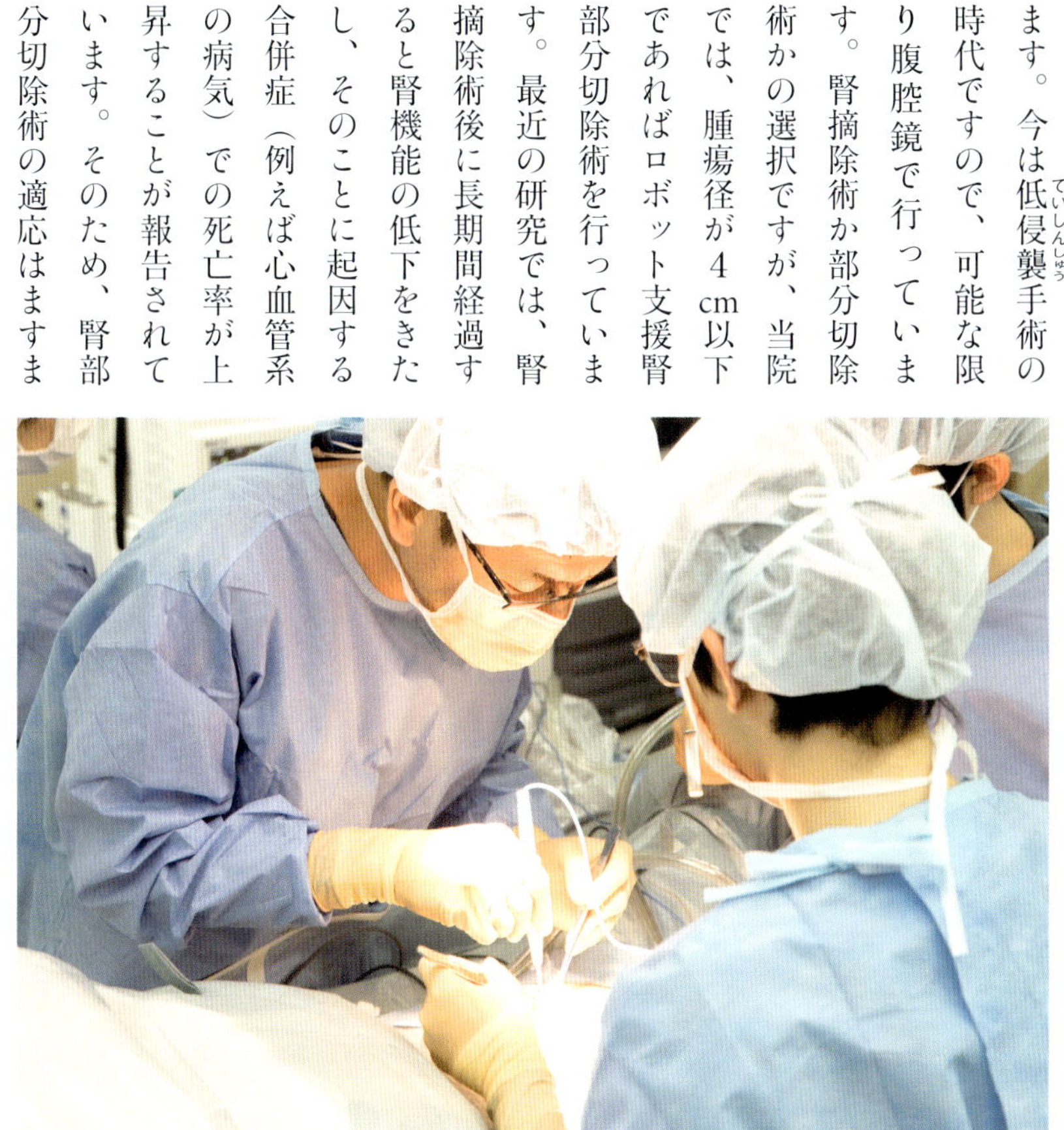
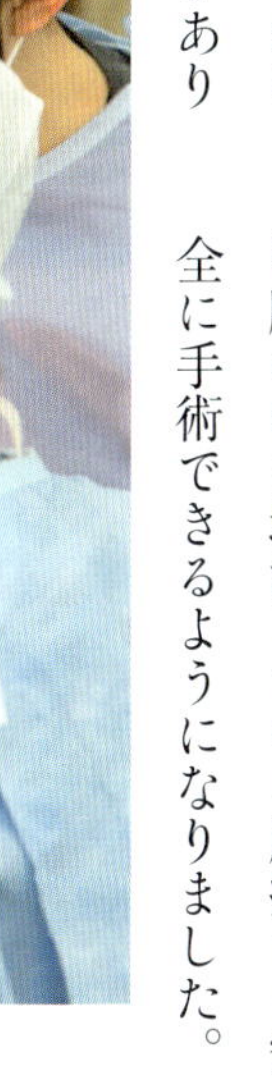

写真2　開腹手術の様子

頭頸部がんと闘う
――がん専門病院としての底力が試される領域

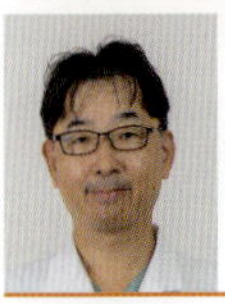

頭頸科・甲状腺腫瘍科
第二病棟部長 **門田 伸也**

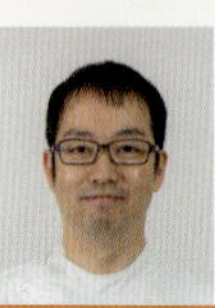

頭頸科・甲状腺腫瘍科
頭頸科・甲状腺腫瘍科医師 **花川 浩之**

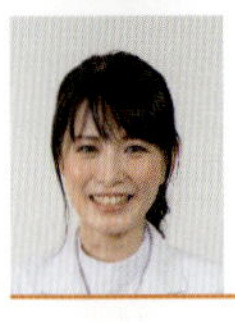

頭頸科・甲状腺腫瘍科
頭頸科・甲状腺腫瘍科医師 **橋本 香里**

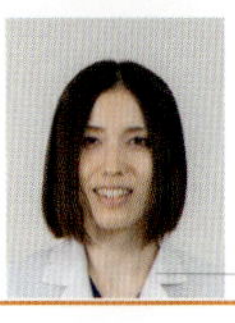

頭頸科・甲状腺腫瘍科
頭頸科・甲状腺腫瘍科医師 **岡 愛子**

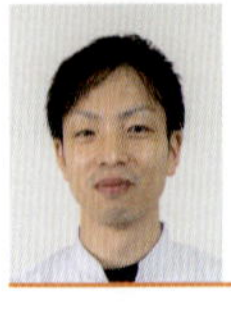

頭頸科・甲状腺腫瘍科
頭頸科・甲状腺腫瘍科医師 **河野 崇志**

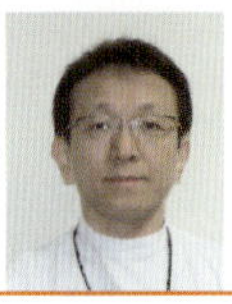

形成・再建・皮膚腫瘍外科
特命副院長 **河村 進**

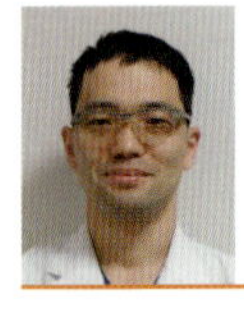

形成・再建・皮膚腫瘍外科
形成・再建・皮膚腫瘍外科医師 **山下 昌宏**

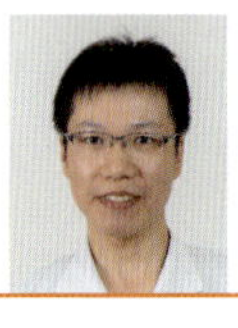

形成・再建・皮膚腫瘍外科
形成・再建・皮膚腫瘍外科医師 **藤田 悟志**

頭頸部がんを知ってください

頭頸部がんといっても、皆さんにはなじみがないかもしれません。「とうけいぶがん」と呼びます。

頭頸部領域とは鎖骨より上の顔や首の部分を指します(図1)。ただし、脳の病変は脳外科で、目の病変は眼科で専門に取り扱いますので除外します。この狭い領域にさまざまながんができることがあります。息をしたり、食事をしたり、しゃべったりと大切な仕事をしているところなので、そこにがんができるといろいろ困ったことが起きます。

その治療には耳鼻咽喉科・頭頸部外科を中心に、放射線治療科、形成外科、歯科など多くの領域の専門医、専門看護師、リハビリスタッフの総力を結集して行う必要があります。治療の内容は手術、放射線治療、抗がん剤治療、分子標的薬治療、免疫治療などさまざまです。どの病院でもできる治療ではないので、一般には大学病院やがんセンターなど、がん診療連携拠点病院への受診が望ましいと考えます。

それでは代表的な頭頸部がんとその治療について説明します。

舌・口腔のがんは若い人でもなることがあります

口の中のがんというと、どんながんを思いつきますか？

代表的なのは舌がんで、口の中のがんのうちの約6割を占めます。そのほかにも歯ぐき（歯肉）にできるがんや舌の裏側（口腔底）にできるがんも結構あります。口内炎が治らないなあと思っていたらだんだん広がってきて、病院に行ったら実はがんだったというケースもあります。入れ歯の金具やとがった虫歯が周りの粘膜を傷つけて発がんすることも多いので、歯医者さんで見つかることもよくあります。

口の中は、しゃべったり食事をしたりで四六時中刺激を受けている場所です。口の中の粘膜は小さな傷もすぐ治るように細胞分裂も盛んな場所なので、がんの勢いも強い傾向があります。20歳代の若い方でもかかる場合がありますし、80歳の方でもがんの進行は必ずしもゆっくりとは限りません。がん細胞の特徴としては放射線や抗がん剤も有効ですが、副作用や効果の点から考えると手術で取り除くことが最も大切です。

また、口の中のがんでは首のリンパ節への転移が、よく起こりやすいとされます。進行度にもよりますが、その頻度は30～50％といわれています。専門的な画像検査をしっかり行って、転移のある頸部リンパ節に対する治療を追加することも大切です。

「舌を切ったらしゃべれなくなりませんか?」とよく聞かれます。それに対して、「舌可動部(前の方)を半分近くまでとっても普通にしゃべったり、ご飯を食べたりできるようになります」とお答えする場合が多いです。それ以上とらないといけない場合には、種々の再建手術を組み合わせることで、ずいぶんと機能回復が得られます(「頭頸部がん手術の可能性を切り開いた再建外科の進歩とは」108ページ参照)。

ちなみに当院で過去5年間に進行した舌がんに対して、舌を半分以上摘出された方でも再建手術をうまく組み合わせることで、14人のうち12人(86％)で退院時には完全に口から食事ができるようになっています。

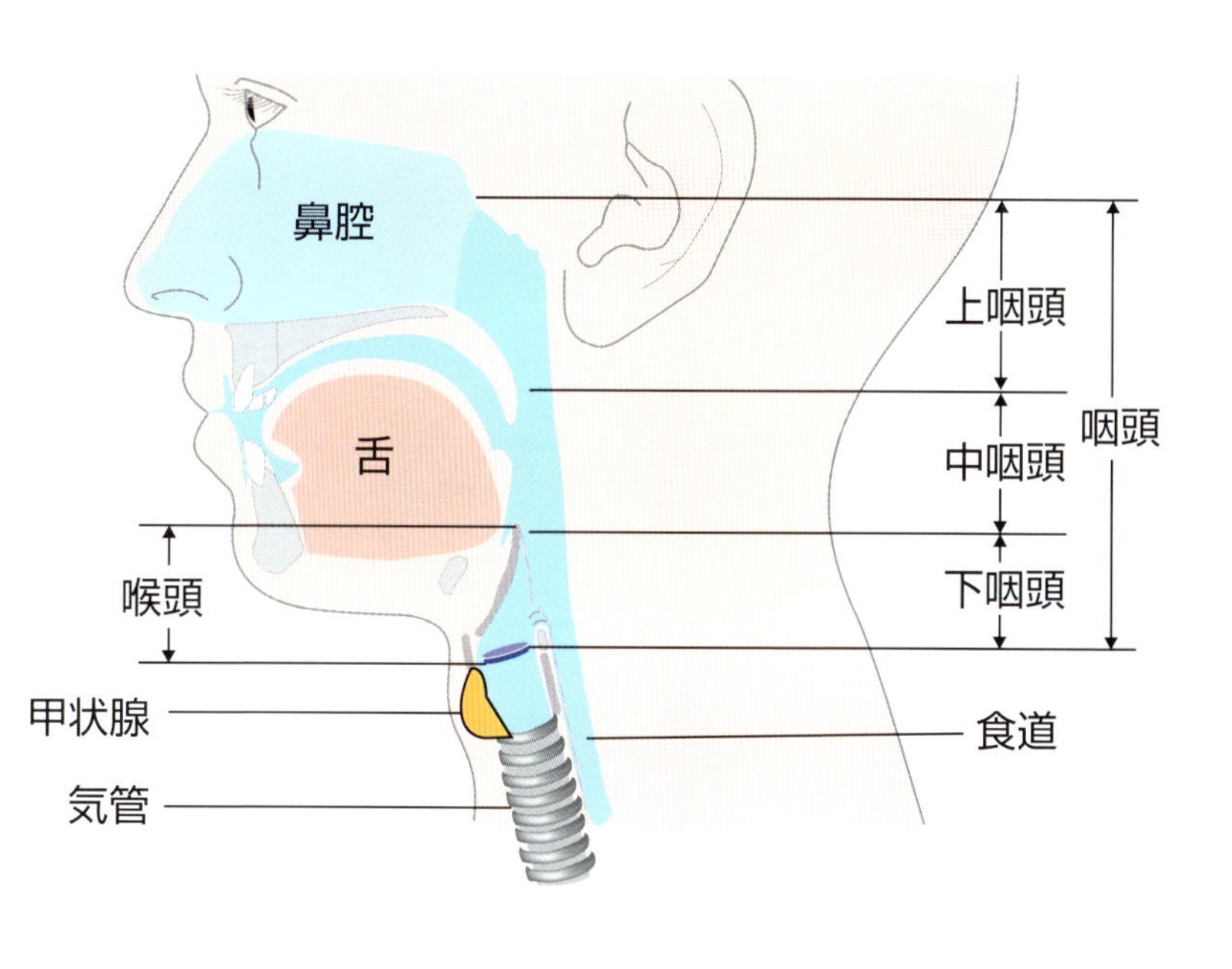

図1 頭頸部の解剖図

咽喉頭がんの3大原因とは ——タバコとお酒とウイルスです

咽頭や喉頭とは、ズバリ「のど」のことをいいます。食事の通過は咽頭(食道から胃につながっています)、声を出す主体は喉頭(気管から肺につながっています)が担っています。私たちの体は無意識のうちにご飯は食道へ、空気は肺へ交通整理できるようになっています。その交差点が中～下咽頭です。

咽頭がんや喉頭がんが起きる原因は大きく3つあります。

以前から指摘されてきた原因の代表格はお酒とタバコです。昔から「酒は百薬の長」とはいいますが、実は口腔がん、中咽頭がん、下咽頭がん、食道がんなど多くのがんの発生に関係します。アルコールそのものよりもそれが分解されたときにできるアルデヒドという物質が悪いとされています。特に最初の一杯でポッと赤くなる方は「フラッシャー」といって、このアルデヒドを解毒する酵素が少ない体質なのです。「昔は真っ赤になったけど、部活や会社で鍛えられて今は平気だ」という方も、遺伝子そのものは一生変わりませんから要注意です。お酒を一滴も飲んではダメとは言いませんが、「酒は命を削るカンナ」という言葉も忘れないようにしてください。

一方、タバコは体質と関係なく発がんの強い原因となります。がんの治療に際してもタバコを多く吸っている方は治りが悪いとされています。私たちが、「禁煙! 禁煙!」と口うるさく言うのはそのためです。当院では、治療開始前から禁煙外来で専門の医師がしっかり相談にのってくれます。

もう1つ、発がんのメカニズムと

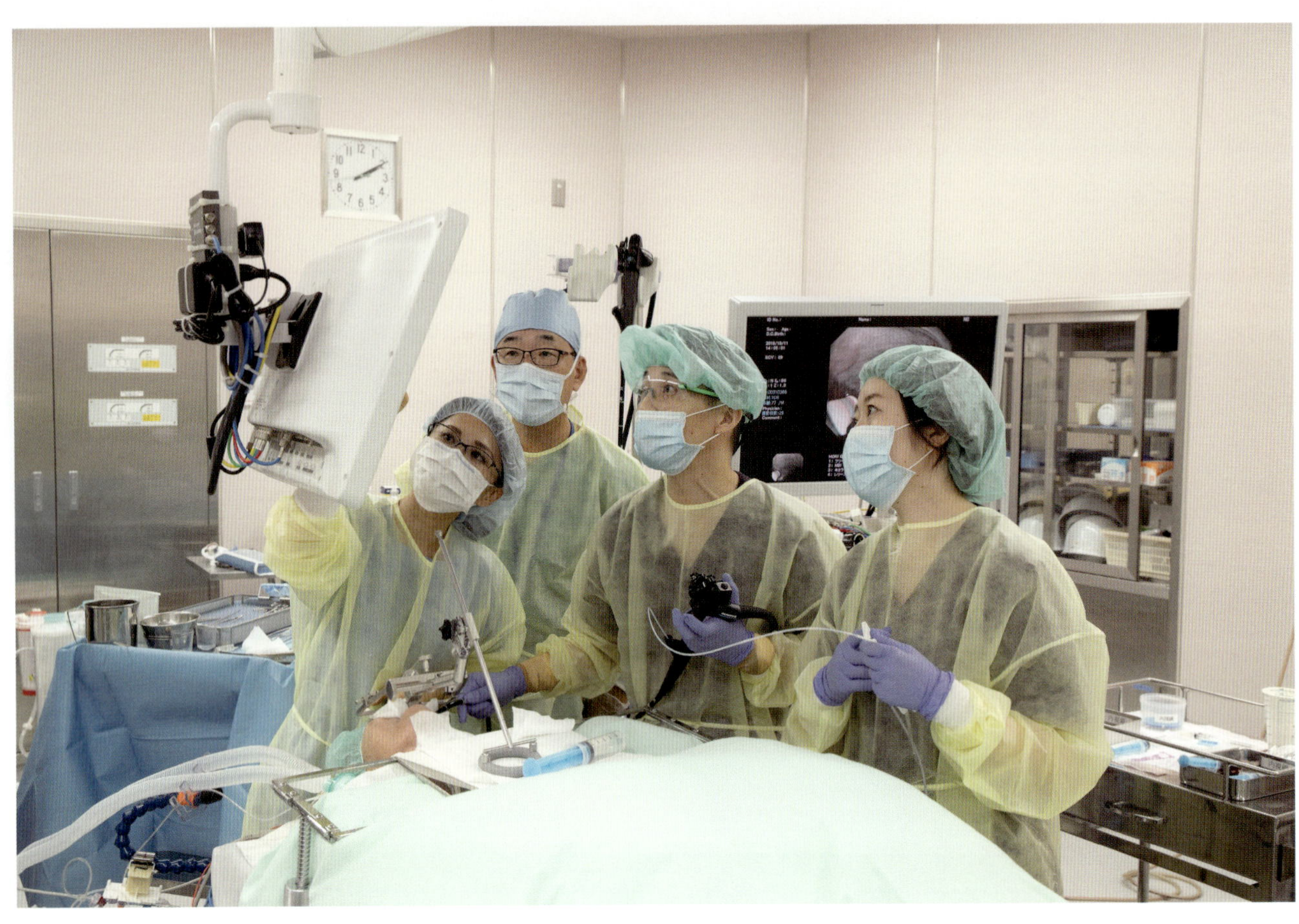
写真1　下咽頭がんの内視鏡手術

して注目されてきたのはウイルスによるものです。上咽頭がんのEBウイルス、中咽頭がんのHPVウイルスが代表的です。特に最近は、中咽頭がんでこのタイプのものが増加しています。お酒・タバコの発がんには、かなりの時間が必要になるので高齢の男性が圧倒的に多いですが、ウイルスによる中咽頭がんの場合には比較的若い方や女性にもみられます。幸いなことに、お酒・タバコでできた中咽頭がんよりも、かなり治療成績が良いとされています。

　このように、ひとくちに「のど」といっても発生のメカニズムや治療に対する反応が異なりますので、治療に際しては主治医の先生とよく相談することが大切です。一般に早期がんでは内視鏡治療（写真1、2）や放射線治療、喉頭部分切除術などが適応されることが多く、進行がんでは化学放射線治療（放射線と抗が

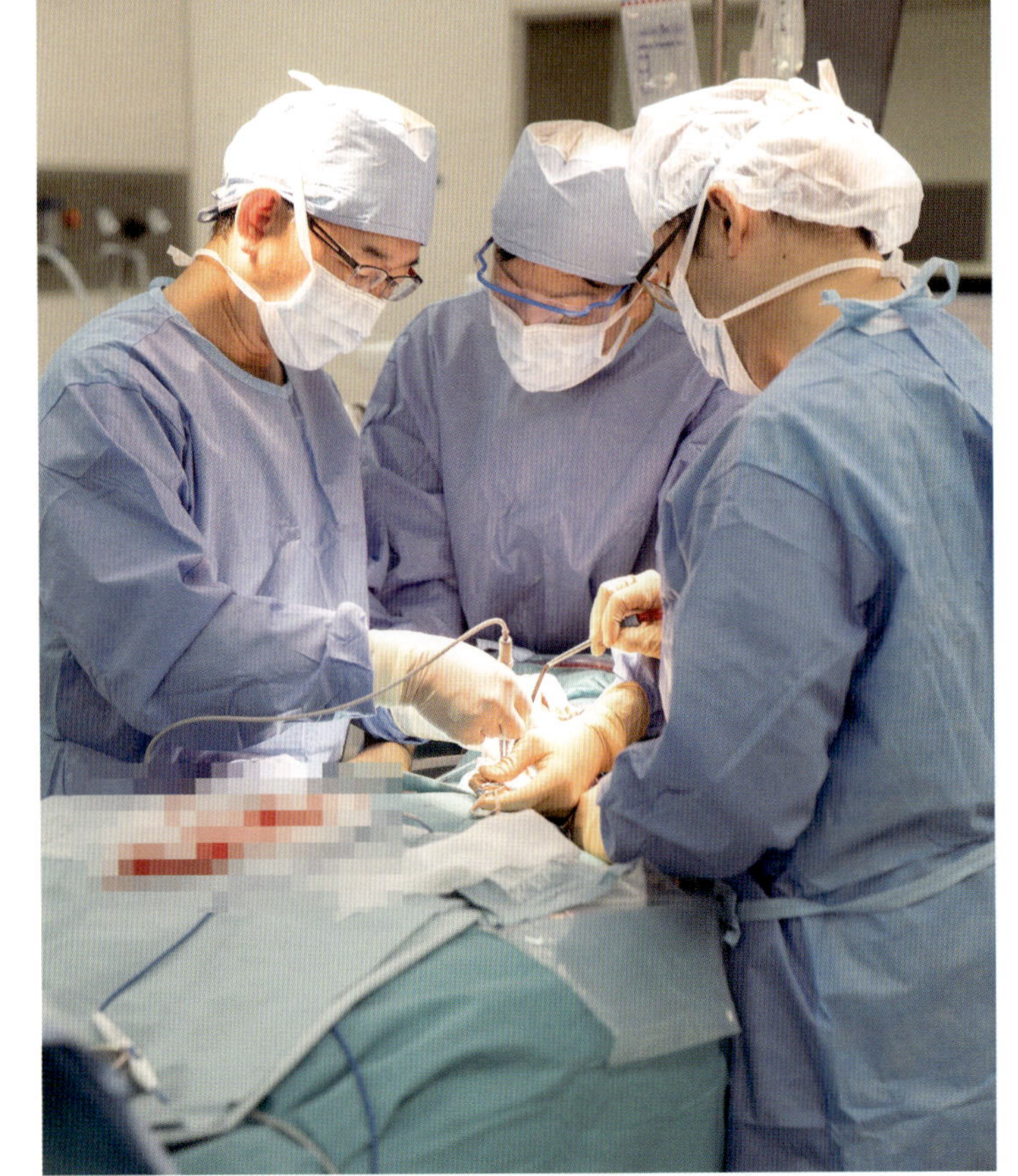
写真2　甲状腺手術の様子

ん剤の同時投与）や喉頭全摘も含めたしっかりとした手術を考えないといけません（図2A、B）。

声を失うということは普段思いもしない出来事です。とてもつらい選択ですが、命を救うためにはどうしても「のど」を残せないという場合もあります。その際には代用音声のリハビリも積極的に行っていますので、一緒に考えていきましょう。

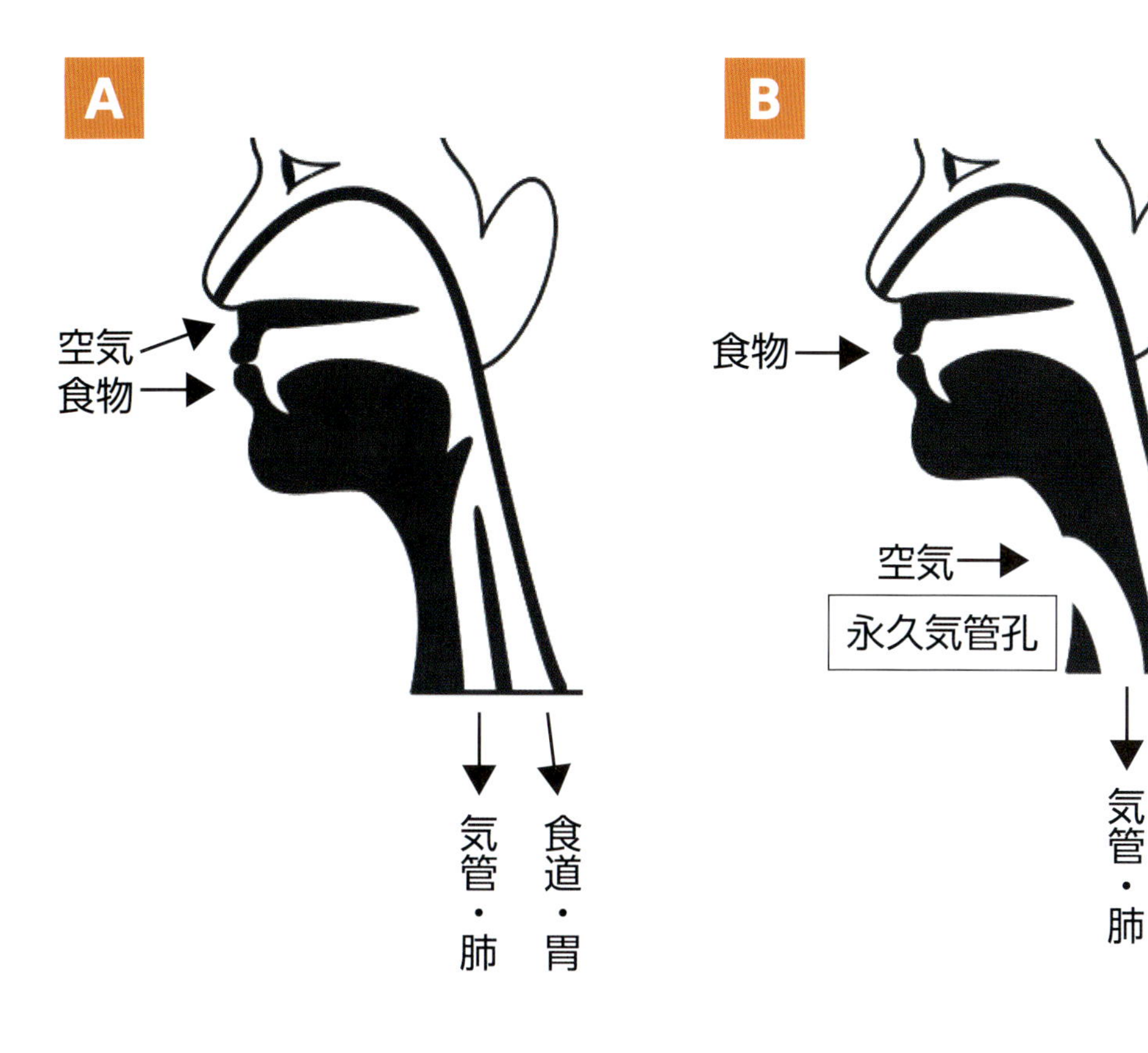

図2　喉頭全摘術のイメージ断面図　術前（A）術後（B）

甲状腺がんには質の高い手術と きちんとした治療戦略が大切です

甲状腺（こうじょうせん）は「のど」の下方、気管の前面にあります。蝶の羽のような形をしており、新陳代謝にかかわる大切なホルモンを分泌しています（図3）。

甲状腺がんは、頭頸部領域にできるがんの中では頻度の多いものの1つです。若い方にもできることがあり、男性よりも女性に多いという特徴があります。ただし、一般に若い女性の方が治りやすい傾向にあるとされています。

症状としては首の固い腫れ（は）として気づく場合が多いですが、これは甲状腺にできた腫瘍（しゅよう）を触っている場合と、両脇の首に転移してふくれたリンパ節を触っている場合があります。バセドウ病など甲状腺ホルモン

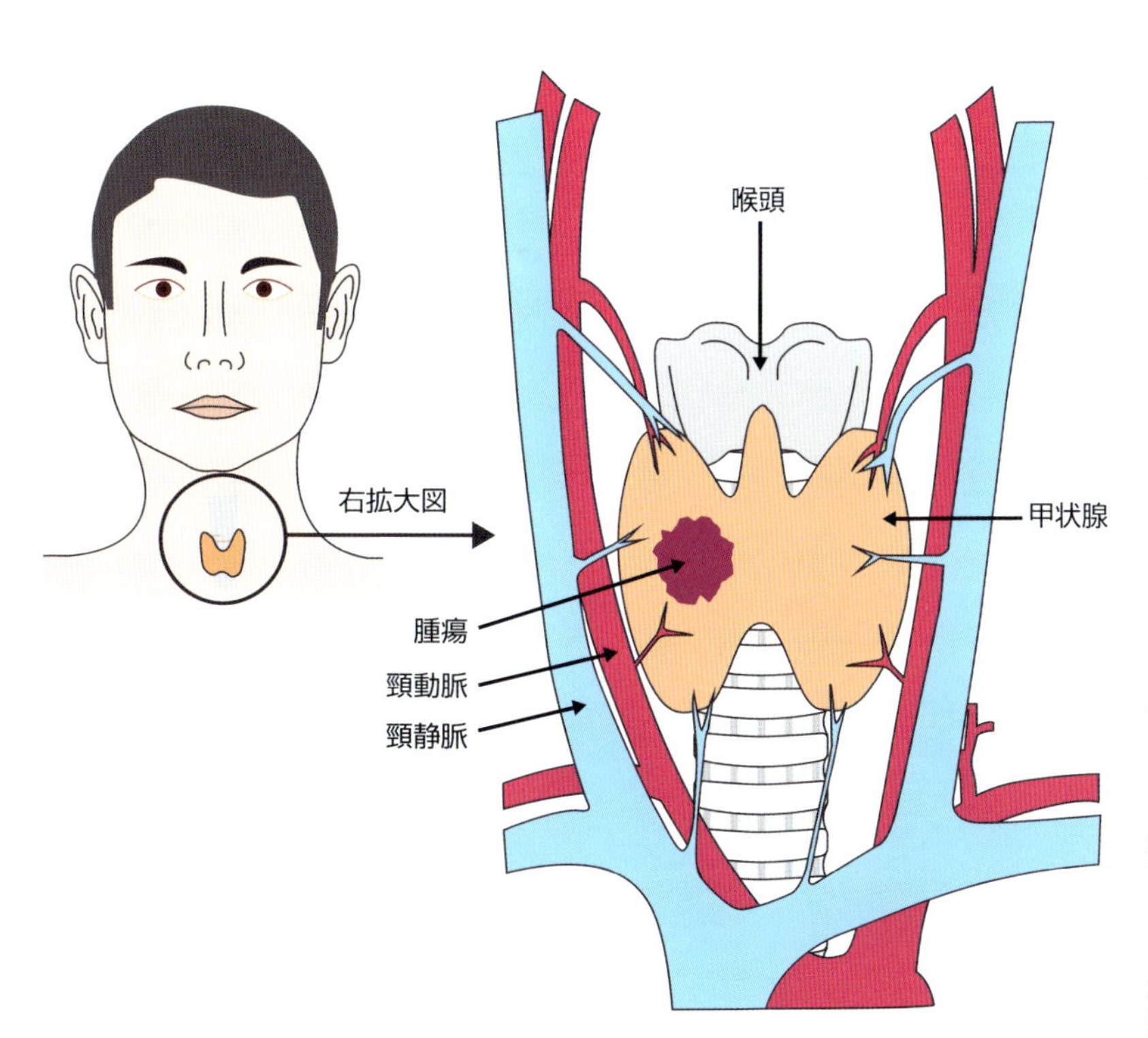

図3　甲状腺の解剖図

に異常が出る病気と違って、甲状腺がんの場合にはホルモンに異常は出ないことが多いです。また、甲状腺がんの診断を受けるまで全く無症状の人も結構いらっしゃいます。近くの病院で頸動脈エコー検査やPET-CT検診を受けた際に偶然見つかるケースも多いので、積極的に検診を受けましょう。

甲状腺がんの診断には超音波検査が最も有効です。がんが疑われる場合には、手術前に細い針で腫瘍細胞を吸引して診断することが多いですが、甲状腺がんの種類によっては手術で摘出し、詳しく調べてがんと最終診断されるタイプのものもあります。

手術では基本的には、首のしわに合わせて横に皮膚切開します。甲状腺をがんのある側だけとる場合と全摘する場合があります。リンパ節転移があればその部分もしっかりとります。

進行した甲状腺がんでは、確実な腫瘍摘出が最優先になりますが、良性腫瘍や一部のがんでは、より小さな傷口で腫瘍摘出が可能な内視鏡手術が近い将来導入される予定です。

また、甲状腺のすぐ裏には反回神経といって、声帯を動かす神経が走っています。そのため、手術後に声がすれなどの症状が出ることがあります。当科では、術中に神経モニタリングを行いながら神経温存に努め、術後には音声リハビリも行う体制をとっています。がんがくっついていて神経が残せない場合でも、神経再建術を同時に行うことで声を出しやすくする工夫をしています。

がんの進行度や悪性の程度によって、術後に放射線治療をしておいた方が良い場合もあります。甲状腺がんの場合には放射性ヨード内用療法といって、特殊な薬を内服して甲状腺の細胞を中から焼く方法が標準的です。この治療法が必要な方には、それに応じた手術法をとる必要があります。

最近では、ヨード治療が効かない患者さんに分子標的薬治療が適応される場合もあります。

甲状腺がんの多くは、ほかのがんに比べておとなしいとされますので、怖がりすぎず、しかし侮ることなく、きちんと治療することが大切です。

頭頸部がん治療にリハビリテーションがなかったら

リハビリテーションというと脳疾患や整形外科領域のイメージが強いですが、実は頭頸部がんの治療においてリハビリテーションが果たす役割はとても大きいのです。頭頸部領域は会話や発声、呼吸、嚥下（えんげ）といった働きを担う部位だからです。そのため、がんが悪くなるとその働きが邪魔されて多くの症状が現れ、手術や化学放射線などの治療に伴うダメージを避けることができない場合もあります。声が出ないとか食事がうまく飲み込めない状態をそのままにしておくと、治療そのものが継続できない場合もあります。

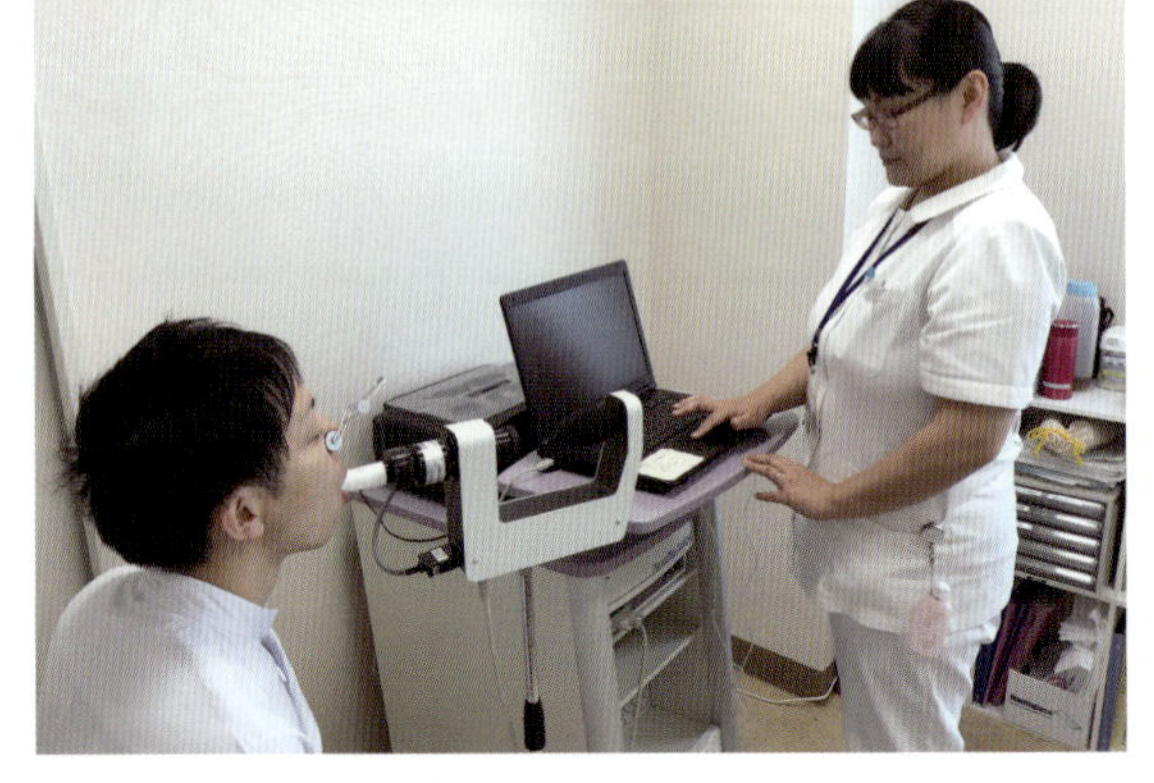

写真3　音声機能の評価検査（デモ）

当院では理学療法士・作業療法士・言語聴覚士が頭頸部がん治療と並行してリハビリを開始し、少しでもお役に立てるように心がけています。特に、言語聴覚士は嚥下内視鏡検査や嚥下造影検査を医師とともに行い、症例カンファレンスで情報を共有しながら音声のリハビリや、飲み込みのリハビリをきめ細かく行っています。

頭頸部がん手術の可能性を切り開いた再建外科の進歩とは

頭頸部がんの中には手術が非常に有効で、治療の第1選択となるものがたくさんあります。

早期のうちは手術で取り除く範囲も少なくてすみますが、進行しているがんに対しては大きく、しっかりと取り除く必要が生じる場合もあります（当院では拡大根治手術と呼んでいます）。

「舌がなくなってご飯は食べられるの？」「会話はできるの？」「のど

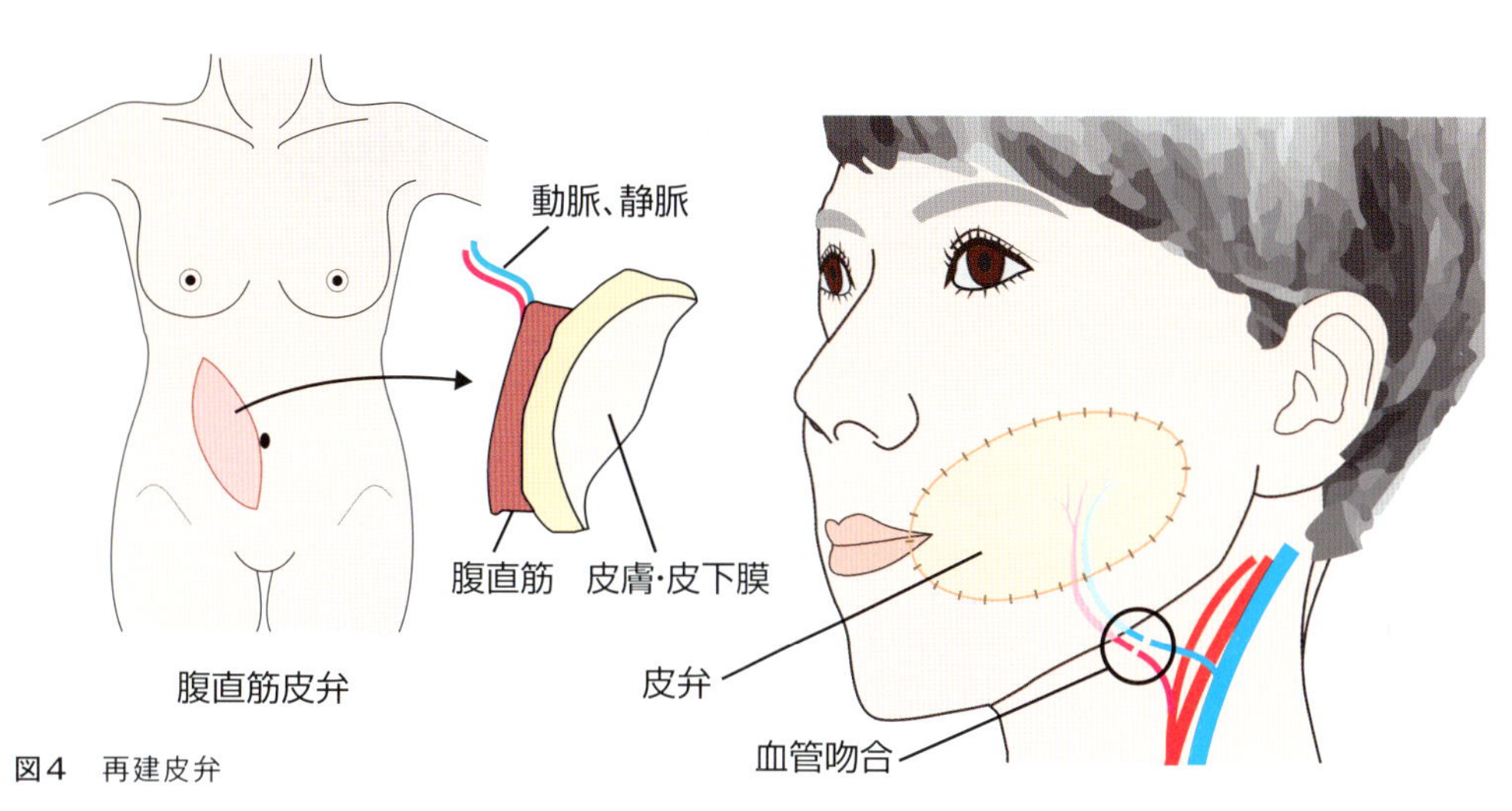

図4　再建皮弁

をとってご飯の通り道はなくならないの?」といった疑問があるかと思います。

その際に重要になってくるのは、病巣を取り除くことによって失われた部位を作りなおす再建外科です。

ほかの人の舌やのどを持ってきて、くっつけるわけにはいきませんので、ご自分の体の一部を移植することが必要になります。どこの部分を移植するかは、失われた場所の大きさや特徴に合わせて決められます。

再建が必要な部位へ離れた場所から組織を持ってくる手術を遊離(ゆうり)組織移植術(そしきいしょくじゅつ)といいます。代表的なのは手首の皮膚、お腹(なか)の皮膚や脂肪と腹筋、太ももの皮膚、腸の一部、肩甲骨(けんこうこつ)や足の骨の一部などです。

移植の際には、手術用顕微鏡を用いてこれらの組織を養っている血管と首周りの動静脈とをつなぎ合わせて血流を確保する必要があります。縫合糸は肉眼では見えないくらい細いものを使うので特殊な技能が必要です。非常に繊細な手術なので、全部で10時間以上に及ぶ大手術になることも多い上、頭頸部がんの再建手術に習熟した形成外科医を含めたチームが必要となるため、ごく限られた専門病院・大学病院でしかできない手術といえます(写真4)。

また、がんを切除する医師と再建を専門とする医師の息が合っていないと、本当の意味で良い治療はできません。当院では、現在のチームを組んで10年以上も協力し合ってきました。その間、約150件の進行した頭頸部がんに対して(拡大根治(かくだいこんち)切除(せつじょ))+(遊離組織移植(ゆうりそしきいしょく))による再建術を手がけており、移植成功率は96・4%となっています。さらに術前から術後、退院してからも再建部の変化を一緒に診察する体制をとっています。同じチームでこれだけの手術を手がけてきたことから得られた経験は、貴重な財産として新たな患者さんの治療へと生かされています。

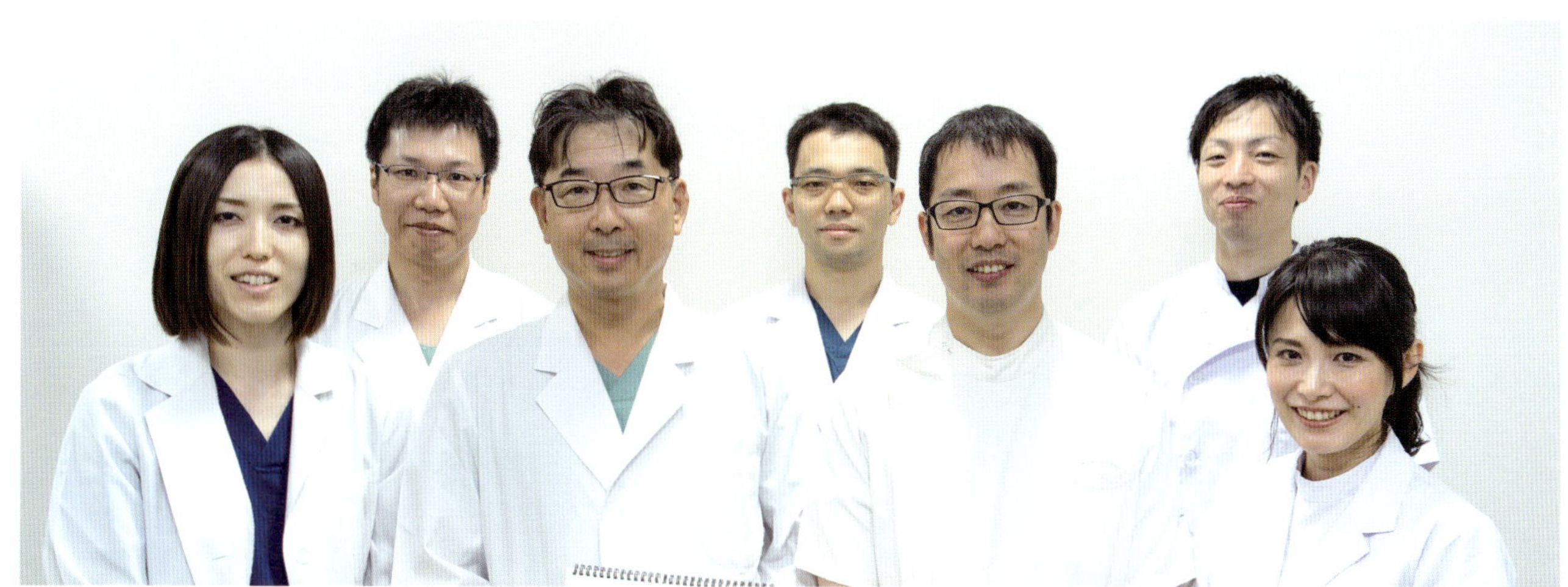

写真4　頭頸科・甲状腺腫瘍科と形成・再建・皮膚腫瘍外科のスタッフ

血液のがんと闘う

タイプによっては薬物療法による治癒も可能です

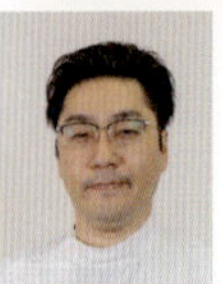

血液腫瘍内科

血液腫瘍内科医長　吉田 功

稀少で診断が難しく進行はタイプによって大きく異なります

リンパ腫や白血病の患者さんでは、ほかのがんと比べて抗がん剤による効果が高いタイプのがんが多く、薬物療法によって完全に治癒する可能性があります。

また、患者さんは少ないのですが、診断分類が医学の進歩により細分化されており、WHO（世界保健機構）の最新の分類では、リンパ系腫瘍に限っても約90種類に分けられています。診断分類は治療と密接に結びついています。分類が重要でありながら、難しいことが少なくなく、病理医と臨床情報を密に交換しながら、より精緻な診断に努める必要性があります。

疾患によって進行するスピードが異なっており、数日で亡くなる方や無治療で10年以上過ごされる方などさまざまです。どのくらいの生存期間が期待されるのかということを予後と表現しますが、診断名によって予後が大きく異なるのも特徴です。

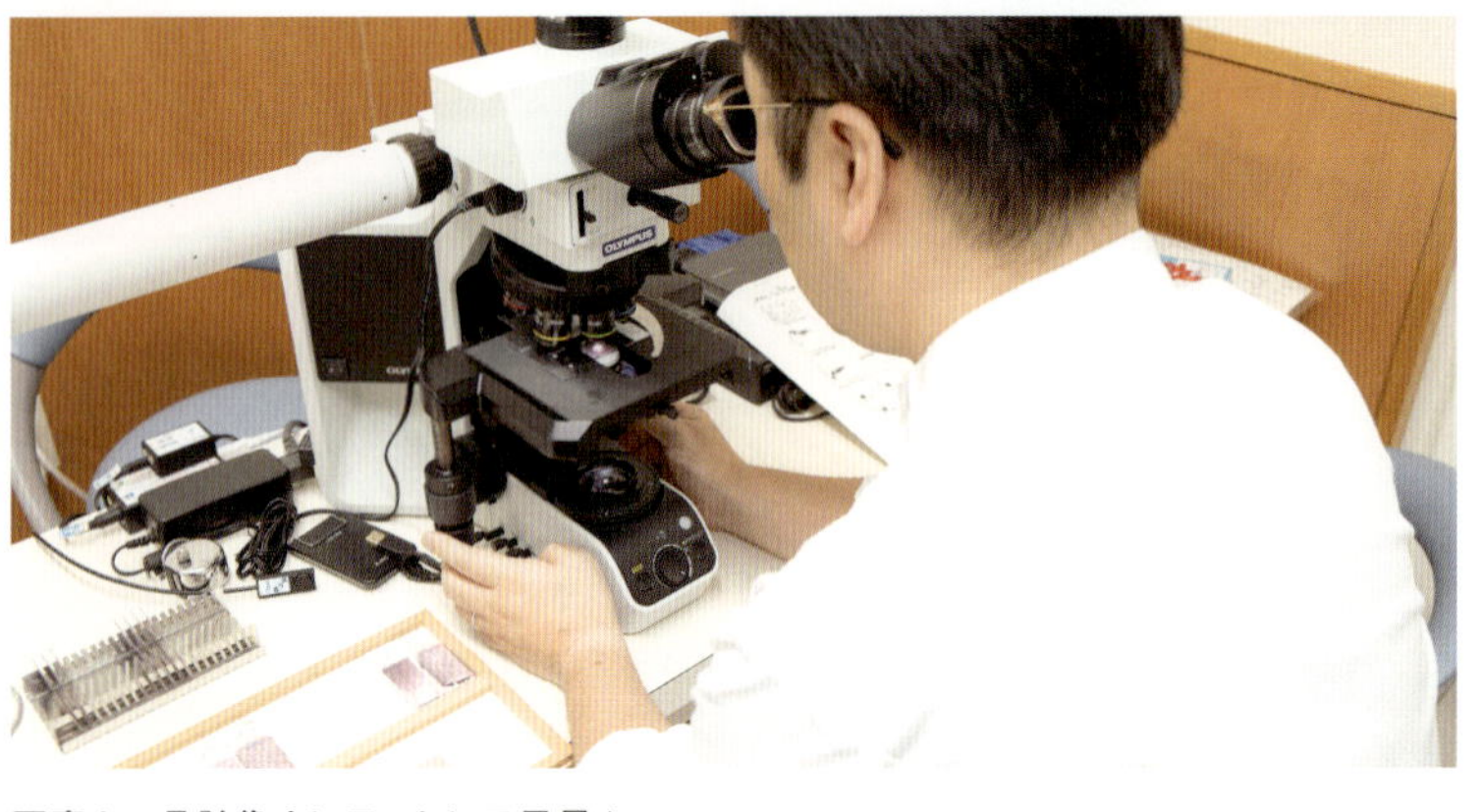

写真1　骨髄像カンファレンス風景1

血液がんの治療はタイプによって大きく異なります

治療の実際は抗がん剤による薬物療法が主ですが、疾患によって放射線治療を行うこともあります。造血幹細胞移植[*1]は血液がんにおいて重要な治療の一つです。医療の進歩によって、若年者だけでなく高齢者での移植件数も、十年前に比べるとかなり増加しています。[*2]

治療戦略を考える場合にはまず、治療をせずに経過観察するだけでも予後に影響がない疾患であるのか、治療を行うことで予後が改善されるのかを選別する必要があります。ほかの領域と比べて特徴的なのは、すぐに抗がん剤による治療を行わなければ命に関わるような疾患が含まれていることです。その代表的な疾患は急性前骨髄球性白血病、バーキットリンパ腫です。これらは治療に伴う合併症[*3]が甚大であり、分化症候群、腫瘍崩壊症候群[*4]、出血や感染症などの合併症で救命できないこともありますが、治癒が期待できる疾患でもあります。

このように、合併症が生死を分ける場合があるのも血液がんの特徴といえます。これらのがん治療に伴う合併症の治療をがんサポーティブケアと呼びますが、なかでも白血球（好中球やリンパ球）の低下によって重症化しやすい感染症の予防と治療が重要です。施設によって異なりますが、設備面ではクリーンルーム（高性能な空気清浄装置を設置した病室）を整備している施設も少なくありません。なお、当院では14ベッドのクリーンルームを整備し、経気道真菌感染症[*5]の予防を行っています。歯科医による口腔（こうくう）粘膜ケア、栄養サポートチームの介在なども、治療によって起こる合併症の予防に効果を発揮します。

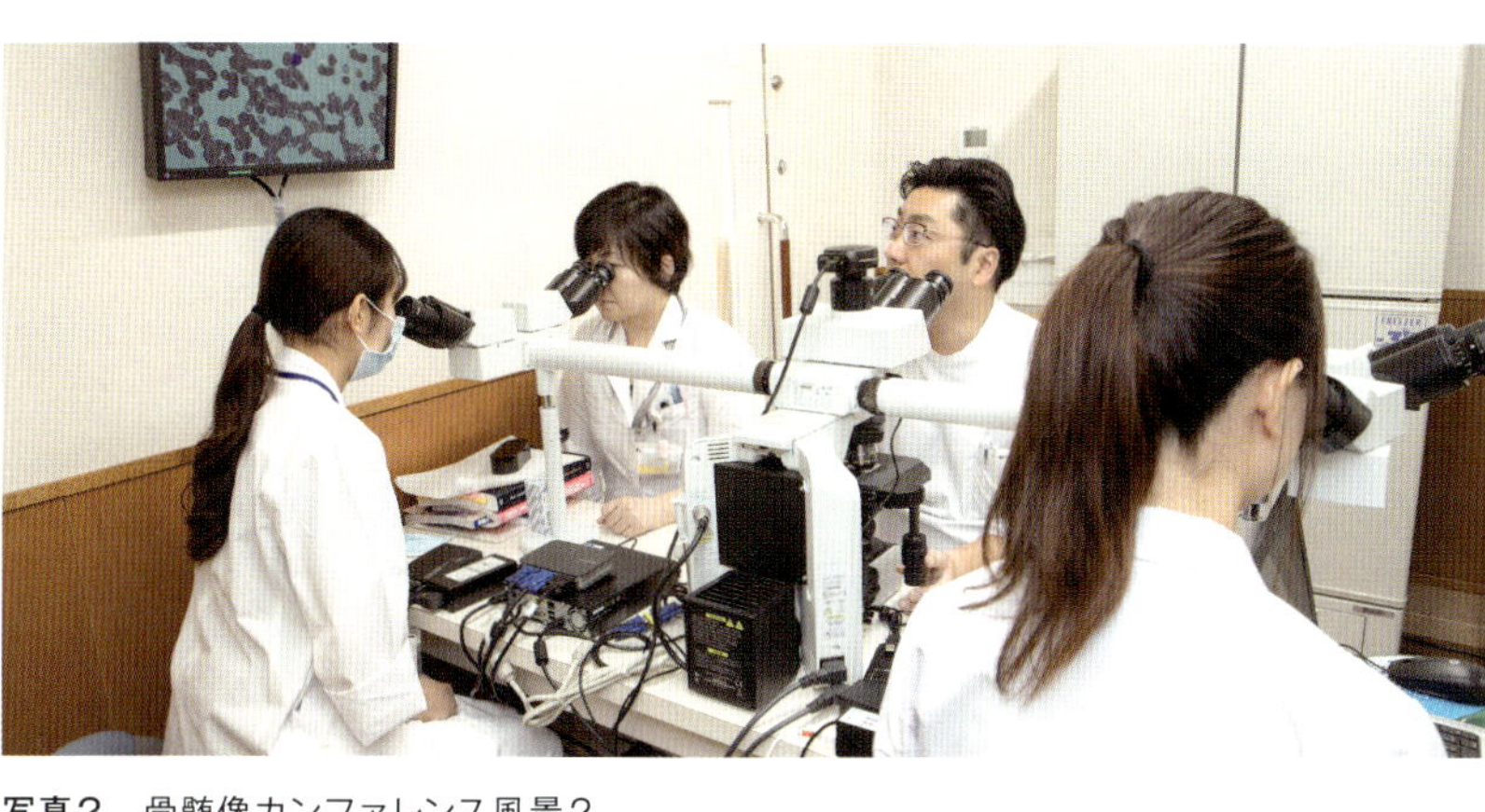

写真2　骨髄像カンファレンス風景2

*1 造血幹細胞移植／あらゆる血液細胞を造ることのできる造血幹細胞を、大量の抗がん剤を投与した後に輸注すること。自分の造血幹細胞を使用する場合は自家移植、他人の造血幹細胞を使用する場合は同種移植と呼ぶ

*2 一般社団法人 日本造血細胞移植データセンター『日本における造血幹細胞移植の実績』（2017）

*3 分化症候群／レチノイン酸の薬物療法開始後に前骨髄球が骨髄球→後骨髄球→好中球へと分化する。この過程で生じる発熱や呼吸不全などを総称したもの

*4 腫瘍崩壊症候群／抗がん剤投与後に著しい腫瘍細胞死が生じた場合に、細胞から生じた大量の尿酸等によって腎不全などが出現すること

*5 通常の空気には多数の埃だけでなく、カビ（真菌）も多数浮遊している。著しく免疫低下した患者は、空気を吸うことによって真菌感染症を発症しやすい

分子標的治療薬の登場

治療法は診断によって異なりますし、非常に多数の種類があります。ここでは代表的な例を提示します。現在、多種多様ながんにおいて分子標的治療薬が登場し、実際に有効な成果を示しています。最初に開発された分子標的治療薬は、慢性骨髄性白血病の治療薬として登場したチロシンキナーゼ阻害薬のイマチニブです。イマチニブの登場によって、同種造血幹細胞移植でないと助からなかった慢性骨髄性白血病の10年生存率は83％となっています[*6]。そのほかにも、多数の分子標的治療薬が血液がん領域の治療成績を向上させています。

現在多数の分子標的治療薬が使用できるようになっていますが、まだ十分とはいえません。２０１８年４月現在、欧米で承認されているにもかかわらず日本未承認の抗がん剤は延べ65剤にのぼり、そのうち血液がんが30種類と報告されました[*7]。今後、国内において認可されれば、さらにたくさんの治療薬が使用可能となり、患者さんにより良い効果が得られることが期待されます。

*6 Hochhaus A et al. N Engl J Med 2017;376:917-927

*7 プレスリリース　国立がん研究センター先進医療・費用対効果評価室による定点調査：海外承認済み、国内未承認の抗がん剤リスト更新（2018年4月時点）

治療の主役はあなたです

近年、高齢の患者さんが増えています。若い人以上に治療を受ける患者さん一人ひとりにおいて、治療に伴う毒性と利益の比較検討を行うことが重要です。併存疾患、日常生活活動度（ＡＤＬ）、認知能力、社会環境をふまえた治療計画を立てることも、もはや必須といえるでしょう。その結果、症例によっては抗がん剤による薬物療法が必ずしもベストではない場合があることを知っておくのも重要なことの一つといえるでしょう。

医療を舞台に例えると主役は患者さん自身です。主演俳優が、今行われていることの意味や内容をきちんと理解・納得して主体的に医療に参加していただかないと、医療という舞台は回りません。裏方である私たちが信頼される医療を提供するためにも、説明と同意（インフォームドコンセント）がとても大切であると考えています。

骨軟部がんと闘う

脂肪、筋肉、血管や骨などに発生するがんもあります

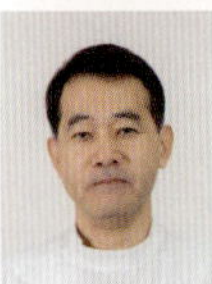

骨軟部腫瘍・整形外科

骨軟部腫瘍・整形外科医長　杉原（すぎはら） 進介（しんすけ）

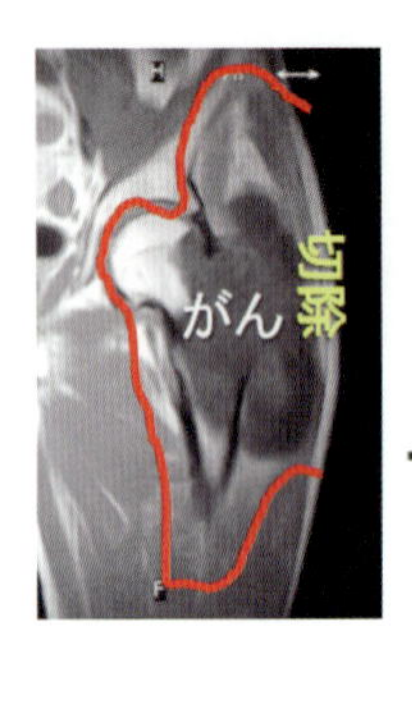

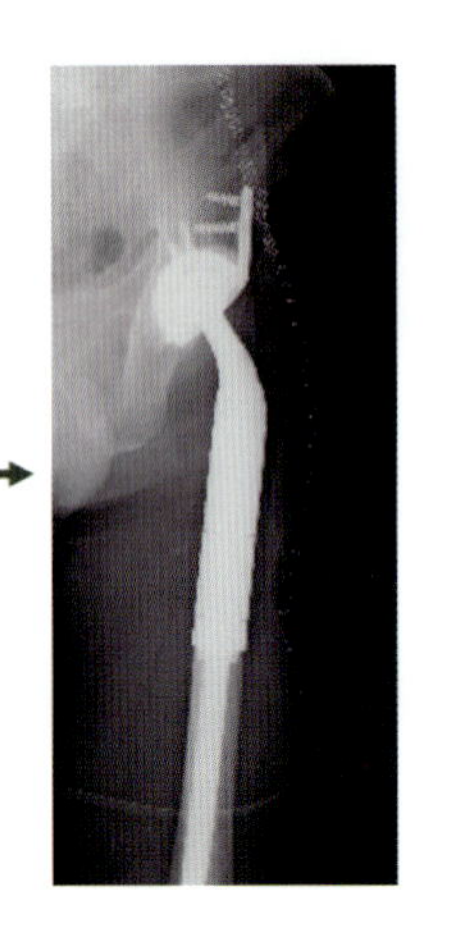

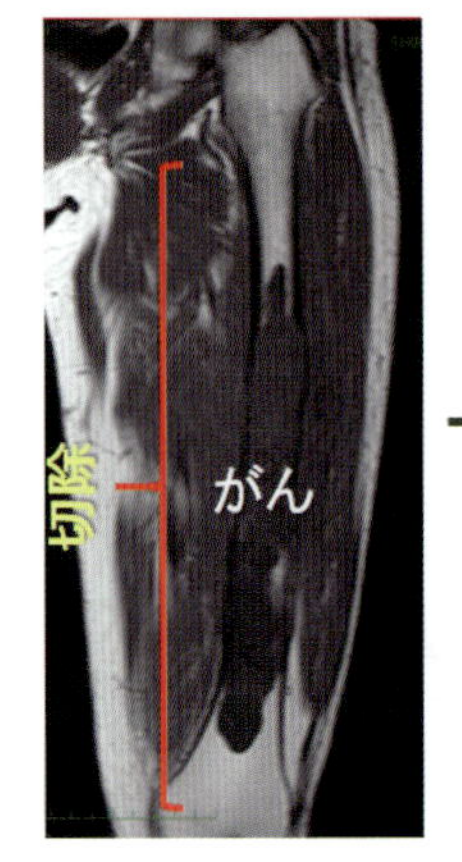

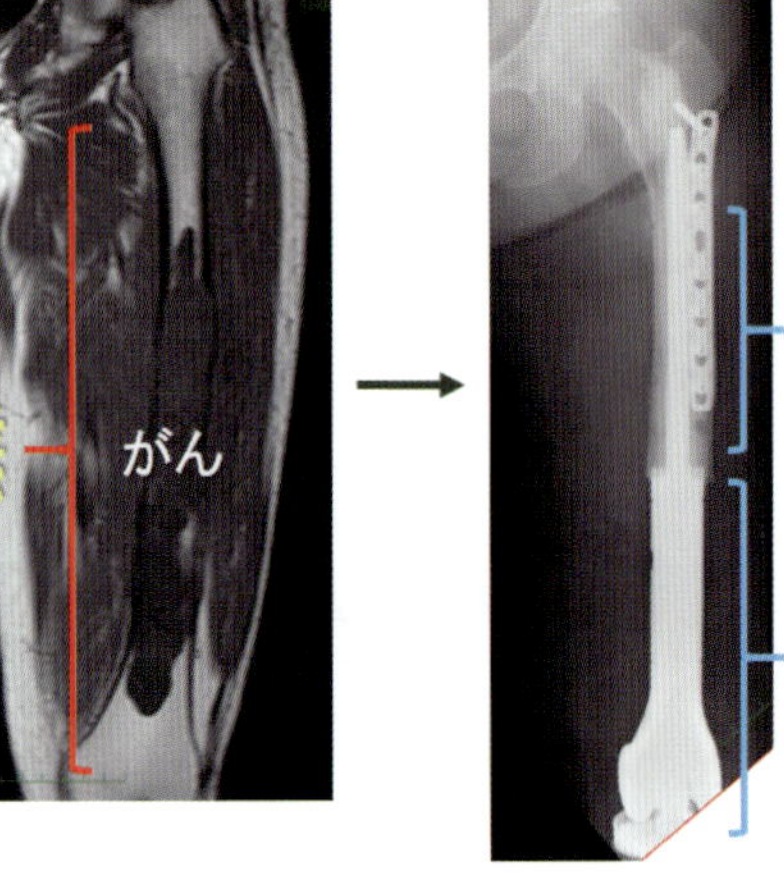

図　大腿骨にできたがん（肉腫）を切除し、人工関節などで置換して機能を温存しています

肉腫についてご存じですか?

内臓にできるがんに比べ、頻度（ひんど）は10分の1以下になりますが、腕や脚にもがんが発生します。ほとんどのがんは、脂肪や骨などが由来の肉腫（にくしゅ）と呼ばれるものです（「がんってなに？」40ページ参照）。肉腫の中でも骨肉腫の場合、1980年ごろまでは病気が発生した脚を切断しても約80％の方が亡くなっていました。しかし薬物療法の進歩で、現在では約80％の方が助かるようになりました。また、脚を切断することはほとんどなくなり、人工関節などで置き換えて機能を保つ手術が行われています（図）。

成人では皮膚の下や、筋肉、脂肪内にできる脂肪肉腫、滑膜肉腫や平滑筋肉腫などが多く、治療は手術療法が中心です。最近、新薬が何種類か登場し、手術で切除できない場合でも病気の進行を遅らせることや、長く生きられるようになってきています。

骨に転移すると骨折や麻痺が生じることがあります

肺がんや乳がん、前立腺がん、腎臓（じんぞう）がんなどが進行した場合、もとの場所から離れて別の臓器に広がってしまうことがあります。これを転移といいますが、骨では脊椎（せきつい）や肩や股関節（こかんせつ）周辺に転移することがほとんどです。

骨に転移したがんが正常な骨を壊すことがあり、その強度が弱くなることや骨の外に広がることで、骨折や麻痺（まひ）症状を引き起こすことがあります。脊椎に転移した場合、脊髄（せきずい）神経を痛めることで歩き難くなるなどの麻痺が起こることがあります。

このような骨折や麻痺が起こると、日常生活に支障をきたし、介護などが必要となるため大きな問題となっています。最近は骨を壊れにくくする点滴や注射剤が開発され、骨折や麻痺の予防に一定の効果が認められています。

また当院では、骨転移の患者さんをすべて登録し観察を行い（骨転移登録システム）、放射線治療や手術を有効に組み入れることで、骨折や麻痺を未然に予防する取り組みを行っています。

がん治療に伴う感染対策

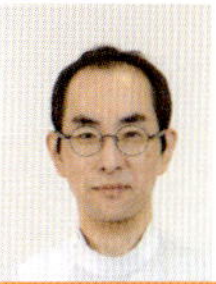

感染症・腫瘍内科、インフェクション コントロール チーム
感染症・腫瘍内科医長　濱田 信

がん治療で起こりうる問題の1つに感染症があります

すべてのヒトの体には、細菌、真菌、ウイルスといった病原菌から体を守るためのしくみ、免疫機能が備わっています。免疫機能は皮膚・粘膜のバリア機能、好中球などが菌を貪食する自然免疫、病原菌に特異的な免疫をつくり攻撃する獲得免疫に分類され、互いに補いつつ病原菌から体を守っています。

がんの治療はこの免疫機能のいくつかに障害を与えてしまうため、治療中はさまざまな感染症が起こる危険性があります（図）。どの免疫機能が障害を受けたかによって、起こる感染症に違いがあり、感染症対策はがん治療において避けることのできない大切な問題です。

体の免疫機能			起こりうる感染症
皮膚・粘膜のバリア機能		障害を受ける	細菌感染症
自然免疫	好中球の貪食		真菌感染症
獲得免疫	液性免疫		莢膜を持つ菌の感染症
	細胞性免疫		ウイルス感染症
			ニューモシスティス感染症

図　体の免疫機能と、障害を受けたときに起こる感染症

当院には感染症を主に診療する感染症・腫瘍内科があり、がん治療に伴う各種感染について専門的立場から診断や治療方針の提案を行っています。また院内感染制御チームと連携し、病院全体のさまざまな感染防止活動を行っています。

適切な抗菌薬を提案し感染症対策に努めています

感染症の治療薬（抗菌薬）の世界的な乱用により抗菌薬の効かない菌（薬剤耐性菌）が増えている一方で、抗菌薬の開発に限界があり、新規の薬剤が開発されていないという現状があります。そのため適切に抗菌薬を使用して薬剤耐性菌の増加を防ぎ、抗菌薬の効果を将来にわたって維持するための対策がすべての医療施設で求められています。

適切に抗菌薬を使用するためには原因菌が何かを知り、菌の特性をもとに治療法を考える必要があります。当院では感染症専門医、感染管理認定看護師、感染制御専門薬剤師、細菌検査技師がカンファレンスを毎朝開き、病院で検出されたすべての菌の動向を確認しています。原因菌と効果のある抗菌薬が分かった時点で、直ちに各診療科の先生に連絡し抗菌薬の変更、調整をしてもらうよう提案しています。また院内全体の菌のデータをもとに、原因菌と効果のある薬剤の一覧表（アンチバイオグラム）を作成し電子カルテで参照できるように工夫し、薬剤耐性菌についても検出頻度や菌の同一性を検討し、その動向を確認しています。

当院で皆さんが安心してがん治療を行えるよう、これからも感染症対策に努めていきます。

口腔ケア

口の健康を守り、がんと闘う患者さんをサポートします

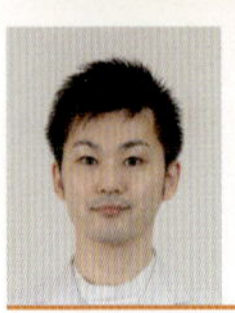

歯科
歯科医師　塩田 康祥

口を健康に保つことの大切さ

口の中は、ばい菌がとても繁殖しやすく、体の中で最もばい菌感染しやすい部位です。がん治療中には口の中が変化し、好ましくない事象が起こることがあります。

具体的には抗がん剤治療の最中、口の中の環境が整っていないと、このような重度の口内炎（口腔粘膜炎）をつくってしまうことがあります（写真1、2）。強い痛みのために食事が満足に摂れなくなり、体力が低下して、抗がん剤治療のスケジュールに支障をきたすこともあります。また、頭や首へ放射線治療を行う際にも同じような症状が起こりやすいです。

このようなトラブルを防ぐために、治療前に口の中をきれいに清掃し、また刺激になりそうなむし歯への対応や、歯槽膿漏がひどくならないように予防することが重要です。治療途中、口内炎ができてしまった場合は、重症化しないようにフォローします。私たち歯科スタッフは、患者さんの治療中の口内トラブルを予防することを1番の目的とし、治療が無事終わるようにサポートしています。

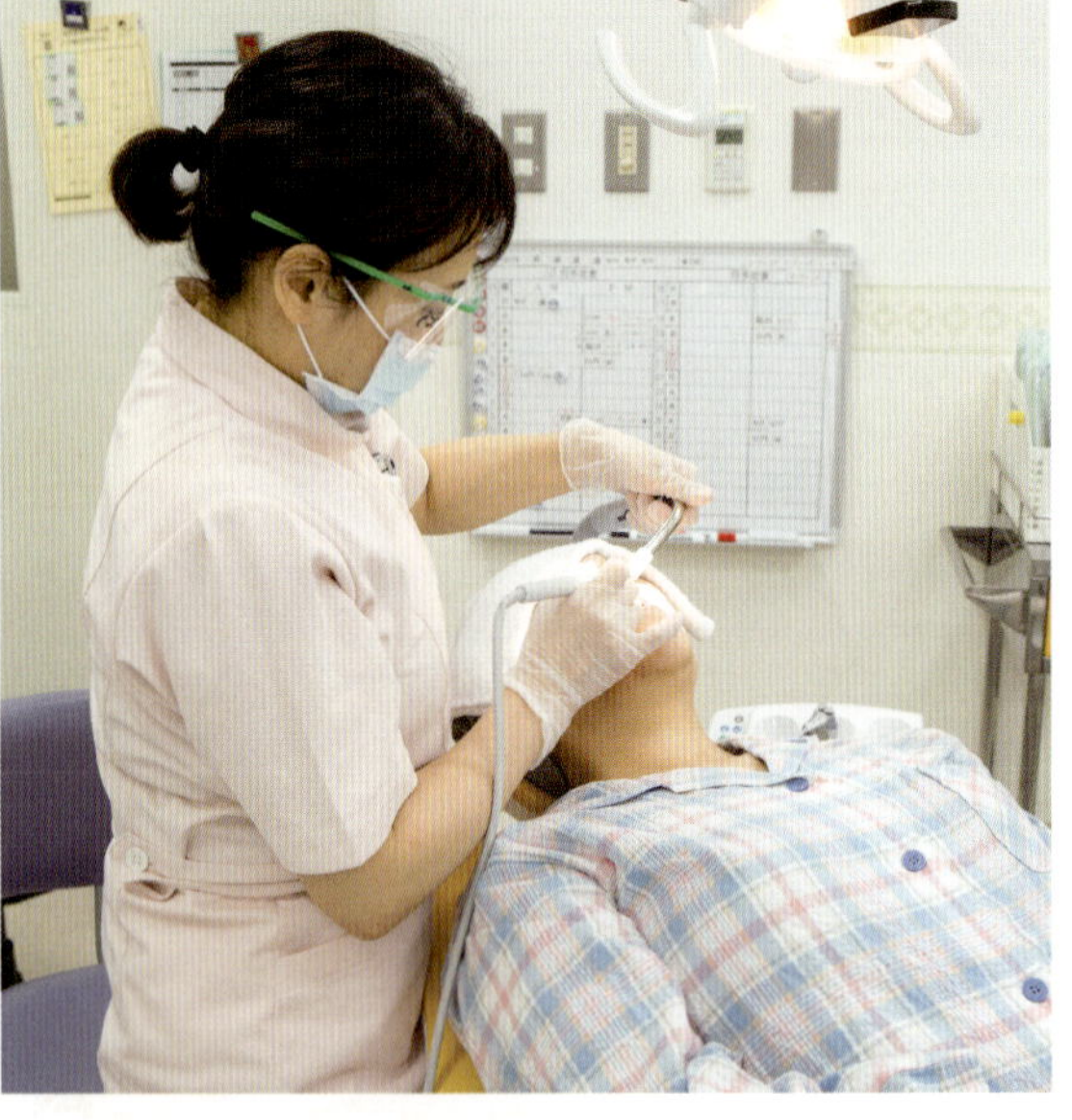

写真1　口腔粘膜炎の治療の様子

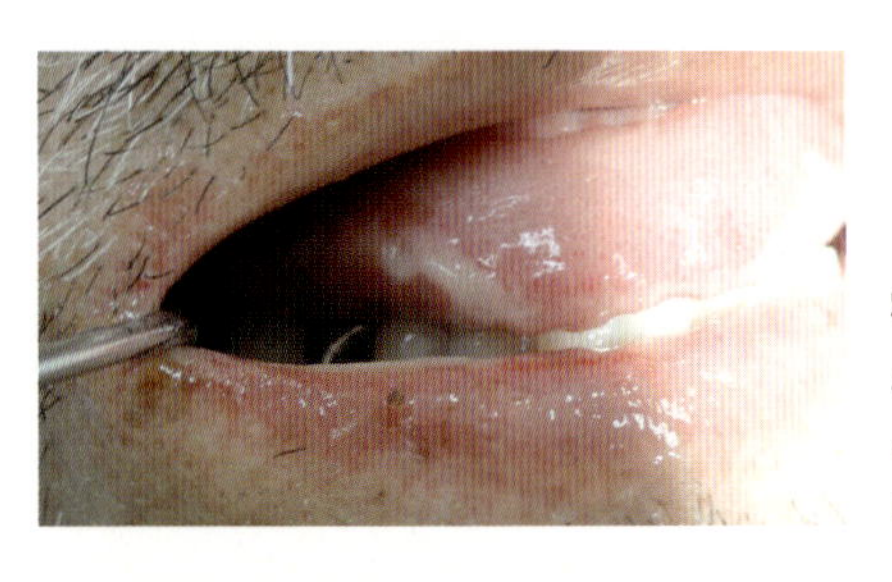

写真2　抗がん剤治療によってできた口腔粘膜炎

すべての患者さんと向き合うことを目指しています

当院では手術、抗がん剤治療、放射線治療など、さまざまな方法でがんと闘っている患者さんがおられます。また、残された時間を穏やかに、苦痛なく過ごせるよう、緩和医療を受けている患者さんもおられます。

どのような治療状況の患者さんであっても、歯科がサポートし、口を健康に近づけることは、間違いなく患者さんにとって有益であると自負しています。「身体の健康は、口の健康から」という意識を持ち、患者さん一人ひとりと向き合った医療を今後も継続してまいります。

最後になりますが、皆さんは歯の定期検診は受けていますか。

むし歯でも歯周病でも、あるいはがん治療中の口内炎であっても、口の中の病気は早期に発見し、早期に治療することが最善です。悪くなってからではなく、その前に検診を受けるということをぜひ覚えておいてください。

第5章

がんと共に生きる

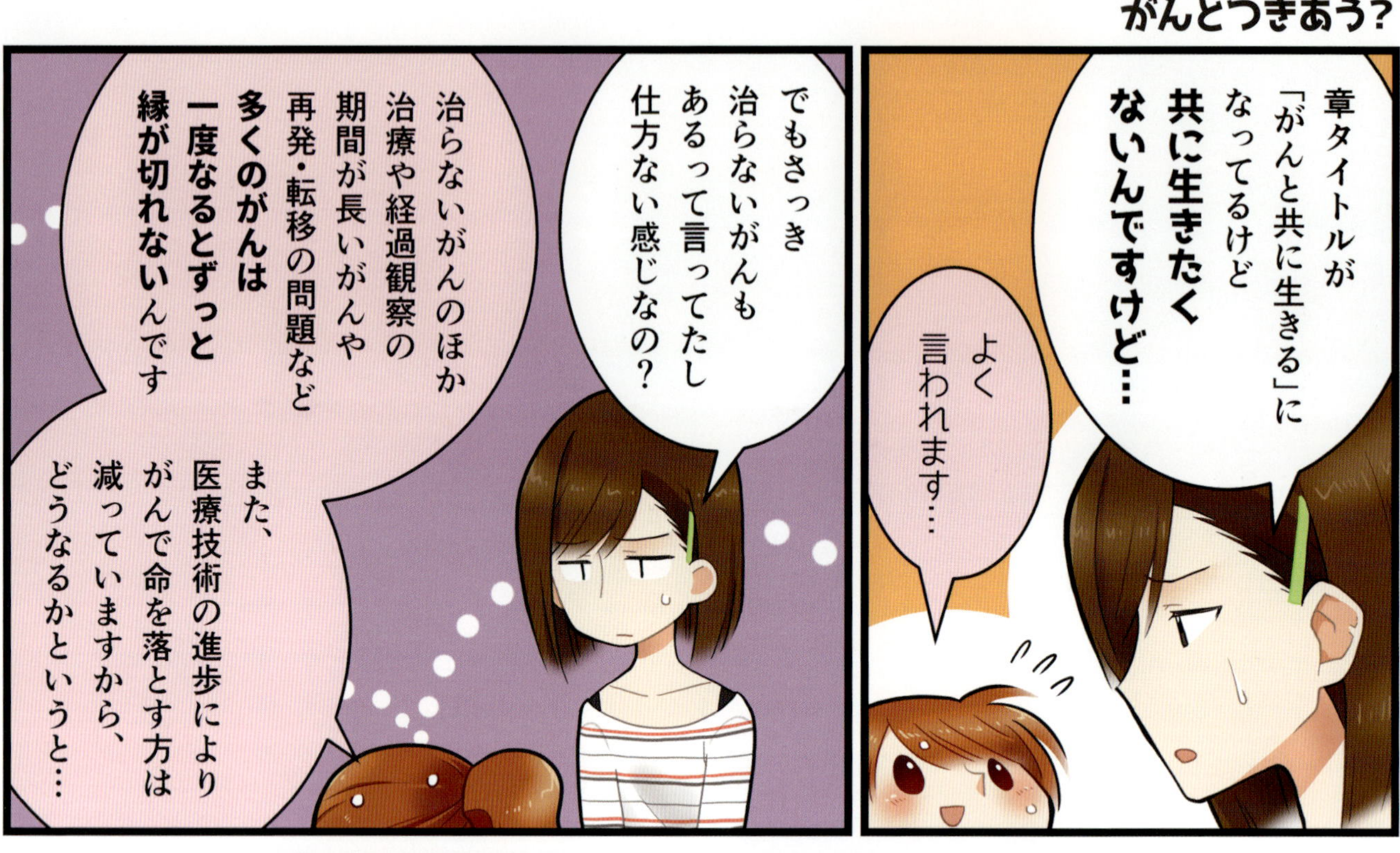
章タイトルが「がんと共に生きる」になってるけど共に生きたくないんですけど…

よく言われます…

でもさっき治らないがんもあるって言ってたし仕方ない感じなの？

治らないがんのほか治療や経過観察の期間が長いがんや再発・転移の問題など多くのがんは一度なるとずっと縁が切れないんです
また、医療技術の進歩によりがんで命を落とす方は減っていますから、どうなるかというと…

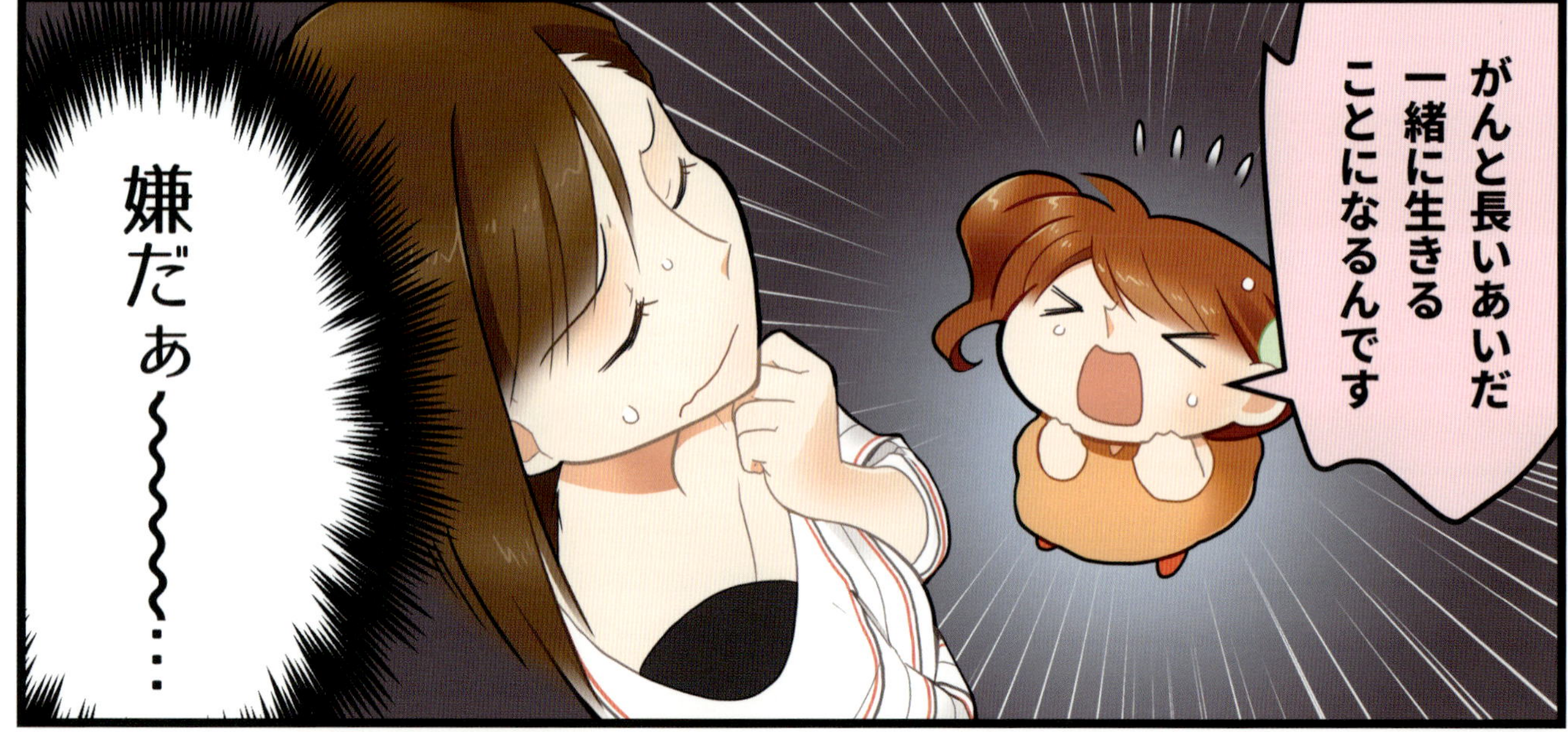
がんと長いあいだ一緒に生きることになるんです
嫌だぁ〜〜〜〜…

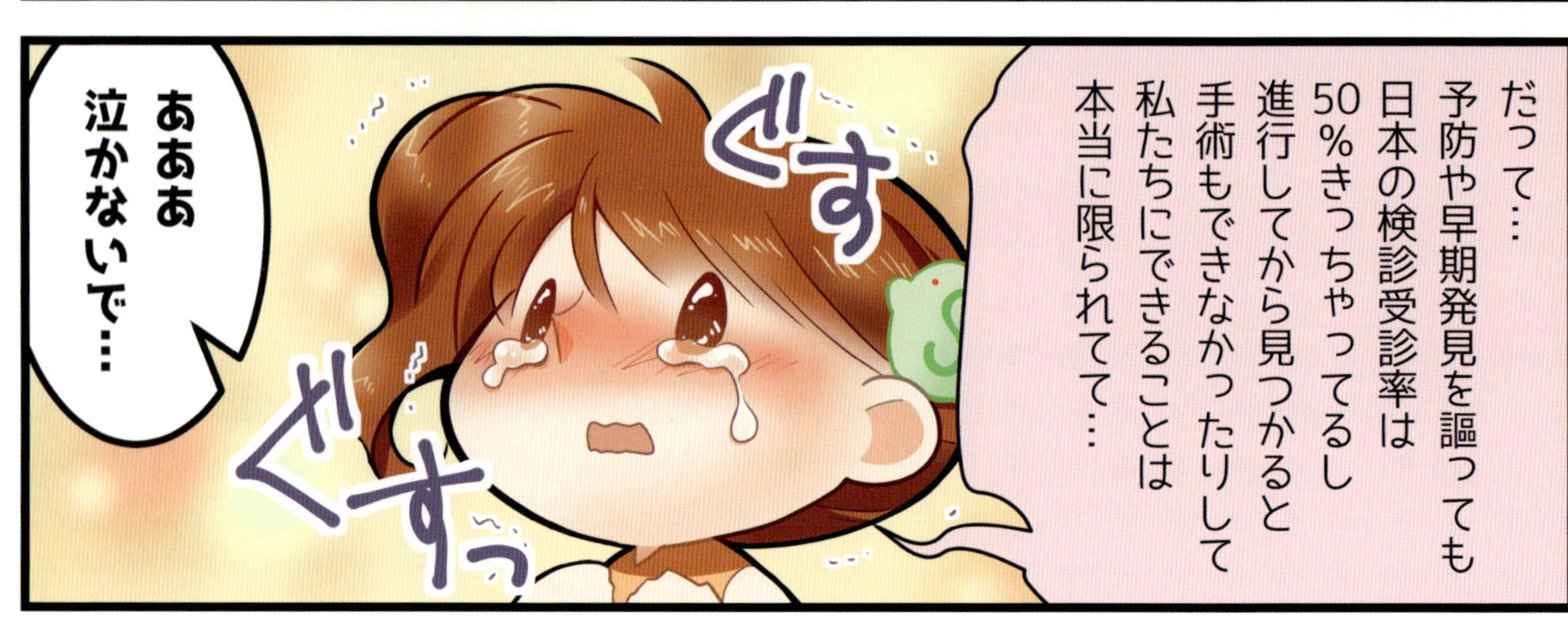
だって…予防や早期発見を謳っても日本の検診受診率は50％きっちゃってるし進行してから見つかると手術もできなかったりして私たちにできることは本当に限られてて…
ぐす
ぐすっ
あああ泣かないで…

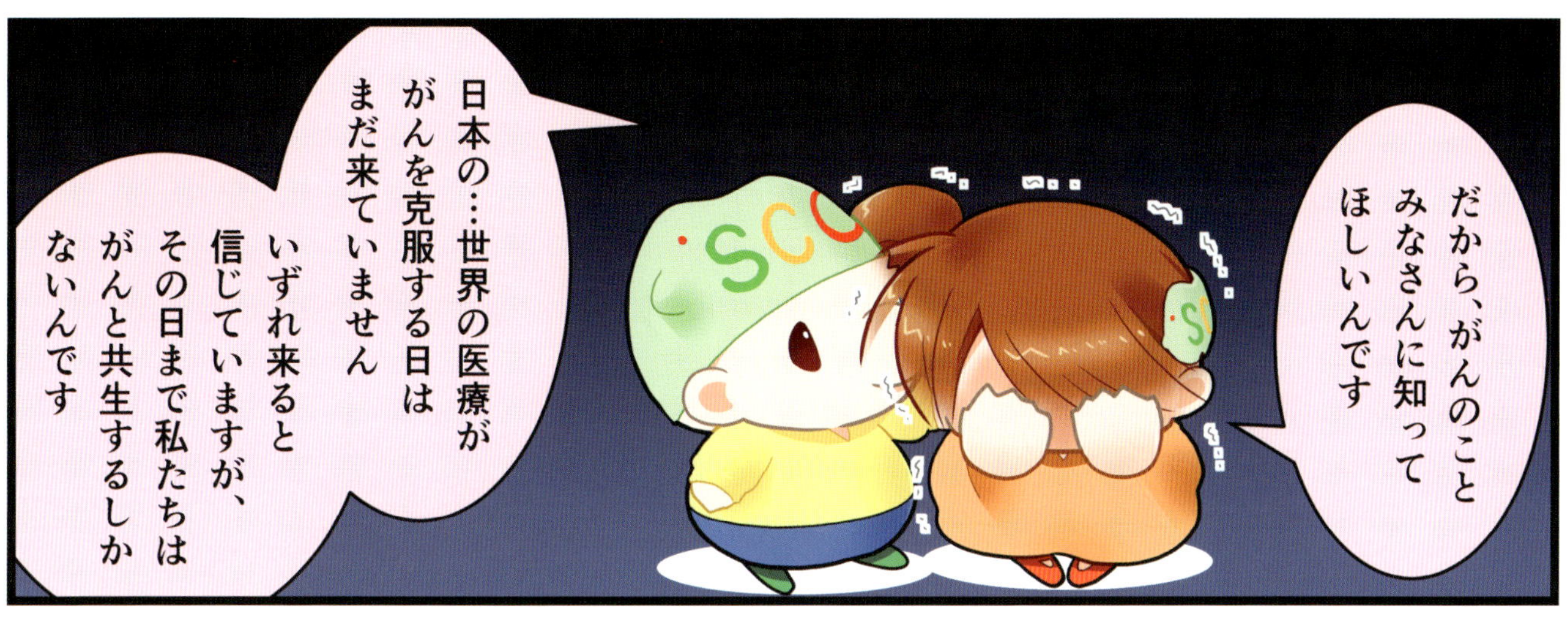
だから、がんのこと
みなさんに知って
ほしいんです
日本の…世界の医療が
がんを克服する日は
まだ来ていません
いずれ来ると
信じていますが、
その日まで私たちは
がんと共生するしか
ないんです

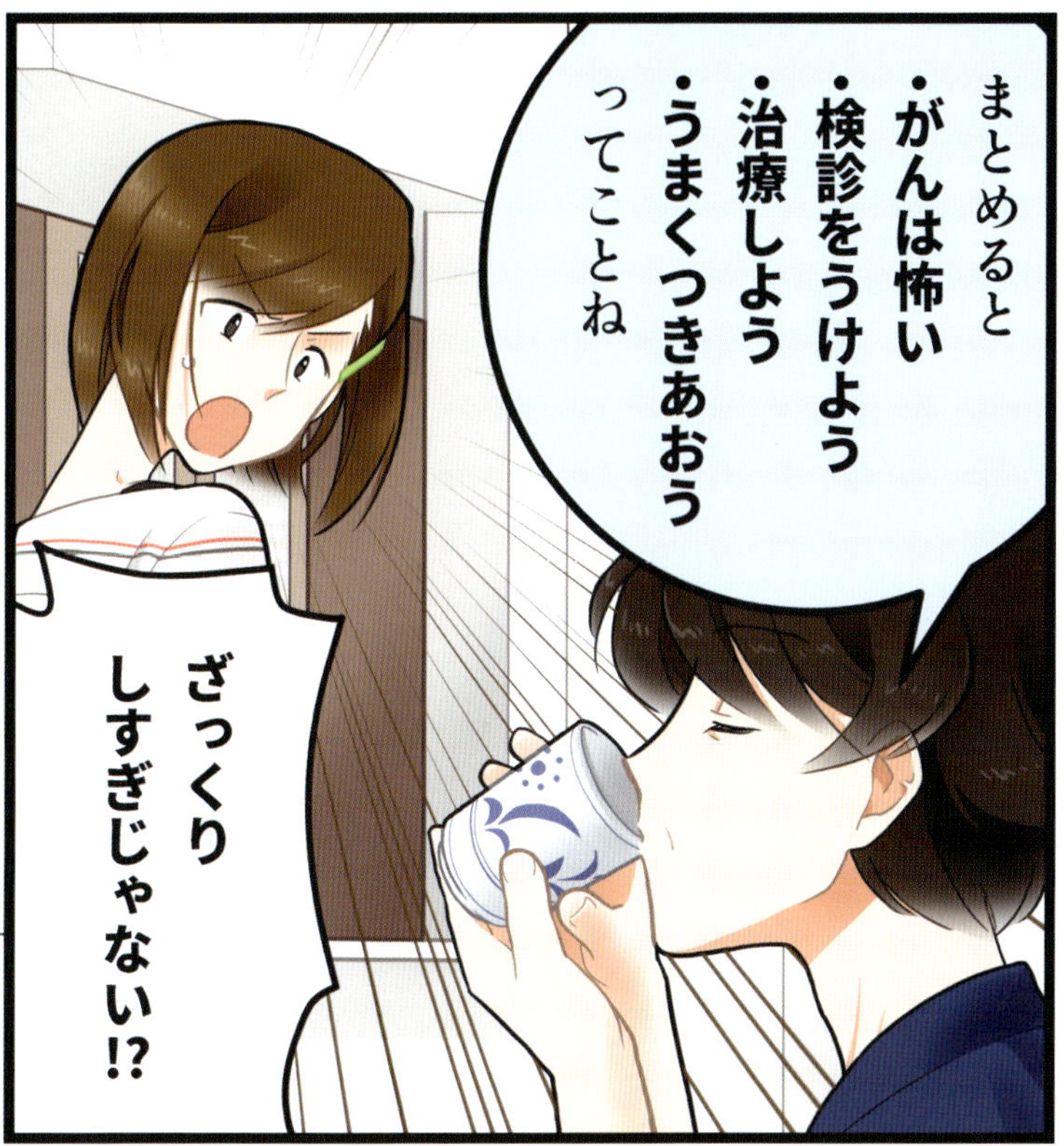
まとめると
・がんは怖い
・検診をうけよう
・治療しよう
・うまくつきあおう
ってことね
ざっくり
しすぎじゃない!?

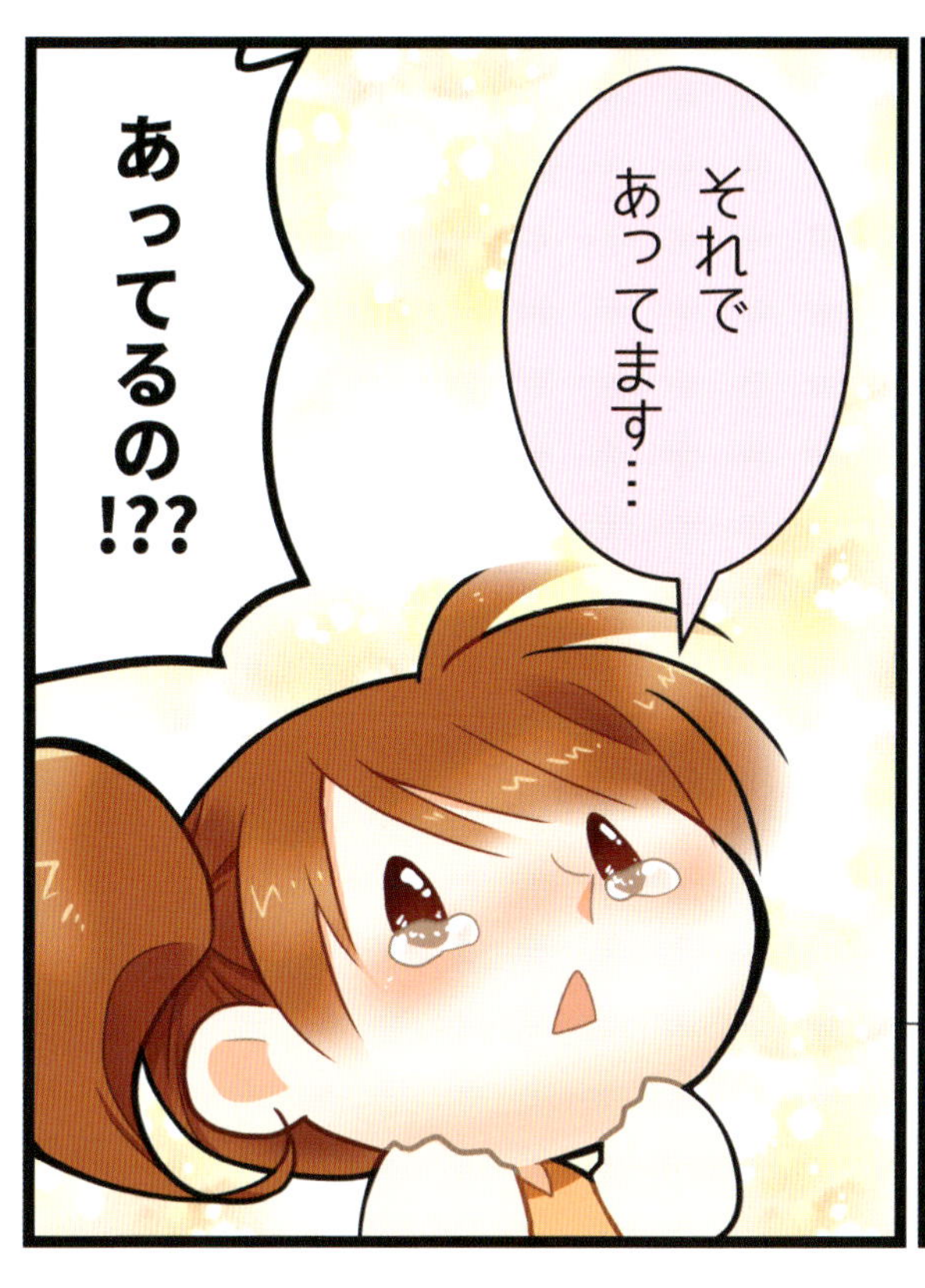
それで
あってます…
あってるの!??

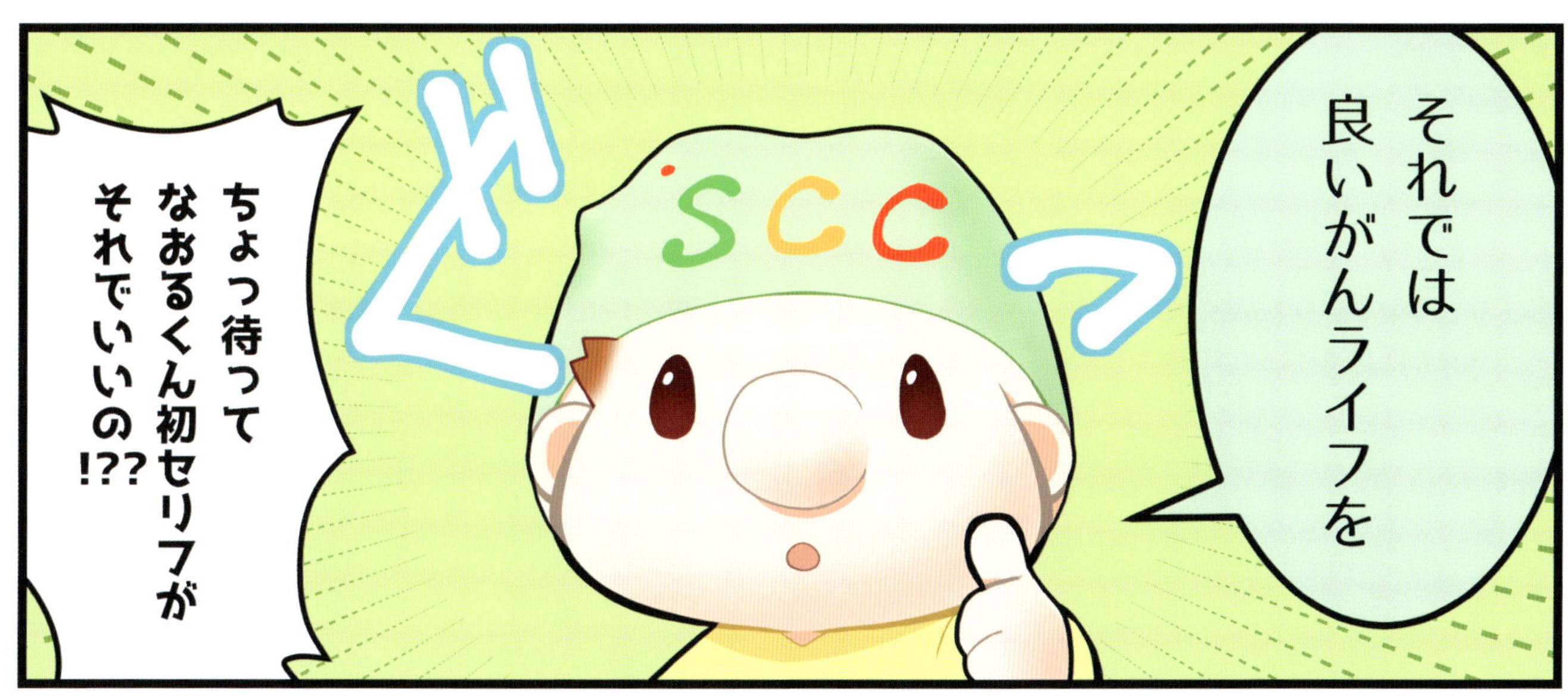
それでは
良いがんライフを
どどっ
ちょっ待って
なおるくん初セリフが
それでいいの!??

がんと共に生きる
患者・家族総合支援センターとがん相談支援センターについて

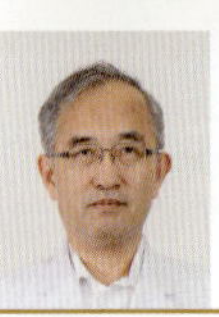

患者・家族総合支援センター、消化器内科
患者・家族総合支援センター長　灘野 成人

「がんと共に生きる」とはどういうこと?

「私は手術でがんが治ったのに、どうして共に生きるの?」「予防で薬を飲んでいるだけだから関係ないです」などの声が聞こえてきそうです。

がんの治療は、日々進歩して、生存率の向上を達成しています。診断能力の向上、手術手技の向上、新しい抗がん剤の開発など、目まぐるしいものがあります。その結果、がん全体の5年生存率は60%を超えています。そのため、患者さんや家族はがんの療養期間が長くなっています。

また、手術で病気が治癒しても、リンパ浮腫などの後遺症が残ったり、手術後に再発予防の薬を内服することがあります。治ったといっても、再発していないか、定期的な検査も必要です。つまり、一度、がんになれば、病院との縁が長く続きます。誰でもがんと長くつき合わなくてはなりませんので、「がんと共に生きる」という章を作りました。この章が長い療養生活の一助になれば幸いです。

患者・家族総合支援センター〝暖だん〟

当院には、患者さんや家族のサポートをする目的で、患者・家族総合支援センター〝暖だん〟があります。5年前に第2次愛媛県地域医療再生計画の1つとして、患者・家族総合支援センター整備事業の中で作られました。

愛称である〝暖だん〟は伊予の方言の「ありがとう」と「だんだん元気になる」という意味を込めて、地域の皆さんに名付けていただいたものです。その名の通り、〝暖だん〟は皆さんの「こんな場所があったらいいな」「こんなことをしてほしいな」という思いを受けて、「安らぎと憩いの場所」として活動しています。

〝暖だん〟のゆるキャラ「だんだんちゃん」

〝暖だん〟の基本方針は次の3つです。

1. がん患者さんやその家族の多様なニーズに応え、その人らしい生活ができるよう支援します。
2. がん患者さんやその家族に対し、科学と信頼に基づいた情報提供を行います。
3. がんになっても安心して地域で暮らせるよう、地域の医療・介護・福祉の人たちと切れ目のない連携をします。

がん相談支援部門、地域連携部門、患者・医療者支援部門の3部門で活動しています。各部門が、地域におけるすべてのがん患者さん・家族の安心のために貢献できるように努力しています。

〝暖だん〟の目指すところは、がんになっても安心して暮らしていける愛媛県の実現です。具体的には次の内容で活動しています。

(1) がん患者さん・家族、医療関係者が集える場の提供
(2) がん関連情報の集約と発信
(3) がんサロンの質の向上

（4）がん患者さんを家族に持つ子どもさん方の支援
（5）がんに関する就労支援
（6）がん患者さんの外見関連支援
（7）がん登録の支援

〝暖だん〟では月に十数件（2017年度、年間130件）の催しを行っています。利用者数は、月平均400人を超えています。がんの治療に関連した情報の収集、療養生活で役立つ知識の習得や体験などのセミナー、患者さんや家族の気持ちを語り合うがんサロン、外部協力による相談対応などを行っています。

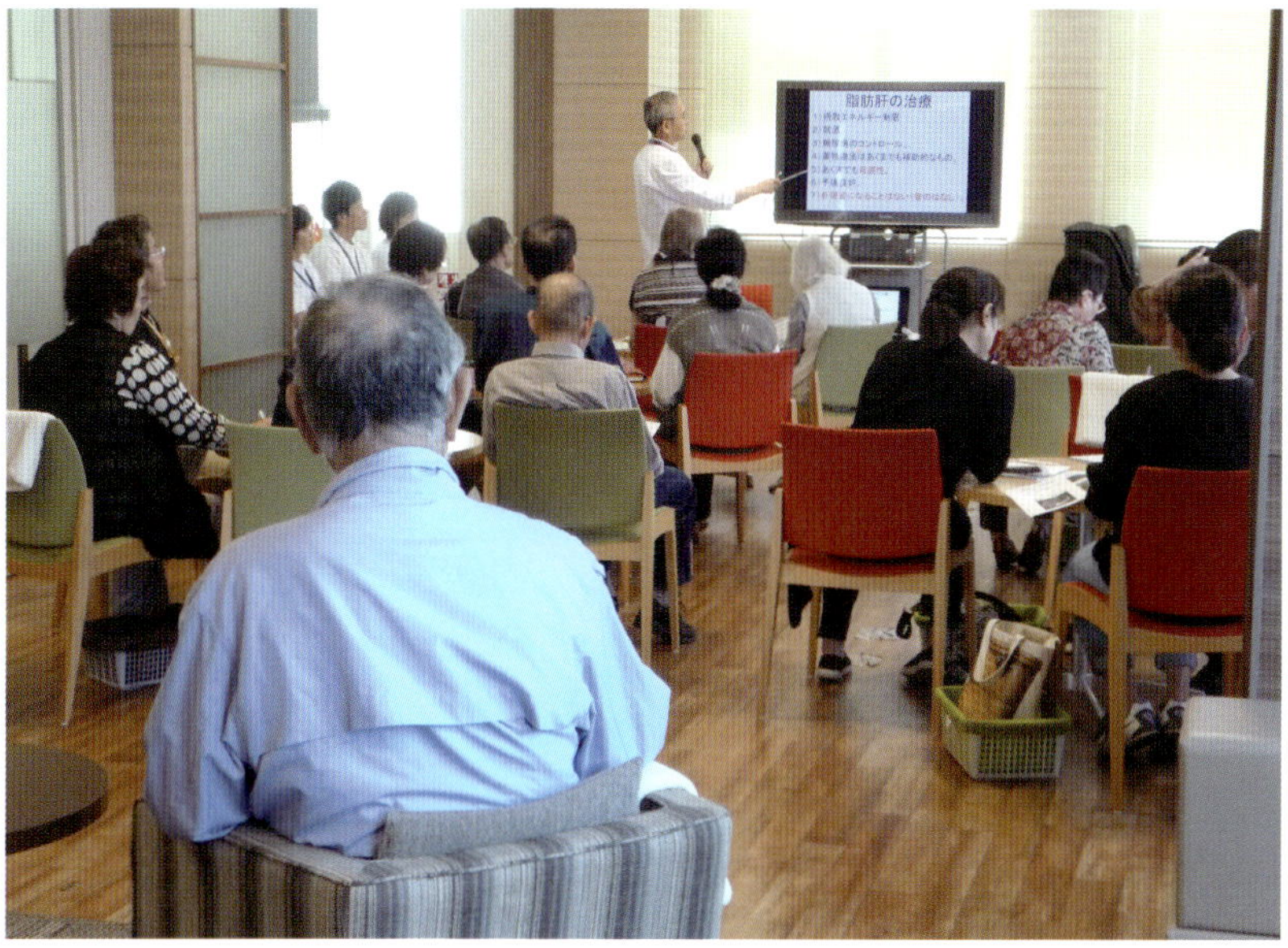

さまざまな方法で、可能な限り、患者さんと家族のサポートをさせていただき、患者さんと家族が安心できるように努力しています。がんの療養中だけでなく、療養後も当院の〝暖だん〟を利用してください。休憩で利用してくださるのもよし、企画に参加してくださるのもよし、誰かと話をしてみたいときも利用可能です。気軽に利用してください。催しの詳細は「患者・家族総合支援センター」124ページを参照ください。

2018年6月、〝暖だん〟は創立5周年となりました。これまでに〝暖だん〟は多くの方に利用していただき、たくさんの笑顔に出会いながら、成長してまいりました。イベント開催に協力いただいているボランティアや職員の皆さんには、スタッフ一同、心より感謝しています。

写真1　がん関連情報発信イベント（肝臓病教室）

がん相談支援センターについて

がん相談支援センターは相談支援部門として活動しています。〝暖だん〟はがん相談の充実に努めています。がん相談は、時間内であれば、無料でいつでも相談することができます。対面相談と電話相談が可能で、当院を受診していない患者さんや家族も利用できます。しかし、患者さんや家族がご存じないことがいつも問題になります。相談できずに悩まれる患者さんや家族が少しでも減るように、広報活動に努めています。来院時、入院時には、がん相談支援センターがどこにあるか、必ず確認してください。そして、お声かけしてください。詳細は、がん相談支援センターの項（120ページ）をご覧ください。

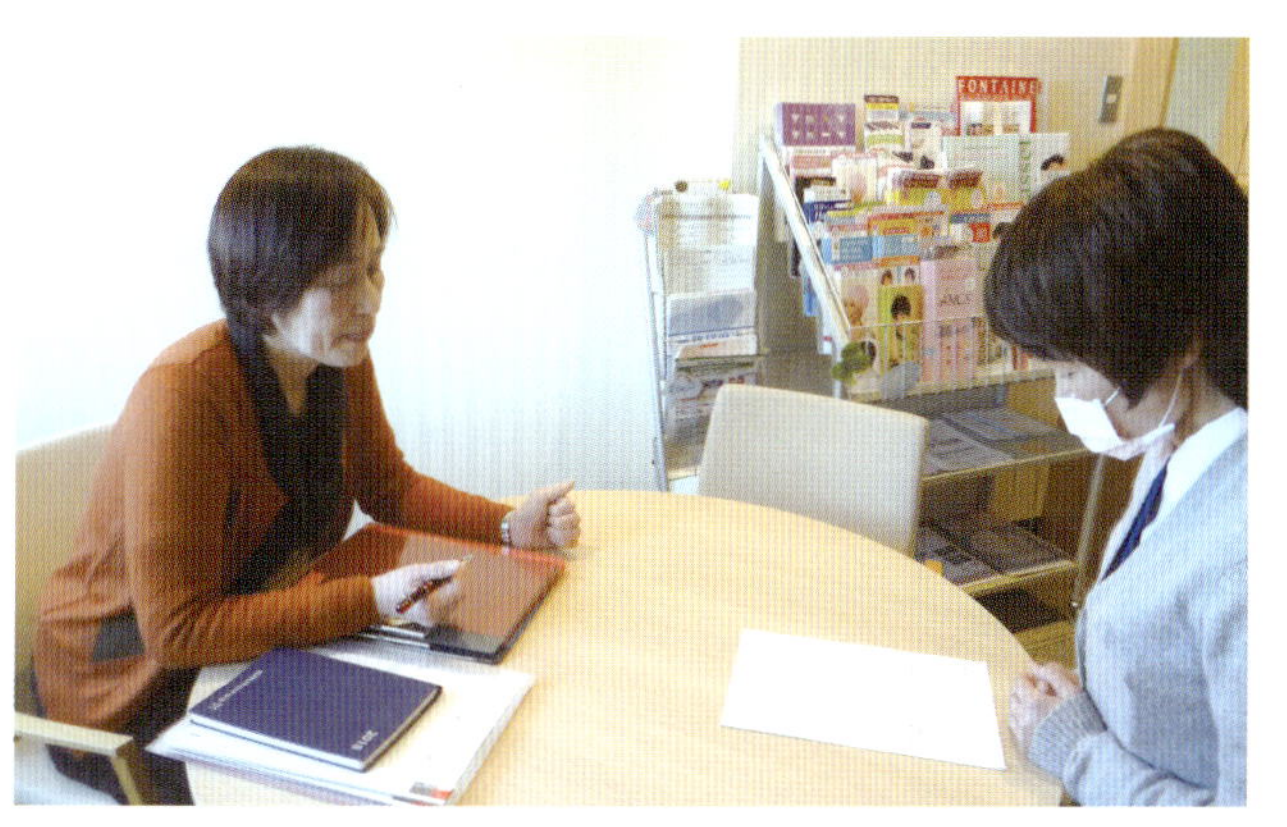

写真2　がんに関する就労支援（就職相談）

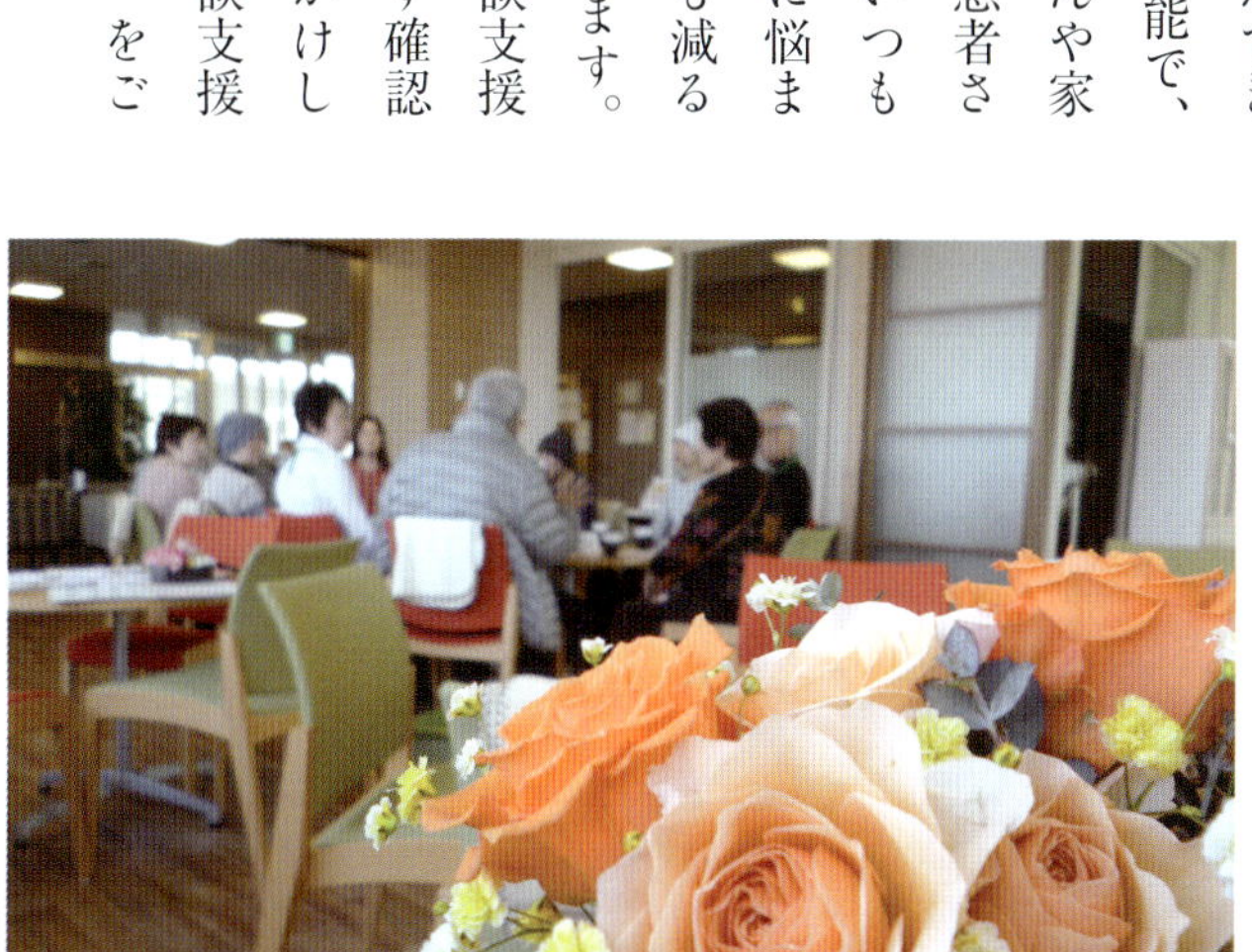

写真3　がん患者さんたちの集える場の提供（ひまわりサロン）

がん相談支援センター

あなたの治療と暮らしをサポート!

患者・家族総合支援センター、がん相談支援センター
社会福祉士　福島(ふくしま) 美幸(みゆき)

がん相談支援センターはこんなところ

「もしかしたら、がんかもしれない」「検査の結果、がんでした」などと聞いたら、誰でも頭の中はパニックで真っ白になってしまいますよね。「これから先、どうなるんだろう」と正しい情報や知識がないために起こる不安は大きく、その不安を1人で抱え込んでしまうこともあります。

また、がんは治療が長くかかる場合もある病気です。仕事やお金、子育て、介護などの悩みを抱えながら治療を続けることも少なくありません。

「がん相談支援センター」には、看護師や医療ソーシャルワーカーが、がんの専門相談員として配置され、対面や電話でさまざまな相談をすることができます（図）。不安や心配は1つではなく複雑に絡み合っています。考えがまとまっていなくても大丈夫です。一緒に整理して考えていきましょう。また、患者さんを支える家族や身近な方の相談もお受けしています（写真）。

お金
・医療費ってどのくらいいるの？
・活用できる制度は？
・年金・身体障害者手帳はもらえる？

仕事
・治療しながら仕事は続けられる？
・会社にはどう伝えたらいい？

こころ
・病気について受け止めきれず気持ちが落ち込んでつらい
・誰にも相談できない……

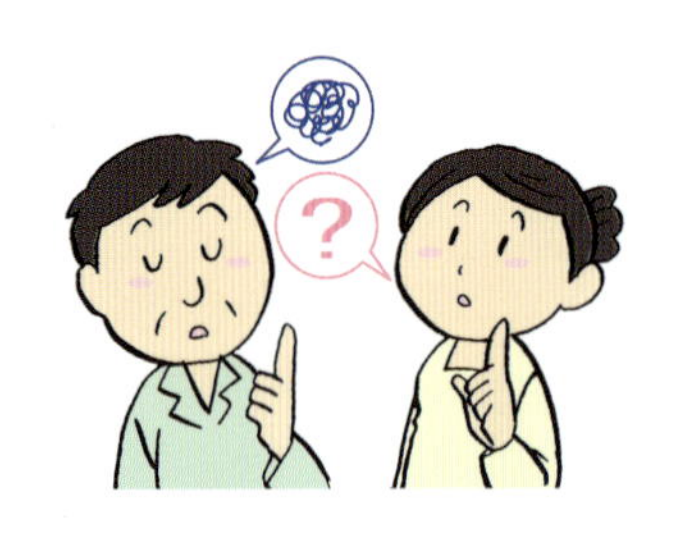

家族
・子どもや家族の心や生活が心配
・家族としてどう支えたらいい?

療養
・近くのかかりつけ医や在宅医療・介護について
・退院後の生活や介護について

外見・性
・治療中の外見ケア、おしゃれについて
・性や生殖機能への影響、パートナーとの関係について

図　がん相談支援センターで相談できること（例）

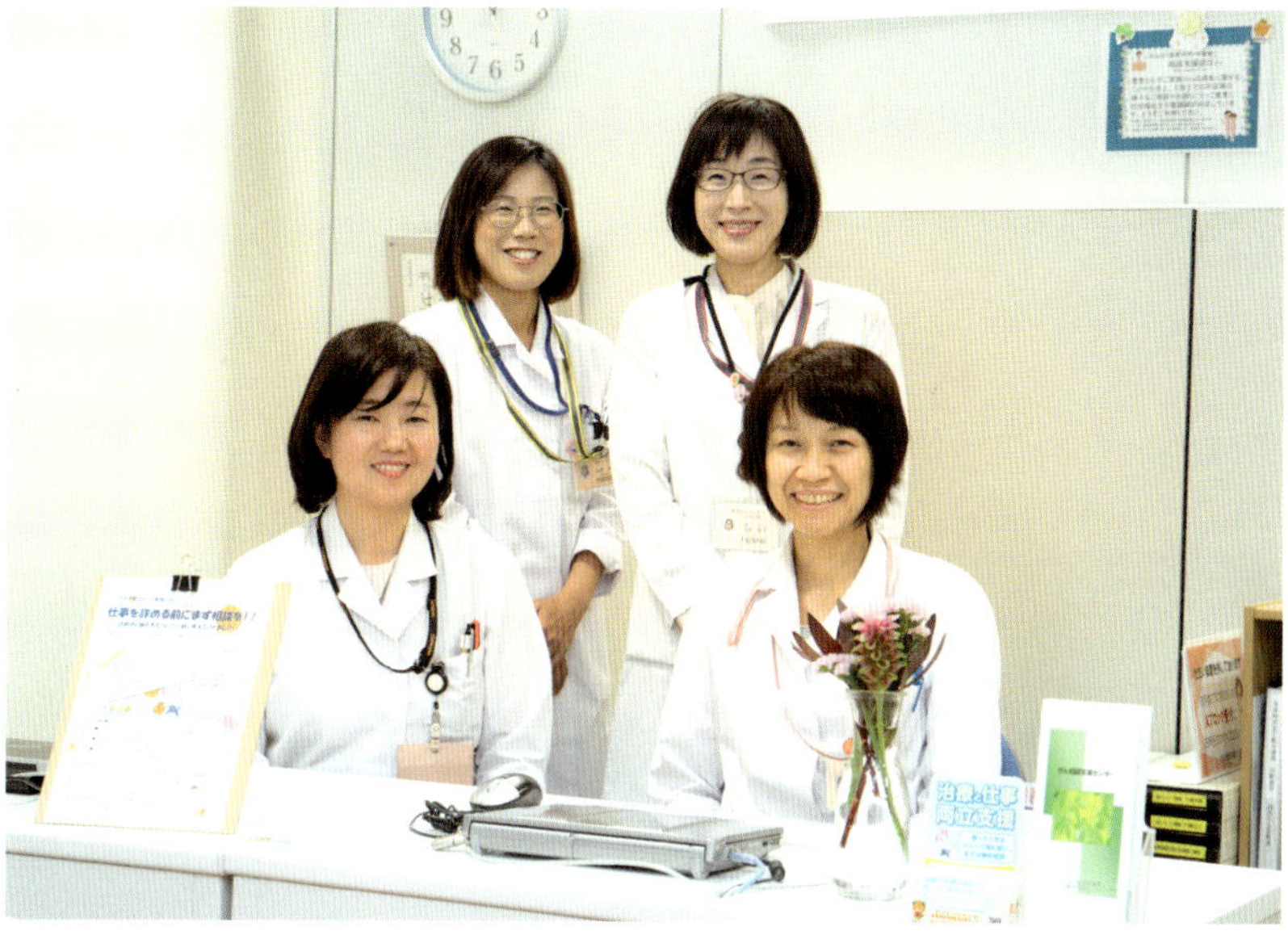

厚生労働省の「がん診療連携拠点病院に関する指針」で、がん相談支援センターの役割としてあげられていることのうち、代表的なものは次の通りです。

●がんに関する一般的な情報の提供
●連携する地域の医療機関に関する情報を提供
●セカンドオピニオンについての相談、情報提供
●がん患者の療養上の相談や就労に関する相談
●がんサポートグループ活動や患者サロンの定期開催等に対する支援
●がんゲノム医療、希少がんに関する相談
●ＡＹＡ世代のがん患者に対する治療、療養や就学、就労支援に関する相談
●がん治療に伴う生殖機能の影響や、生殖機能の温存に関する相談

写真　がん相談支援センターのカウンター、相談ブース

どなたでも相談できます！

がん相談支援センターは、当院の患者さんでなくても、どなたでも相談できます。また、匿名でも構いません。相談料は無料です。相談の内容によって、医師や専門看護師、臨床心理士、薬剤師、栄養士、リハビリの療法士等の専門家による相談対応ができるように体制を整えています。当院では、平日8時30分から17時15分まで相談可能です。

愛媛県がん情報提供ページ「がんサポートサイトえひめ」のインターネットサイトでは、これから病気に向き合う方のために、愛媛県内の病院ごとの症例数、治療やサポートの体制などのデータを紹介しています。愛媛県がん診療連携協議会が集めた情報ですので、信頼性のあるものです。皆さんが納得して病院や治療を選ぶための参考に役立ててください。

国立がん研究センターがん対策情報センターのホームページには、「がん情報サービス」で、患者さん向けのさまざまな情報が掲載されています。また「病院を探す」からは、お近くの「がん相談支援センター」を探すことができます。参考にご活用ください。

患者さんや家族の皆さんからよくある相談

診断から治療、療養生活全般にわたってがんに関するさまざまな相談をお受けしています。

●がん検診や治療のこと
・検診後、再検査の通知が届きました。予約はできますか？
・検査ができる近くの病院はありますか？
・他院の先生の意見（セカンドオピニオン）も聞いてみたいのですが、手続きは必要ですか？

●こころのこと
・不安で夜眠れません、涙が出てきます
・がんと告知されましたが、先生の話が全く頭に残っていません
・自分の疑問や希望を誰にどう伝えればよいのか分かりません

●お金のこと
・医療費はいくらかかりますか？
・活用できる制度はありますか？
・会社を休職中です。医療費の出費が続いて、これからの生活が心配です

●緩和ケアのこと
・緩和ケア病棟に入院したいのですが、ずっと診てもらえますか？
・外来通院でも診てくれますか？

●家族のこと

・育児や家事・介護をしていますが、頼れる人が近くにいません

・子どもへ病気のことを伝えるかどうか迷っています

●会社やご近所づきあいのこと

・病気について知られたくありません

・仕事の休み方、会社へ提出する診断書についてどうすればいいか分かりません

●外見への影響のこと

・抗がん剤で髪が抜けますか？

・メイクやウィッグで外見の変化をカバーできますか？

●身の回りのサポートについて

・自宅に来てくれる先生や看護師さんはいますか？

・介護保険サービスはどうすれば受けられますか？

など、さまざまな相談があります。どこに相談したらいいのか分からない場合も遠慮なく相談してください。

医療費や生活費の不安についても相談に対応します

がんの治療にかかる費用は、高額になることもあります。貯蓄やがん保険を頼りに家計のやりくりを計画できればよいのですが、まずは公的な制度を知って活用しましょう。ただし、ちょっと複雑です。分からないときには、私たちに相談してください。

参考までに公的な制度でよく活用されるのは、医療保険の「高額療養費制度」です。病院や保険薬局などの窓口で支払った金額が、1か月間（1日から月末まで）で、一定額の自己負担限度額を超えたときに、その超えた金額が支給される制度です。なお、事前に「限度額適用認定証」の交付を受け、医療機関等の窓口に提示しておくことで、窓口での支払いを自己負担限度額までにとどめることができます。病院（入院、外来）、保険薬局でも利用できます。入院中の部屋代や食事代などは対象外です。

ほかにも療養生活に役立つ、いろいろな社会保障制度（身体障害者手帳、石綿による疾病の労災保険給付、健康保険傷病手当金、雇用保険、障害年金、生活保護など）があります。あなたに役立つ制度に何があるのか、早めに相談してください。

子育て、介護に役立つ支援や制度って？

幼いお子さんや学校へ通う子どもさん、また介護を要する状態の家族がいる患者さんは、病院での「検査」「診察」「治療」等に時間がかかるため、誰かの協力を得る必要が多くあります。

家族や友人、近隣の方の協力が難しい場合は、公的なサービス等を利用することもできます。

子どもさんの支援としては、市や町のファミリーサポートセンターや保育サービスの「一時預かり」があります。行政やNPO法人などが担う地域子育て支援拠点の利用者支援専門員が地域の子育て支援をサポートしています。お住まいの地域での制度や窓口についてもがん相談支援センターで案内できます。

また、当院では臨床心理士を中心に、子育て世代の患者さんや子どもさんへのサポート（チャイルドケア）を行っています。患者・家族総合支援センター〝暖だん〟のキッズコーナーや授乳室も利用でき、小さなお子さんのストレスを少しでも和らげる環境を提供しています。

介護が必要になったときには、有料のヘルパー、公的介護保険のヘルパー、訪問看護・施設入所などのサービスを利用することができます。公的介護保険制度の対象者は、65歳以上の介護が必要な方と40歳から64歳までのがん患者さんで治療が難しくなり、介護が必要になった方です。介護保険のサービスを利用するためには、まず、患者さんがお住まいの市町村の介護保険担当窓口で要介護認定申請を行う必要があります。窓口に出向くのが難しい場合は、お住まいの地域の地域包括支援センター等に申請を代行してもらうこともできます。

当院では、退院支援や在宅調整の担当者がケアマネージャー等と連携しています。はじめは、よく分からないと思いますので、がん相談支援センターへ相談してください。皆さんのご希望を伺いながら上手に制度の活用ができるようにお手伝いします。

あなたの治療と仕事の両立をサポート！

患者・家族総合支援センター、がん相談支援センター
社会福祉士　福島 美幸

治療中の働き方について一緒に考えていきましょう！

がんの治療では、仕事をしばらく休んだり、働き方の配慮が必要になる場合があります。また、仕事は家計の収入源であると同時に社会とのつながりでもあります。がん相談支援センターでは、医療ソーシャルワーカーや看護師があなたの仕事の内容や雇用形態、仕事への思い、治療スケジュールや療養に伴う体や心への影響などを一緒に整理し、あなたにあった治療と働き方についての相談に対応しています（図）。厚生労働省からは、「両立支援のためのガイドライン」も出ています。患者さんだけでなく会社の方にも、復職をどのように進めていくとよいのか分からないときに、活用いただける分かりやすい内容になっています。

また、患者・家族総合支援センター“暖だん”では、仕事を探したい方への社会復帰支援として「ハローワーク松山の就職支援ナビゲーター」による出張相談や、「愛媛産業保健総合支援センターの両立支援促進員・社会保険労務士」による就労継続相談を無料で受けることもできます。予約も可能です。治療による外見の変化で、仕事復帰時の不安を感じる方もいらっしゃいます。“暖だん”では、身だしなみ（ウィッグ、メイク、ネイルなど）に役立つ情報やセミナーも提供しています。ぜひ、ご利用ください。

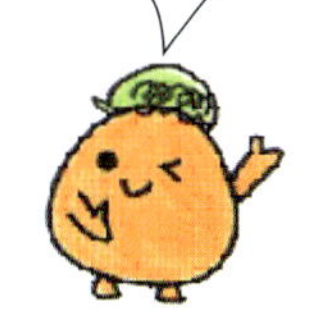

Q. 職場には何と報告すればいい？
Q. 休暇や休職はどうしたらいい？
Q. 利用できる制度はある？
Q. 治療をしながら仕事を続けられる？
Q. 治療中でも就職できる？
Q. 面接で病気のことをどこまで話したらいい？

図　仕事をやめる前に相談を！

休職中の生活を支える保障制度は？

病気によって手術や治療などでやむを得ず会社を休んだ場合は、その間の給与がもらえないこともあります。健康保険に加入している会社員や公務員などの方には、そんな事態の生活を保障するものとして「傷病手当金」という制度があります。

◆支給額／休職している間、1日につき給与（日額）の約3分の2に当たる額

◆支給期間／最長で1年6か月間支給

◆退職後も条件がそろえば支給期間まで支給を受けることができます。

仕事を続けるかどうか悩んだ時、それはこれからの生き方を考え、病気になる前の自分らしさを取り戻す機会かもしれません。病気になってもやりがいや生きがいを感じながら過ごしていけるといいですね。

あなたらしい治療と仕事の形を一緒に考えていきましょう。

患者・家族総合支援センター

笑顔あふれる“暖だん”の催し

患者・家族総合支援センター
看護師　**池辺（いけべ）琴映（ことえ）**

患者・家族総合支援センター〝暖だん〟では年間約130のイベントを開催しています

患者・家族総合支援センター〝暖だん〟では、療養中のがん患者さんや家族、医療・介護・福祉関係者および一般市民を対象とした催しを年間130ほど行っています。内容としては、セミナー、体験型イベント、サロンの3つに分けられます。

セミナーでは、からだ・心・食事・薬・お金・外見・仕事・リンパ浮腫（ふしゅ）・リハビリ・遺伝・治験などをテーマに、治療に関連した情報や療養生活で役立つ知識を提供します。

体験型イベントでは、病院ボランティアによるティーサービスやイベントボランティアによるアロマセラピー・フラワーセラピー・書道教室・体操教室などを企画しています（写真1）。

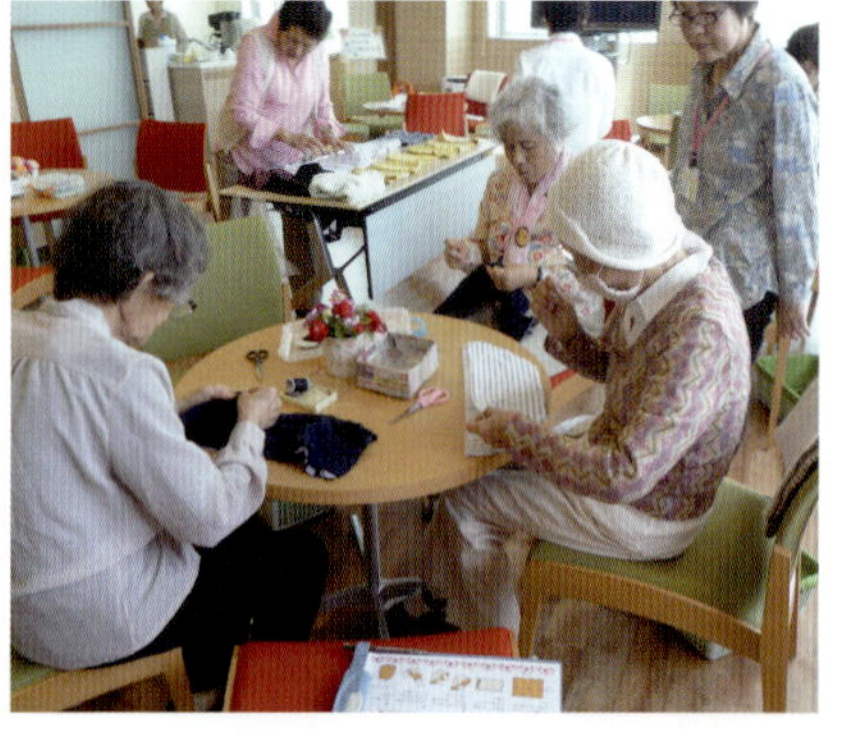

写真1　ケア帽子を作る参加者とそれを見守るボランティアの様子（ケア帽子を作ろう会）

また、サロンでは、がん患者さんや家族が集まり、それぞれの体験や思いを語り合い、共有します。

〝暖だん〟の催しは、

「同じ経験をされた方とお話ししてみたい」

「心がほっこりする癒しイベントを開催してほしい」

「ウィッグをしていても安心して運動できる場所がほしい」

「がん専門病院だからこそできるセミナーを実施したい」

といった、たくさんの利用者や職員の思いが詰まった内容になっていることが魅力です。

また、「私にできることがあれば協力したい」「これから治療を受ける人の参考にしてほしい」と、がん経験者・家族・友人・地域の方々が、イベントボランティアとして私たちと一緒に活動をしています（写真2）。

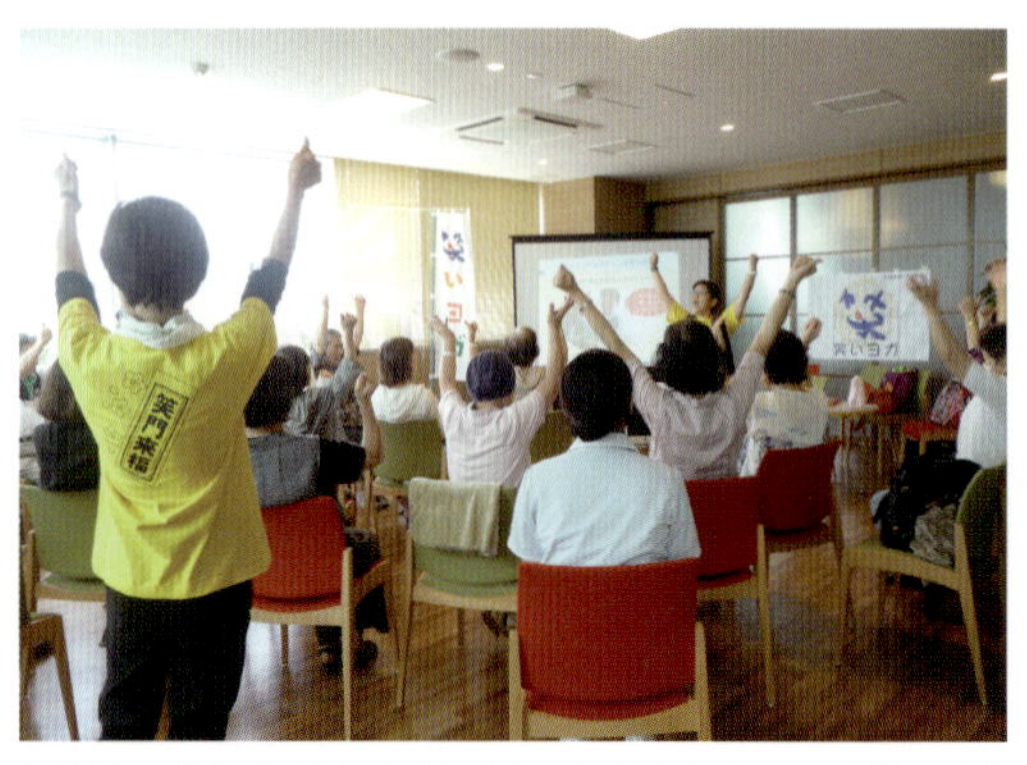

写真2　講師と参加者がイベントを楽しんでいる様子（笑いヨガ）

あなたも〝暖だん〟の催しに参加しませんか？

会場では、参加者同士または参加者とスタッフが、お互いに「来てくれてありがとう」「いろいろお話ししてくれてありがとう」とたくさんの〝ありがとう〟の笑顔を交わします。

〝暖だん〟の催しは、がん患者さんや家族はもちろん、興味がある方や勉強したい方など、どなたでもご参加いただけます。

あなたも、私たちと一緒に、〝暖だん〟の催しを通して、がんの最新情報を入手したり、同じ仲間と交流したり、新しい自分を発見したりする機会をつくりませんか？　皆さんのお越しをお待ちしています。

患者さんを支える家族の方へ

家族みんなで乗り越えていくために

緩和ケアセンター、精神腫瘍科、がん相談支援センター
心理療法士　井上(いのうえ) 実穂(みほ)

家族のつらさ

大切な家族ががんという病気になることは、大変つらい出来事です。これからのことを考えて不安になったり、「一番つらいのは本人だから……」と、ご自身のストレスを溜め込んでしまいがちです。実は、家族は「第二の患者」といわれるほど、心労が大きいといわれています。不眠や食欲不振、気持ちの落ち込みだけでなく、お金のことや患者さんとの接し方など、心配なことがありましたら、外来、病棟スタッフ、がん相談支援センターにご相談ください。また、患者・家族総合支援センター〝暖だん〟では、心と体をリラックスさせるストレスマネジメントセミナーを定期的に開催しています。どうぞご参加ください。

お子さんへの支援

当院では、2011年より「チャイルドケアプロジェクト」を発足させ、お子さんのいらっしゃる患者さんが安心して療養生活を送ることができるように、家族全体の支援に取り組んでいます。

親である患者さんが病気になると、これまでのように十分に子どもの世話ができず、そのことでご自身を責めてしまいがちです。また、お子さんも、家族の異変に気づきながらも、心配な気持ちを抑えているかもしれません。そうしたお子さんのストレスは、年齢、性格、環境などによってさまざまですが、年齢にかかわらず、子どもの話に耳を傾け、周囲が適切な対応をすることで、子どもは落ち着きを取り戻し、困難を乗り越えていく力を発揮します。

「子どもに病気のことを言いたくない」「子どもにどう話そう」「子どもの様子が気になる」など、お子さんにかかわることがありましたら、外来、病棟スタッフ、がん相談支援センターにご相談ください。子どもの行動・心理に詳しい臨床心理士が対応します。

また、当院では、患者さんのお子さんに対し、がんに対する正しい知識やストレスマネジメントなどを伝えています（写真1）。さらに、同じ立場の子どもたちで学びあう心理教育プログラム「キッズ探検隊」を開催しています（写真2）。詳しくは患者・家族総合支援センターホームページをご覧ください。

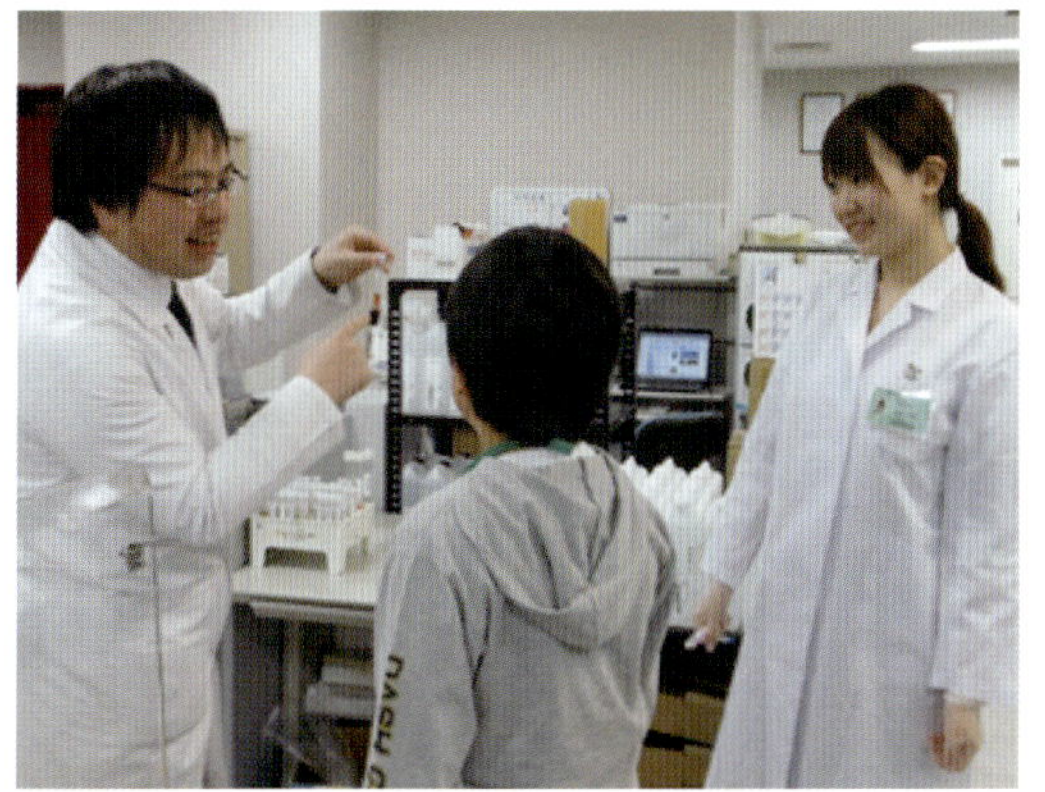

写真1　検査技師より説明を受けている子ども

写真2　夏休みキッズ探検隊「がんを見つけよう」

四国がんセンターのがんサロン

同じ体験をしたから話せること、分かり合えることがあります

患者・家族総合支援センター
看護師 池辺（いけべ） 琴映（ことえ）

患者・家族総合支援センター〝暖だん〟では、大きく分けて3つのタイプのサロンを開催しています（表）。〝暖だん〟のサロンには、四国がんセンターに限らず、他院に通院中のがん患者さんやご家族も参加していただけます。

	ひまわりサロン	憩いのサロン	ふれあいサロン
発足年月	2011年3月	2013年7月	2014年4月
目的	語り合いによる心理的苦痛の軽減	学習を中心とした知識獲得と語り合い	活動を共にすることで日常を取り戻す
対象	がん患者・家族	がん患者・家族	どなたでも
運営	ピアサポーター	病院職員	病院ボランティア イベントボランティア
内容	参加者の自己紹介後、ピアサポーターの進行による語り合い	専門職種による講義（情報提供）と語り合い	ボランティアの特技・資格を生かした活動体験
時間	1時間30分	1時間30分	1時間～1時間30分

表 当院のがん患者・家族サロン

ひまわりサロン

がん体験者同士の自由な語り合い、気持ちの分かち合いを目的としたサロンです。語り合いの進行は、ピアサポーター*1が行います。参加者の話を聞き、時にはピアサポーターが自らの体験を話すこともあります。医療者は原則参加しません。

*1 ピアサポーター／患者または家族としてのがん経験を有し、研修を終了している者

憩いのサロン

憩いのサロンは、医療関係者のミニレクチャーによる「知識獲得」と、同じ疾患や症状、家族役割、社会的役割など「より共通性の高い方々との交流」を目的としています。ミニレクチャーや語り合いの進行役は、医療関係者が務めます。同じ疑問や困りごとを抱えている参加者同士だからこそ、サロンで知り得たことやそれぞれの生活上の工夫が、「すぐに役立つ情報」となっています。

ふれあいサロン

がん患者さんは、病気をきっかけに気軽に趣味や外出が楽しめなくなる場合があります。そんな思いを抱える患者さんや〝暖だん〟利用者の声を受け、患者さんが安心できる「病院」という場所で、安全に活動体験ができるサロンを始めました。講師役は、病院ボランティアグループ「ふれ愛」のメンバーや〝暖だん〟イベントボランティア*2の皆さんです。内容は、アロマセラピー、絵手紙、ケア帽子作り、書道、体操、タクティールケア*3、フラワーセラピー、コーラス、笑いヨガなど、さまざまです。参加した方には心地よい疲れや達成感を感じていただけます。

イベントボランティアとして、四国がんセンターとは直接関わりのない地域の方にも多数ご協力いただいています。

「ぜひ私も協力したい」と思われる方、私たちと一緒に活動しませんか？

*2 イベントボランティア／自身のがん経験や自分の特技・趣味を生かして、〝暖だん〟で活動するボランティア

*3 タクティールケア／柔らかく包み込むように相手の身体に触れるケア。肌と肌との触れ合いを通して、相手の不安や痛みを和らげる効果がある

Topics5

がんカフェ
医者も対話に加わって毎月開催しています

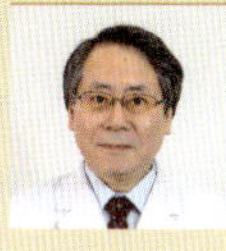

緩和ケア内科 院長 谷水 正人

がん哲学外来を愛媛に

がん哲学外来は順天堂大学の樋野興夫教授により提唱され、全国に広がっています。2017年より当院でも「坂の上の雲・暖だんカフェ」として、四国がんセンター版「がんカフェ・がん哲学外来」を毎月開催しています。樋野先生の励ましがあったこともありますが、がん哲学外来の講演に来場する患者さんの要望や、見学に行ったがんカフェの様子を見て、これは愛媛でもぜひ行わなければいけないと思い、開催に踏み切りました。

病気であっても病人ではない

以前、他のがん哲学外来を見学したときのある患者さんの言葉ですが、「がんになり患者会に参加して、『これからは自分のために生きるのよ』と言われ、自分中心にいろいろ試みた。しかし心が次第に萎(しぼ)んでいった。そんなときがんカフェに参加して、『がんになったあなたにしかできないことがある』と言われ、ハッと自分を取り戻すことができた。それからは機会があればいつも参加している」という発言がありました。

お茶でも飲みながら

「暖だんカフェ」では、もともと患者さんへのティーサービスをしていただいているボランティアグループ「ふれ愛」の皆さんが煎(い)れてくれたコーヒーや紅茶を、患者さんやご家族の皆さん、「ふれ愛」の皆さん、医師を含めたスタッフ数人でいただきながら、がんについて、あるいはなんでも今考えていることについて話します。

医師などのスタッフは、樋野先生が講演でいう「馬から下り」「暇げな風貌」で参加します。尋ねられれば医学的な話もしますが、「治療者と患者」という立場を離れて、忙しい臨床の現場とは違った気持ちで話します。臨床仏教師の住職も毎回参加されています。必ず達成しなければいけない目標があるわけではありませんが、医療者が対話に加わることで、診療の場や患者同士のサロンとは違った気づきがあるかもしれません。がん患者さんが活力を取り戻し、「がんになっても安心して暮らせる愛媛」が叶っていくとしたら、こんなにうれしいことはありません。

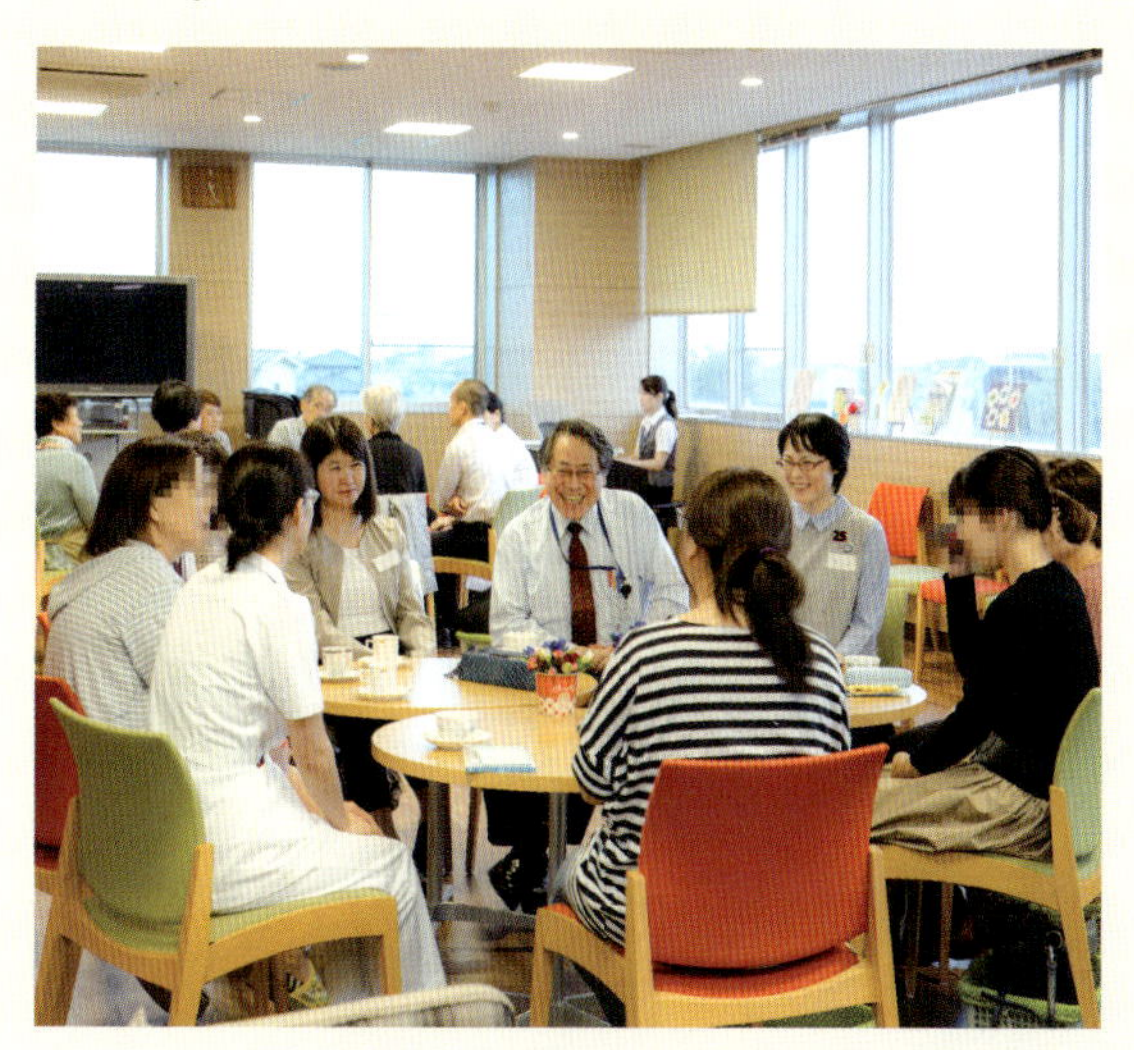

写真 ある日のがんカフェの風景

外見の変化に対するケア

あなたらしくいられるように

アピアランスケアチーム
乳腺外科医師　清藤（きよとう） 佐知子（さちこ）

治療による外見の変化に1人で悩んでいませんか?

がん患者さんは、多くの方が手術や抗がん剤治療、放射線治療などによる「外見の変化」を体験します。「手術による乳房切除や体の表面の傷」「髪の毛やまゆ毛・まつ毛の脱毛」「爪の割れや二枚爪」「しみ・くま」「むくみ」など、治療によって症状はさまざまですが、女性、男性を問わず「外見の変化」を気にしている患者さんもいます。

そして、「外見の変化」そのものだけではなく、それによる「自分らしさの喪失」や「周りの人との関係性」に悩み、社会に出て人と接することをためらうようになることもめずらしくありません。

そこで、当院では医師、看護師、薬剤師による多職種でチームを結成し、患者さんが治療場所、家庭、職場、地域など「社会の中でその人らしくいられる」ことを目指して、アピアランスケア（外見の変化に対するケア）を行っています。

「自分らしい」と思える対処法を一緒に考えてみませんか?

アピアランスケアチームでは、患者さんや家族を対象に、治療による外見の変化やその対処法についての情報提供（コスメティックインフォメーション、写真1）を行ったり、専門職種（美容関係者、企業など）と協力したセミナーを開催したり、個別対応を行っています。また、患者・家族総合支援センターで展示しているウィッグ、メイク、ネイル、乳がん手術後の下着などのアピアランスケア用品（写真2）の整理も行っています。

さらに、院内外の医療関係者を対象とした勉強会（写真3）も開催しています。

治療による外見の変化に悩まれているあなた、アピアランスケアチームと「自分らしい」と思える対処法を一緒に考えてみませんか。

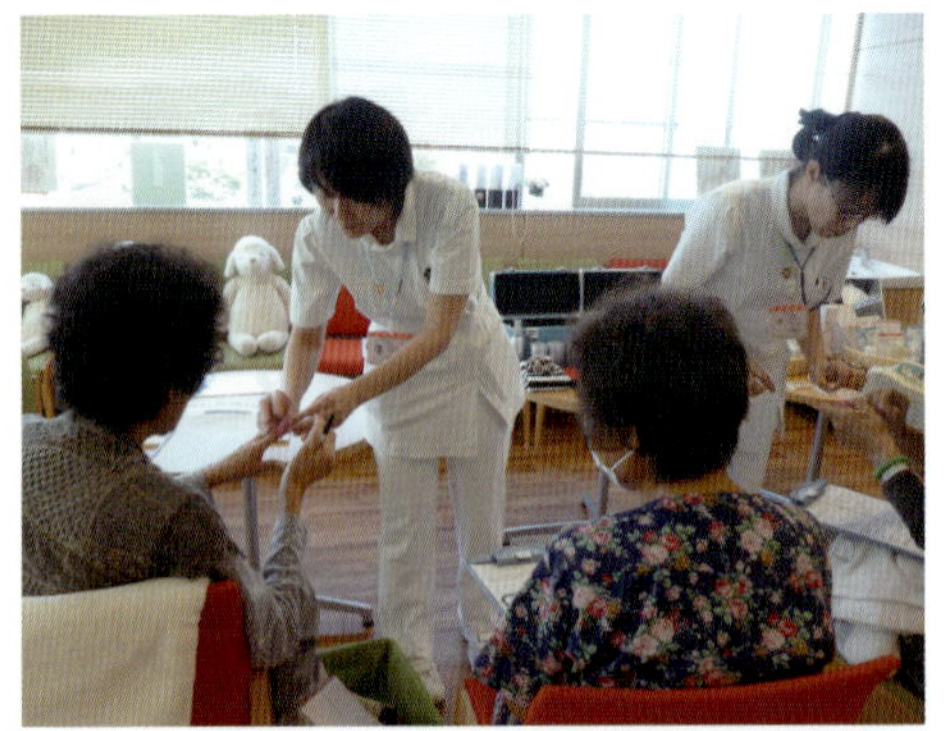

写真1　コスメティックインフォメーションで爪のケアを患者さんと一緒に考えている様子

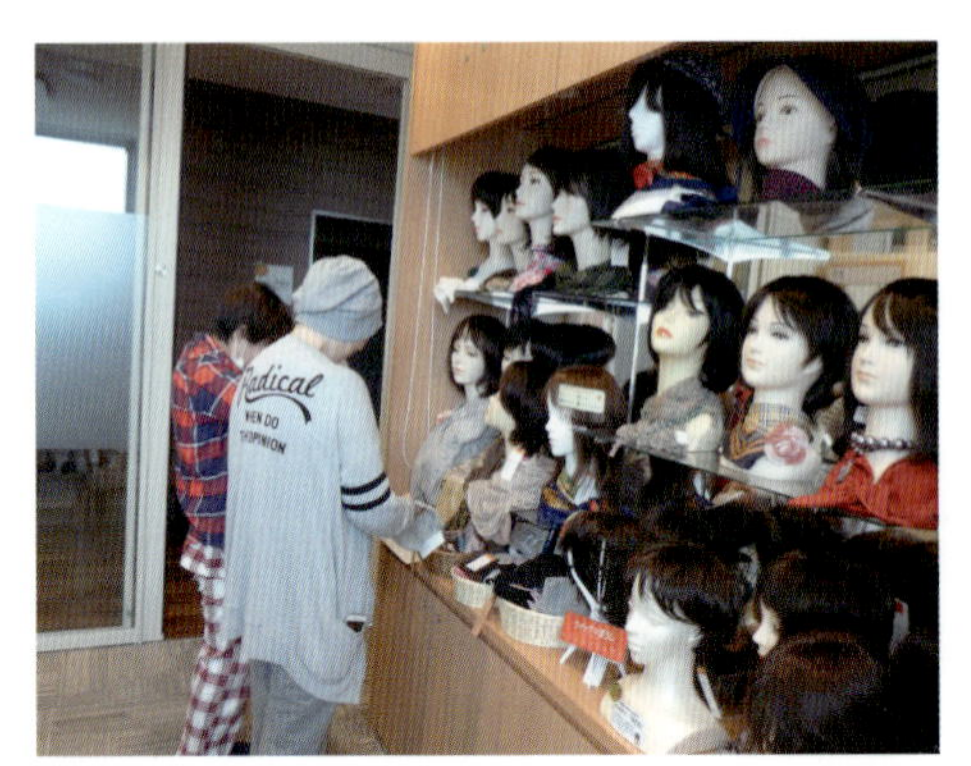

写真2　展示しているウィッグを患者さんが手に取る様子

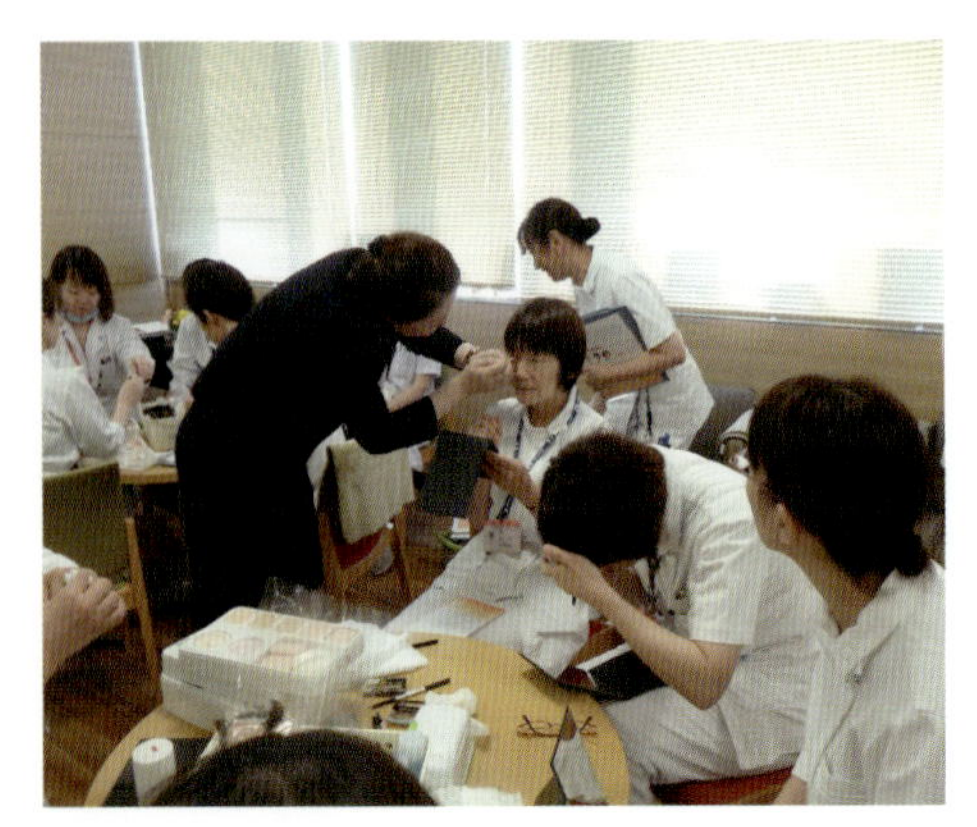

写真3　医療関係者を対象としたメイク勉強会の様子

がん治療中の食事

適切な食事は治療をサポートします

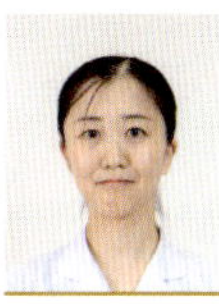

栄養管理室
栄養管理室長 鎌田（かまだ） 裕子（ゆうこ）

バランスの良い食事が原則

治療中は、バランスの良い食事を摂取し、栄養状態を良好にしておくことが大切です。バランスの良い食事とは、主食（ご飯、パン、麺類）と主菜（肉、魚、卵、大豆製品）と副菜（野菜、きのこ、いも、海藻類）の揃った食事を指します（図）。十分な食事摂取が、体力を維持し、治療によって傷ついた細胞の再生を助け、感染症にもかかりにくくしてくれます。医師から食事について特別な指示がある場合以外は、無理をせず、体調に合わせて、食べられるものから少しずつ食べることも大切です。

副作用症状で食べにくいときの工夫

しかし、治療中はさまざまな理由で食欲が低下します。

●吐き気や嘔吐（おうと）のあるとき

においや味、見た目が誘因になります。材料、組合せ、盛付、量にも配慮することが必要です。①においの少ないものを選ぶ、②汁物をつける、③果物をつける、④漬物など箸休めを添える、といった工夫で食べやすく感じられるようです。

●口内炎や食道炎のひどいとき

味付けの濃いもの（酸味、塩味、甘味、苦味）、刺激の強いもの、冷たすぎるもの、熱いもの、硬いもの、水気の少ない料理などを避けます。「だし汁」のみで調理する方法も1つです。マヨネーズや味噌は比較的刺激が少ないようです。

●味覚異常があるとき

味覚が鈍くなっているときは素材の味を生かしたり、酸味や香辛料を効かせたりします。一般に和食より洋食が食べやすいようです。

味覚が過敏になっているときは、素材の味を生かすシンプルな味付けにします。水分の多い料理のほうが食べやすいようです。

●かむこと・飲み込むことが困難なとき

食材はやわらかく、のど越しのよいものを選びます。水分はある程度含んでいるほうが摂取しやすいようです。むせないように、ゆっくり少量ずつ食べましょう。むせてしまうときには、とろみをつけたり、ゼリー状にしたりします。

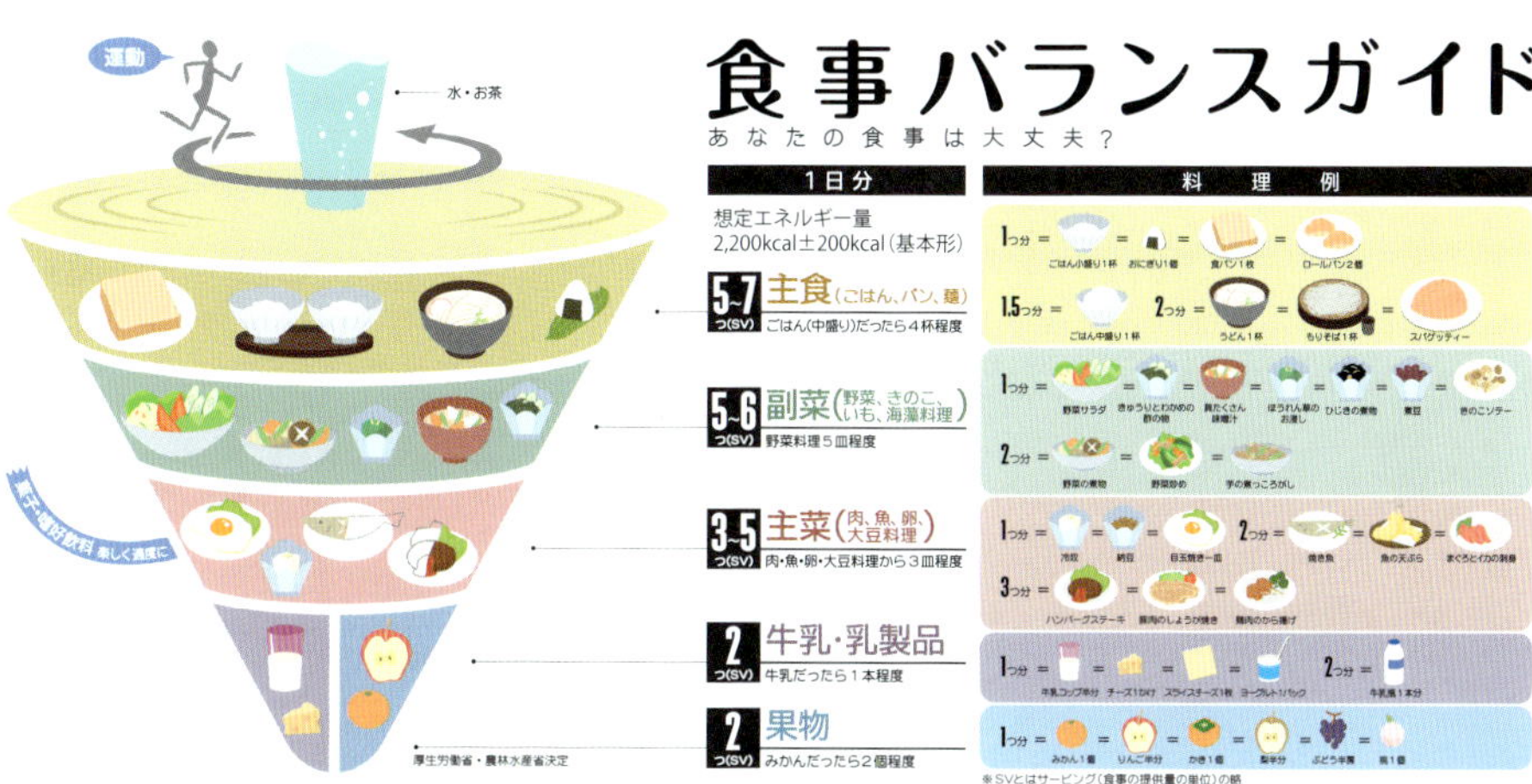

図 「食事バランスガイド」
厚生労働省と農林水産省の共同により平成17年6月に策定されました
出典：厚生労働省ホームページ （https://www.mhlw.go.jp/bunya/kenkou/eiyou-syokuji.html）

がんとこころ

精神腫瘍科からあなたへ

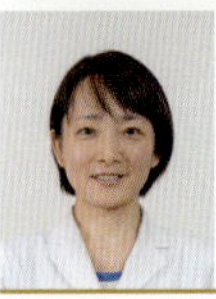

精神腫瘍科

精神腫瘍科医師　落合 優美

こころに症状が出たら、ひとりで頑張らないことが大切です

　こころとからだはつながっています。からだにがんがあると、こころもつらくなることがあります。がんと分かったとき、治療でからだがつらいとき、体力が落ちたときなど、いろいろなことでこころにも変化が起こります。不安になったり、気分が落ち込んだり、眠れなかったり、やる気が出なかったり、もう消えてしまいたいと思ったり……。

　こころに症状が出たときには、ひとりで頑張らないことが大切です。だれかに話してみましょう。自分の気持ちを言葉にするうちに、気分が落ち着いたり頭の中が少し整理されたりして、こころが楽になることもあります。家族や友人はもちろん、病院の相談窓口や、患者さんが集うサロンでお話することもできます。

　当院のがん相談支援センターでは専門の相談員に相談できます。定期的に患者サロンも開催しています。相談員やほかの患者さんと話し合う中で、実際に役立つアドバイスやちょっとした考え方のヒントが見つかるかもしれません。

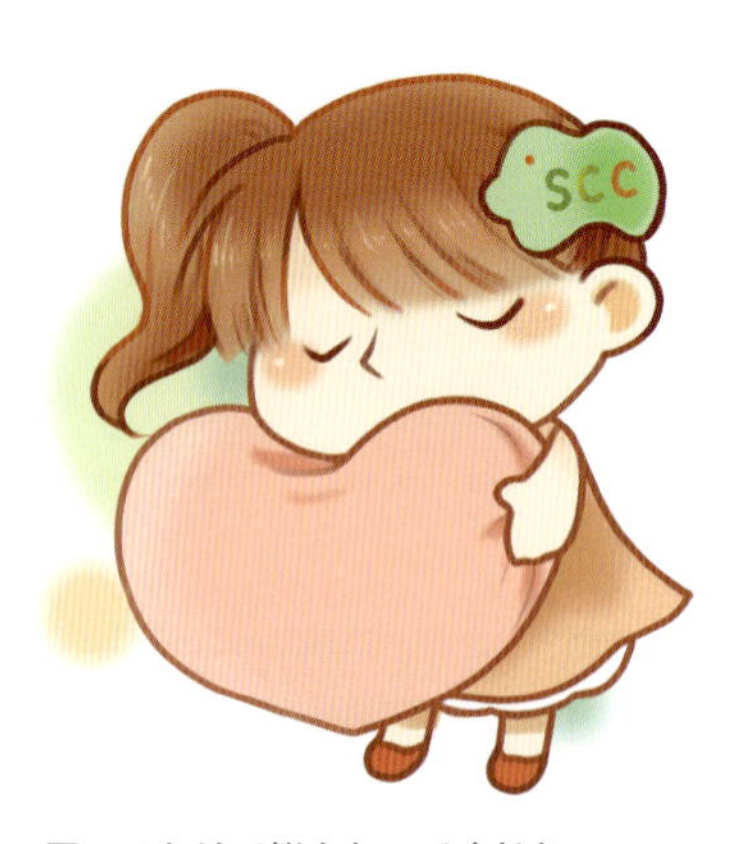

図　ひとりで悩まないでください

精神腫瘍科ではこころの症状をやわらげる方法を考えます

　こころの症状が強かったり、長く続いて毎日の生活がむずかしくなったりするようなら、こころの専門家のサポートが必要なこともあります。

　精神腫瘍科では、がんを抱える方のこころとからだの関係を考えながら、こころをケアします。がん専門病院でのさまざまな患者さんの診療経験や情報から、一人ひとりのこころとからだの状態に合わせて、つらい症状をやわらげる方法を考えていきます。

　まずはしっかりとお話を伺うことから始まります。そして、その時々のからだの調子や生活スタイルに合わせて、こころのケアを行っていきます。さまざまな工夫や調整をしていくこと、また一時的に薬を使うことで、こころの症状が軽くなることもあります。

　ひとりで頑張らずに相談しましょう。あなたのこころとからだのために。

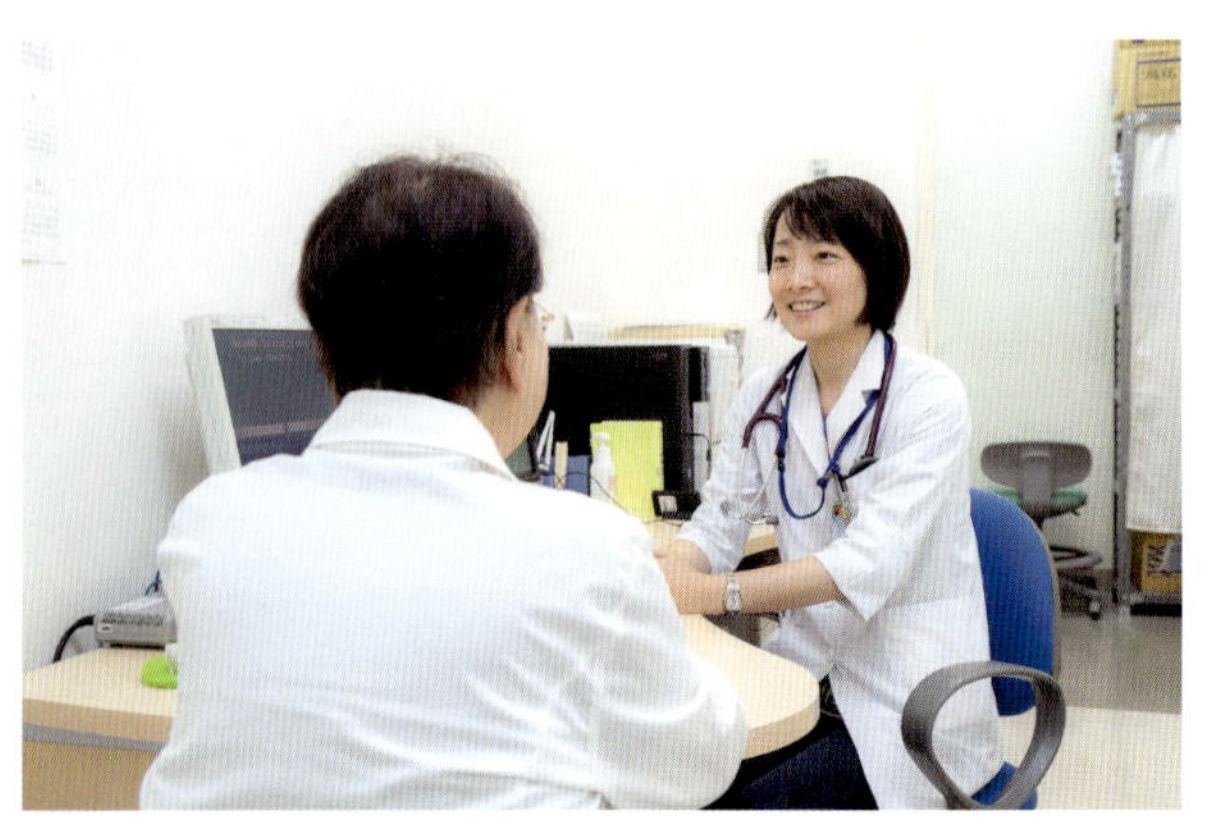

写真　診察の様子

がんのリハビリテーション

がん治療中も今まで通りの生活が送れるようにお手伝いします

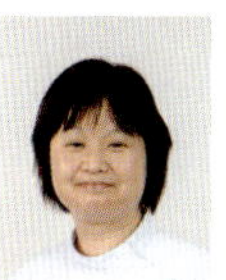

リハビリテーション科
理学療法主任 濱田 麻紀子

がん専門病院のリハビリテーション

当院では以下のような目的でリハビリテーションを行っています。

①肺・頭頸部・乳・食道・肝がんなどの手術前から、手術後の呼吸や発声、嚥下、運動機能などの回復を促進するもの

②抗がん剤、放射線治療に伴う副作用（食欲低下、免疫能低下、体重減少など）による日常生活動作能力の低下を予防・改善するもの

③がんの再発や転移などがある場合に、できるだけ運動機能や生活の質を維持・改善するもの

④緩和期において生活の質を維持するもの

がん治療を遂行するためのコンディショニング

加齢や必要以上の安静、炎症性疾患、がん、栄養障害などによって、筋蛋白の合成よりも分解が多くなり、筋肉量の減少が起きるサルコペニアになりやすいことが知られています。サルコペニアは、骨格筋量の減少に伴う筋力低下あるいは歩行速度低下と定義されており、いくつかのがんの生存率にも関係することが徐々に分かってきています。

当院では、リハビリテーション実施前後に握力や歩行速度、筋肉量などを測定（写真）し、個々に応じた筋力トレーニングや有酸素運動を行いサルコペニアの予防を図っています。さらに、抗がん剤治療を行う目安の1つに「1日の半分以上はベッドを離れて活動できること」がありますが、治療を継続するために、病状や栄養状態、副作用などに配慮し、活動量が低下しないよう個別性のあるリハビリテーションを提供できるように取り組んでいます。

骨転移がある方へのリハビリテーション

がんが骨へ転移している患者さんに対して、骨折や麻痺などを予防しながら、今まで通りの日常生活が過ごせるように、整形外科医と連携し、必要に応じてコルセットを装着した上で動作方法の指導や筋力トレーニングなどのリハビリテーションを積極的に行っています。

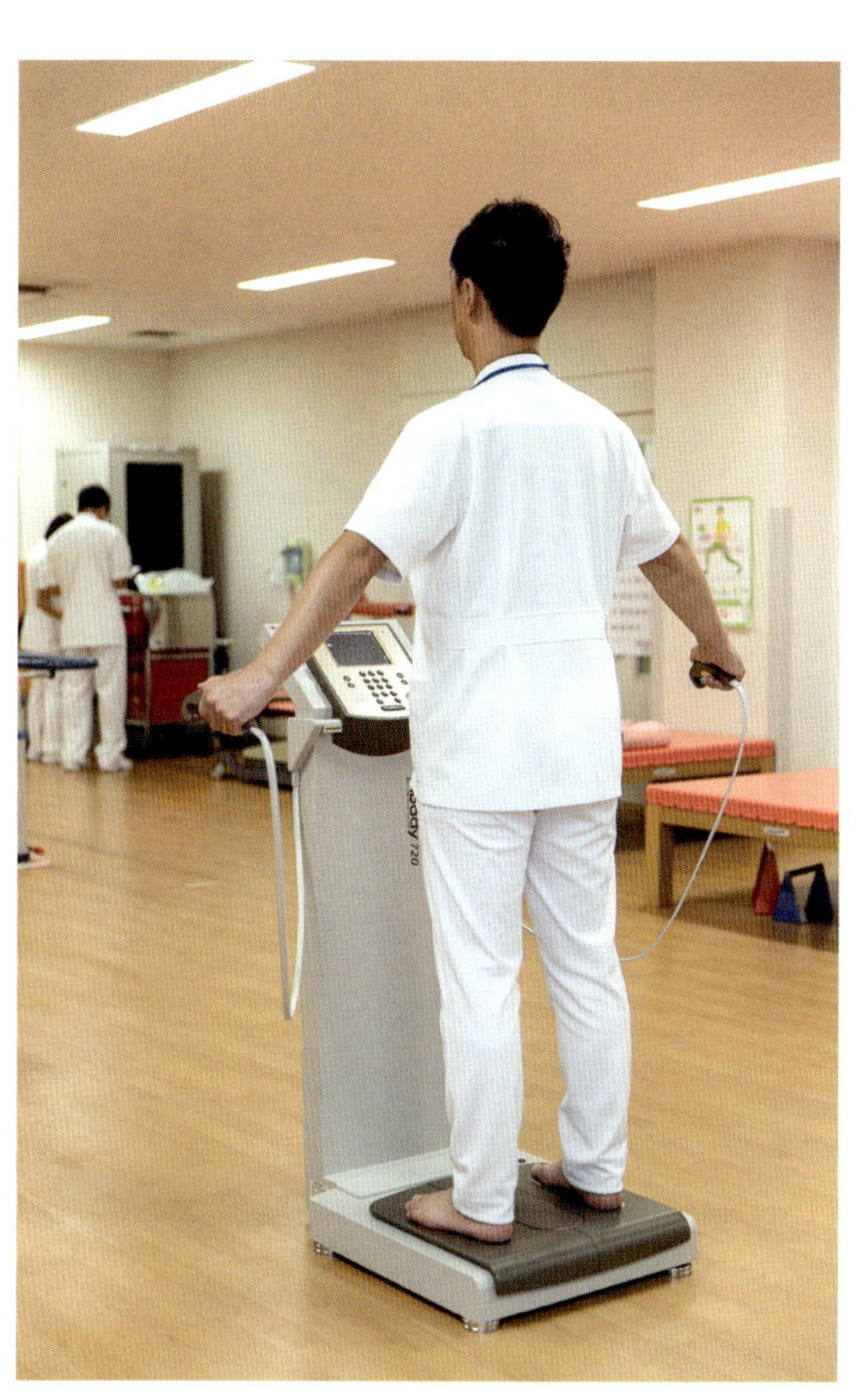

写真　体組成計により筋肉量や体脂肪量などを測定しています

リンパ浮腫

手術でリンパ節を切除したことで生じるむくみに対応します

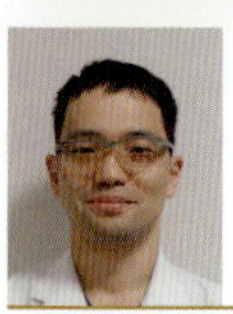

形成・再建・皮膚腫瘍外科
形成・再建・皮膚腫瘍外科医師　**山下 昌宏**（やました まさひろ）

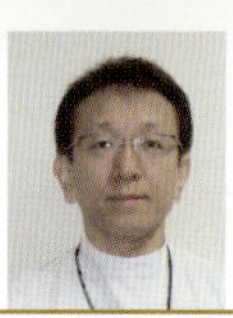

形成・再建・皮膚腫瘍外科
特命副院長　**河村 進**（かわむら すすむ）

リンパ浮腫とは

リンパ管という重要な役目を担っている脈管があります。体には動脈・静脈が網の目状に張り巡らされています。動脈が栄養や水分、健康を守る白血球などを含む血液を体の隅々まで送り、静脈はそれらを集めて心臓へ返します。リンパ管は、血管外へ運ばれた栄養・体の隅々で生じた老廃物・異物を含む組織液と呼ばれる体液を静脈まで運びます。その途中にリンパ節と呼ばれる組織があります。リンパ管はがんや病原体、異物の通り道にもなります。リンパ節はそれらが静脈から全身に回る前に処理する役割を持ちます。

がんの進行状態によっては、リンパ節郭清（かくせい）という手術でリンパ節を切除することがあります。しかし、これによりリンパ管が途切れ、組織液が流れずに溜（た）まり、体がむくみやすくなります。このようなむくみをリンパ浮腫（ふしゅ）と呼びます。

溜まった組織液は体の老廃物を含んでおり、蜂窩織炎（ほうかしきえん）と呼ばれる細菌感染を起こしやすくなります。

リンパ浮腫外来では、乳がんや婦人科がんなどでリンパ節郭清術後の上肢（じょうし）や下肢（かし）のむくみで困っている方の対応を行っています。

リンパ浮腫に対する治療法

リンパ浮腫に対しては、適切なマッサージによるリンパの流れの誘導（リンパドレナージ）や、ストッキングによる適度な圧迫が有効とされています。しかし、むくみの状態は人によってさまざまで、個々に対応していく必要があります。

当院では、専門のリンパ研修を受講したリンパセラピストと呼ばれるスタッフとともに協力してリンパ浮腫の治療にあたっています。外来ではリンパセラピストとともに診察を行っています。リンパ浮腫での入院においては、リンパセラピストと相談し、それぞれの患者さんの状態に応じた個別の圧迫治療を計画しています。

また当院では、リンパの流れをバイパスさせる手術を行っています。リンパ管は0・5㎜程度と大変細いものですが、それを血管とつなぐことでリンパの流れを良くする効果があるとされています。手術は局所麻酔を行い2時間程度です。リンパ管細静脈吻合術（ふんごうじゅつ）と呼ばれています。このような手術を組み合わせることで、浮腫に対するより有効な改善を目指しています。

静脈
動脈
リンパ管
心臓
手術でリンパ切除 → リンパ浮腫

図　リンパ浮腫の発生

リンパ浮腫の生じやすい場所
乳がんの場合
婦人科がん
泌尿器科がんの場合

重度のリンパ浮腫
むくみはもとにもどらず、硬い
（押してもへこまない）

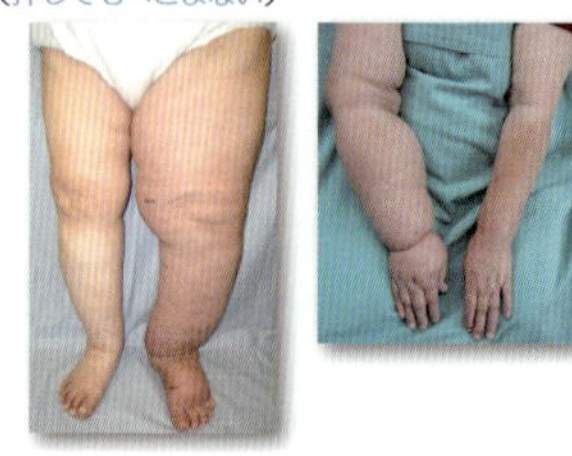

写真2　重度のリンパ浮腫

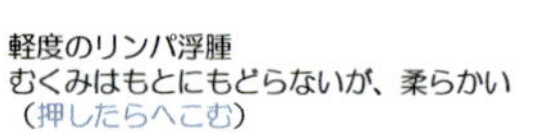

軽度のリンパ浮腫
むくみはもとにもどらないが、柔らかい
（押したらへこむ）

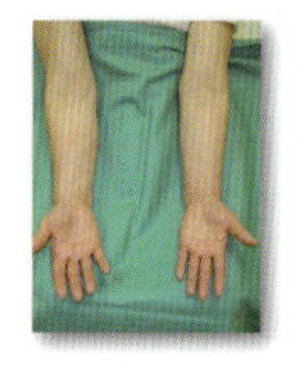

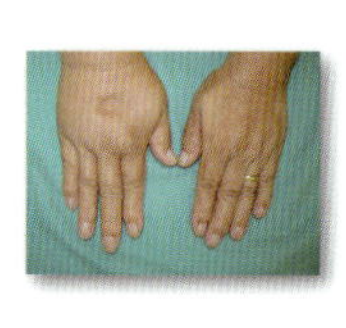

写真1　軽度のリンパ浮腫

ストーマと共に生きる

ストーマを造った患者さんが自分らしく生きるサポート

看護部
皮膚・排泄ケア認定看護師　宇都宮 里奈

ストーマとは一般的に人工肛門と呼ばれています

普段、私たちは便意・尿意を感じ、トイレまで我慢し、落ち着いた環境で便や尿を排泄します。しかし、がん患者さんでは、直腸がんや膀胱がん、その他のがんなどが原因でストーマを造ることがあります。ストーマとは自身の腸や尿管を使って、お腹の表面に造る便や尿の新しい出口のことです。一般的には人工肛門と呼ぶことがあります。

ストーマを造った患者さんは、便意・尿意がないため、無意識にストーマから便や尿が排泄されます。そのため、ストーマを造った患者さんはお腹に常に袋を貼って、溜まった便や尿を定期的にトイレで捨てる必要があります。

ストーマとの生活

ストーマとは私たちにとっての〝おしり〟と一緒です。そのため、ストーマを人に見られたり、人前でストーマについて話すことには羞恥心を伴います。また、服を着てしまうと見た目には分かりません。そのため、見た目だけで同じようなストーマを持ち、相談できる相手を見つけることは困難です。

当院には患者さんのストーマに関するトラブルはもちろん、ストーマに関する不安や悩みをゆっくり医療者に相談できる場所として、ストーマ外来があります。ストーマ外来を受診される患者さんは、入浴や旅行、スポーツなど手術前と同じように行えるか悩みを抱え、相談に来られます。また、最近経験した西日本豪雨では、ストーマケアを行うための水や場所の確保、トイレの確保、必要物品の水没などの問題がありました。この経験から、近い将来発生するともいわれている南海トラフ地震にも備えていく必要があります。このように、多くの不安や悩みを持ったストーマを造った患者さんが自分らしい生活を送れるよう、地域のストーマ外来が相談窓口となってサポートしています。悩まれている方は、ぜひ相談してください。

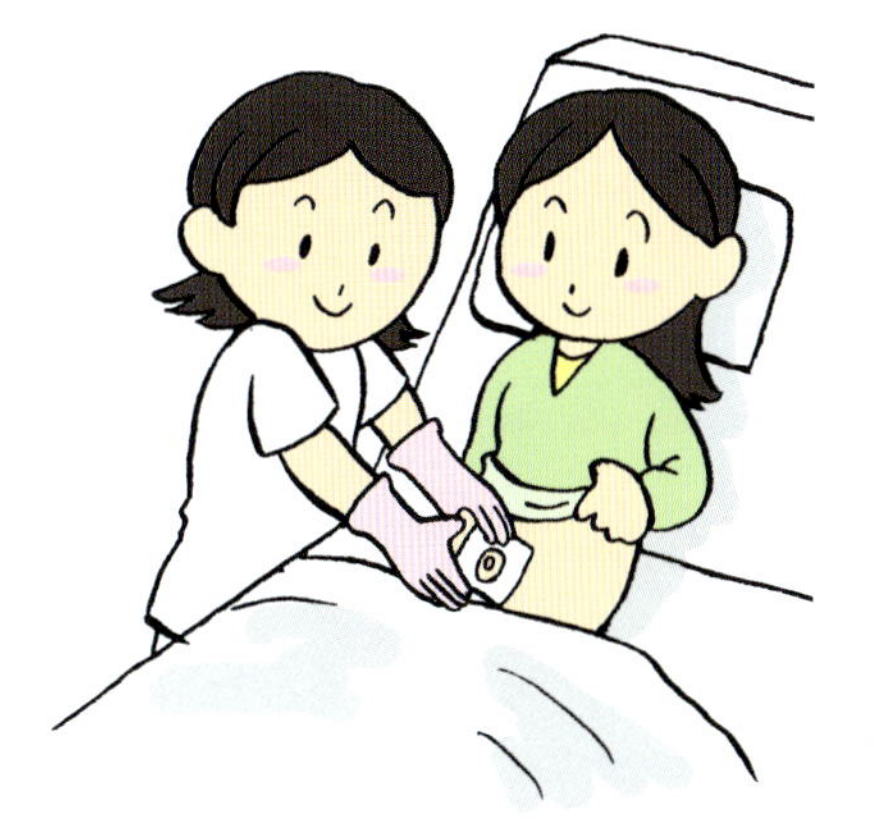

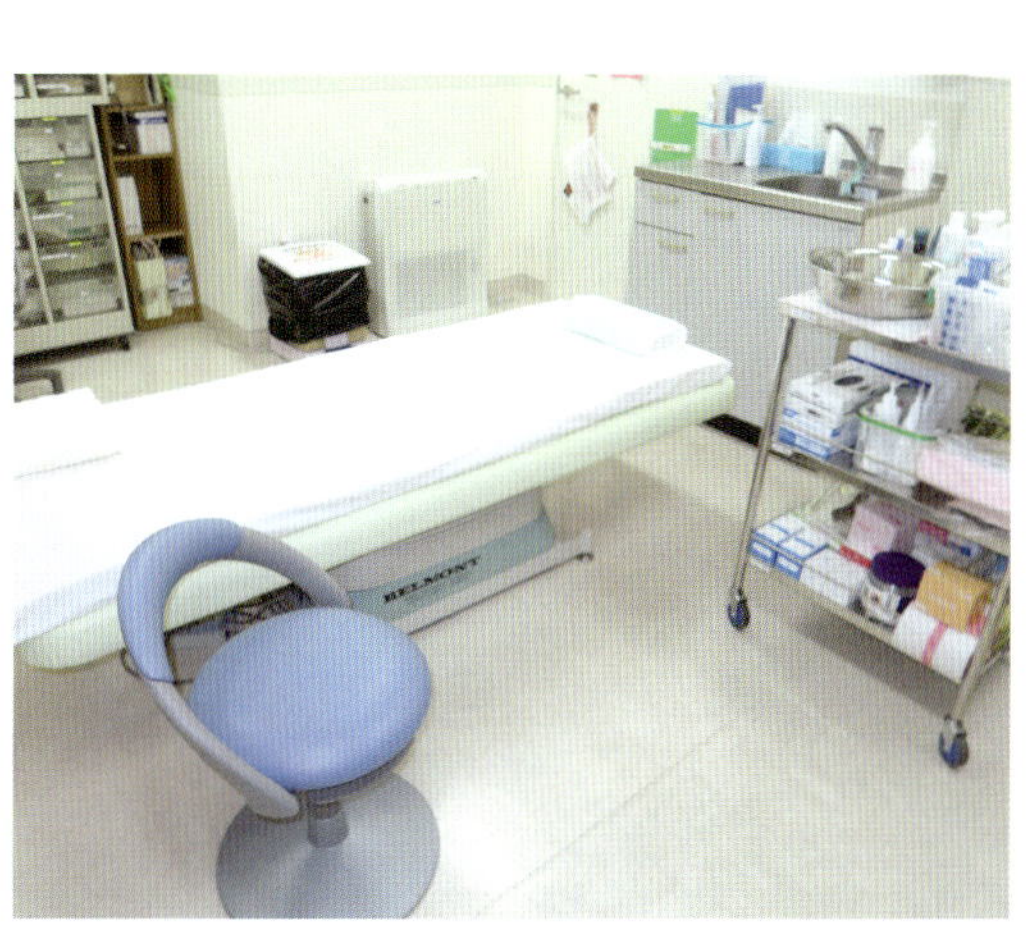

【ストーマ外来】
個室でゆっくりお話ししながらストーマケアを行います

緩和ケア病棟と緩和ケアセンター

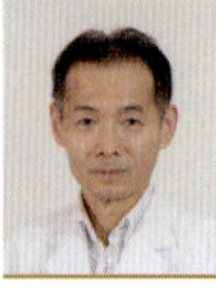

緩和ケア内科
緩和ケアセンター長　成本（なるもと） 勝広（かつひろ）

緩和ケアの基本方針

緩和ケアには7つの基本方針があります（表）。

これらのどれも大事なのですが、この中で何が一番かというと、苦痛な症状の緩和だと思います。緩和ケアは、何もしない医療だと考えている患者さんもいると思いますが、決してそうではありません。苦痛な症状を少しでも和らげるというのが目標です。そして、この苦痛の緩和を行う最後の砦（とりで）が緩和ケア病棟です（写真1）。

緩和ケアは、緩和ケア病棟・ホスピス、緩和ケアチームが活動している一般病棟、緩和ケア外来、在宅緩和ケアで受けることができます。患者さんの希望に応じて、いつでもどこでも、切れ目なく緩和ケアが受けられるのが理想です。

緩和ケアの7つの基本方針
1. 痛みやその他の苦痛となる症状を緩和する。
2. 生命を尊重し、死を自然なことと認める。
3. 無理な延命や意図的に死を招くことをしない。
4. 最後まで患者がその人らしく生きていけるように支える。
5. 患者が療養しているときから死別した後にいたるまで、家族がさまざまな困難に対処できるように支える。
6. 病気の早い段階から適用し、積極的な治療に伴って生じる苦痛にも対処する。
7. 患者と家族のQOLを高めて、病状に良い影響を与える。

表　緩和ケアの7つの基本方針　https://hpcj.org/what/kijyun.html

写真1　緩和ケア病棟

緩和ケアセンター

当院を含め、都道府県がん診療連携拠点病院には緩和ケアセンターの設置が求められています（写真2）。地域がん診療連携拠点病院には、緩和ケアセンターの設置の義務はありません。都道府県がん診療連携拠点病院は、特別に厚生労働省が認めた病院だからです。

緩和ケアセンターは、緩和ケアチーム、緩和ケア外来、緩和ケア病棟のまとめ役です。がんの診療で気がかりなことや困ったことがあれば、緩和ケアセンターやがん診療連携拠点病院にあるがん相談支援センターで相談することをお勧めします。きっと何か良いアドバイスがあるでしょう。がんと共に生きるためには、緩和ケアと仲良くなっておくことが大切です。緩和ケアは、患者さんの味方です。

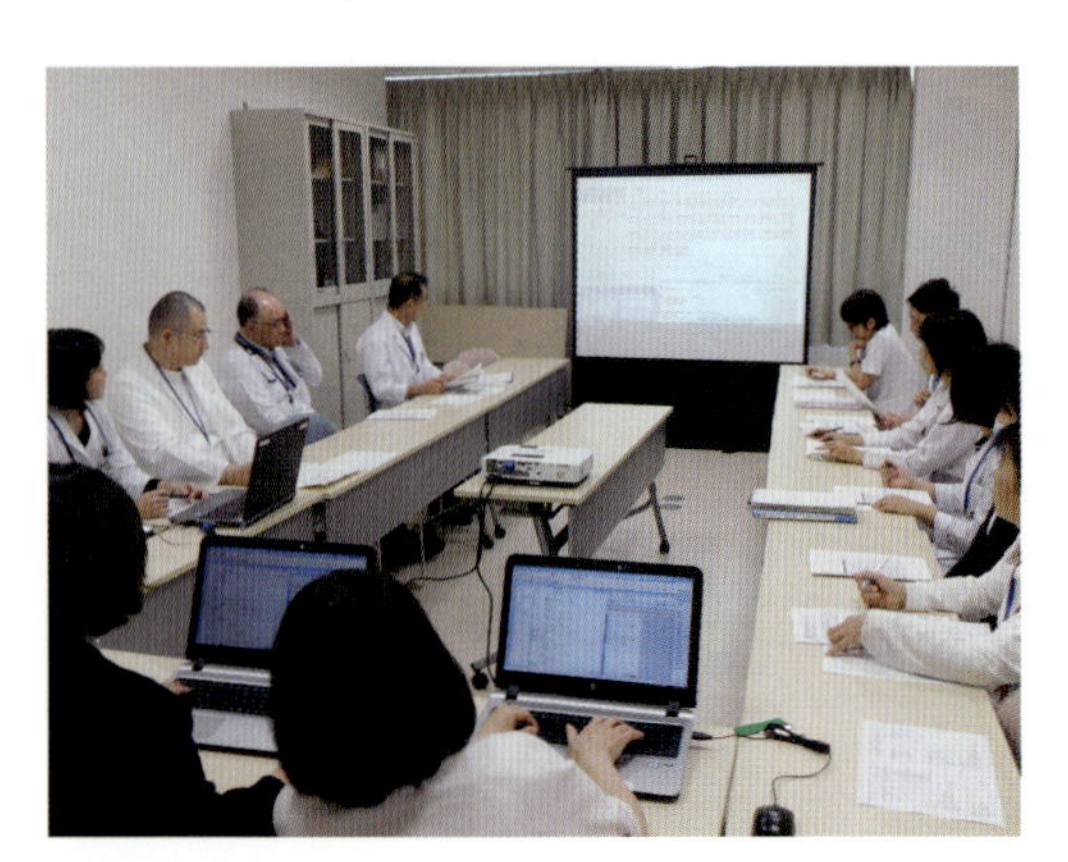

写真2　緩和ケアチームカンファレンス

がんと補完代替療法

民間療法などは具体的な資料を持って担当医に相談しましょう

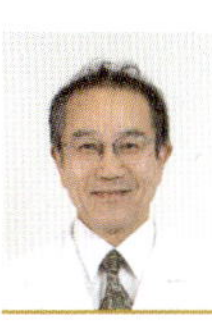

呼吸器外科
副院長　山下 素弘

補完代替療法（代替療法）とは？

がん治療の軸は、手術、放射線、薬物療法の3本柱とされています。ところが、がん治療では、治療開始後の療養生活が長いことや、病状によっては治療そのものが難しい場合があることから、標準的にがんに対して行われる治療のほかに、いわゆる〝民間療法〟や〝代替療法〟と呼ばれる、補完代替療法（代替療法）に関心を持つ患者さんや家族が少なくありません。通常の病院では実践していない医療のことで、世界の伝統医学や保険適用外の治療法のほか、広い意味では、健康食品やサプリメント、心理療法、鍼灸、マッサージ療法なども含まれます。

注意しないといけないこと

代替療法には注意すべき3つのことがあります。①正しい情報を集める、②有効性と安全性を確認する、③担当医に相談する、です。

①の正しい情報とは何でしょう。代替療法で効果があったという人の個別の情報ではなく、「特定の代替療法について全体で何人の人が行って、どのくらいの人に最終的に効果があった」という情報があります か？　良くならなかった人を数えずに宣伝する情報には要注意です。

②有効性の判断では、ほかの治療との関係も検討する必要があります。代替療法で効果があったと報告されたものの多くが、標準的ながん治療と同時進行か、治療後に始めた代替療法の効果として判断されている場合があります。これでは標準的な治療で効果があったのか、代替療法で効果があったのかが分かりません。また、安全性についても科学的に検証されているか確認する必要があります。

③現時点で、がんの生存率を高めたり、進行を遅らせる効果が科学的に証明された代替療法はありません。がん治療に伴う不快な状況を緩和するのに役立つ可能性のある代替療法がいくつか挙げられていますが、これもまだ充分には証明されていません。「あのサプリや新聞広告にある薬は効くんでしょうか？」と、まれに外来で尋ねられますが、具体的な商品名や含まれる成分が分からなければ、答えようがありません。

当院はがん専門病院ですので、代替療法を利用された患者さんに対しての経験を持った医師がたくさんいます。人に勧められて、あるいは広告などを見て、これはと思う民間療法やサプリメントなどがあれば、具体的な資料を持って担当医に相談してみましょう。

Topics 6

子どもを持ちたい方へ

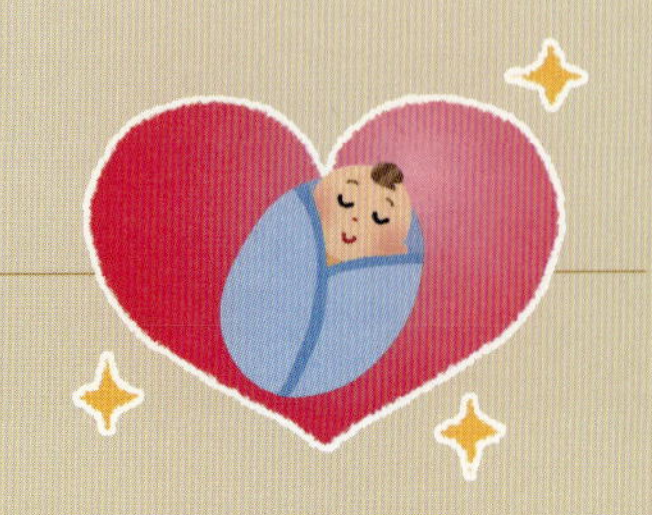

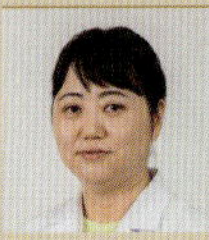

乳腺外科　乳腺外科医長　高橋（たかはし） 三奈（みな）

将来、子どもを持つことについて 治療が始まる前に医師と話し合いましょう

がんと診断される若い（15～39歳）患者さんの数は、年間約2万人と推計されています。子どもを持ちたいと願う人もいますが、がん治療後では不可能な場合があります。妊娠できる力やさせる力のことを「妊よう性（にんようせい）」といいますが、治療が始まる前に妊娠への影響について主治医と話し合い、必要に応じてカウンセリングや生殖医療専門医と相談することをお勧めします。

当院では男女を問わず患者さんに子どもを持つ希望について確認し、相談しながら治療を進めています。患者さんが納得のいく意思決定を行えるよう、できるだけの支援を行っています。

がん治療による影響について

手術の場合、男性では精巣摘出、前立腺、膀胱、直腸など骨盤内の手術による神経障害により、性機能が低下することがあります。女性では両側卵巣摘出や子宮全摘出では妊娠が望めませんが、組織型や病気の進行度によっては妊よう性を温存する術式も可能です。当院では妊よう性を温存するために、初期子宮がんのレーザー蒸散術や円錐手術、高用量黄体ホルモン療法なども行っています。

薬物療法の場合は抗がん剤の種類や量により、卵巣機能や造精機能の低下をきたします。無月経になっても月経が再開することもあれば、そのまま閉経を迎えることもあります。月経が再開しても卵巣機能が保たれているとは限りません。また、乳がんの治療で用いられるホルモン療法は術後5～10年と長期にわたるため、妊娠できるタイミングを逃すことがあります。乳がん女性が妊娠のためにホルモン療法を安全に一時中断できるかどうかについては、当院も参加する国際的な研究が進行中です。

放射線療法の場合は放射線があたる部位（卵巣を含む腹部・骨盤、精巣、視床下部 - 下垂体前葉を擁する脳）と線量によって妊よう性に影響を与えます。

生殖補助医療と地域の医療ネットワーク

生殖補助医療は女性の場合、①受精卵凍結保存、②卵子凍結保存、③卵巣組織凍結保存（研究段階）、男性の場合は精子凍結保存の方法があります。採卵に数週間かかることや経済的な負担、凍結できたとしても必ずしも妊娠につながるわけではない、といったデメリットがあります。自然妊娠が可能な場合もあります。できるだけ早い情報提供と生殖補助医療を目的とする、愛媛県がん生殖医療ネットワークも立ち上がっています。

【参考】

・『小児、思春期・若年がん患者の妊よう性温存に関するガイドライン』（2017年版、一般社団法人　日本癌治療学会）

・「小児・若年がん長期生存者に対する妊よう性のエビデンスと生殖医療ネットワーク構築に関する研究」班サイト http://www.j-sfp.org/ped/

第6章

がん診療の明日

がん診療の明日

患者さんと家族を専門家によるチーム医療で支えていきます

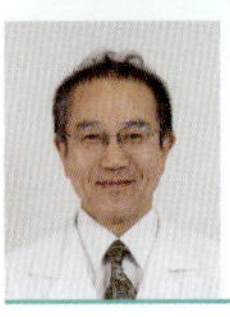

呼吸器外科
副院長　山下 素弘

がん診療の今日

現在、国は「がん予防」「がん医療の充実」「がんとの共生（がんになっても安心して暮らせる社会）」をがん対策の３つの柱として取り組んでいます。

まずは「がん予防」についてですが、受動喫煙を含む禁煙、過剰飲酒を控えること、適度な運動で肥満防止、食生活の見直し、感染予防などにより、がんの30～50％は予防できるといわれています（https://www.who.int/cancer/pervention/en/）。これらについては、不十分ながらも対策が進みつつあります。喫煙率は年々下がっていますし、受動喫煙を防止する法律や条令がまもなく施行されます。また、国や各自治体のがん対策推進計画にも、がん予防につながる対策が盛り込まれています。すでに胃がんや肝臓がんはそれぞれのがん予防策で減少傾向にあります。子宮頸がん予防のＨＰＶワクチンは現在のところ、科学的に妥当とはいえない残念な理由で接種が広がっていませんが、これも再開されれば、次の世代のＨＰＶ関連がんを大幅に減らすことになるでしょう。

がんになりやすい遺伝的要因も一部明らかになってきており、そのような要因を持つ方に、綿密な検診を行い早期発見につなげる計画も始まりました。当院では、２０１８年８月から、家族性腫瘍の心配のある方々のために「サーベイランス外来」を設け、必要に応じて検査や検診手段をご案内するシステムを開始しています。

「がん医療の充実」では、ロボットなどの革新的な工学を応用した手

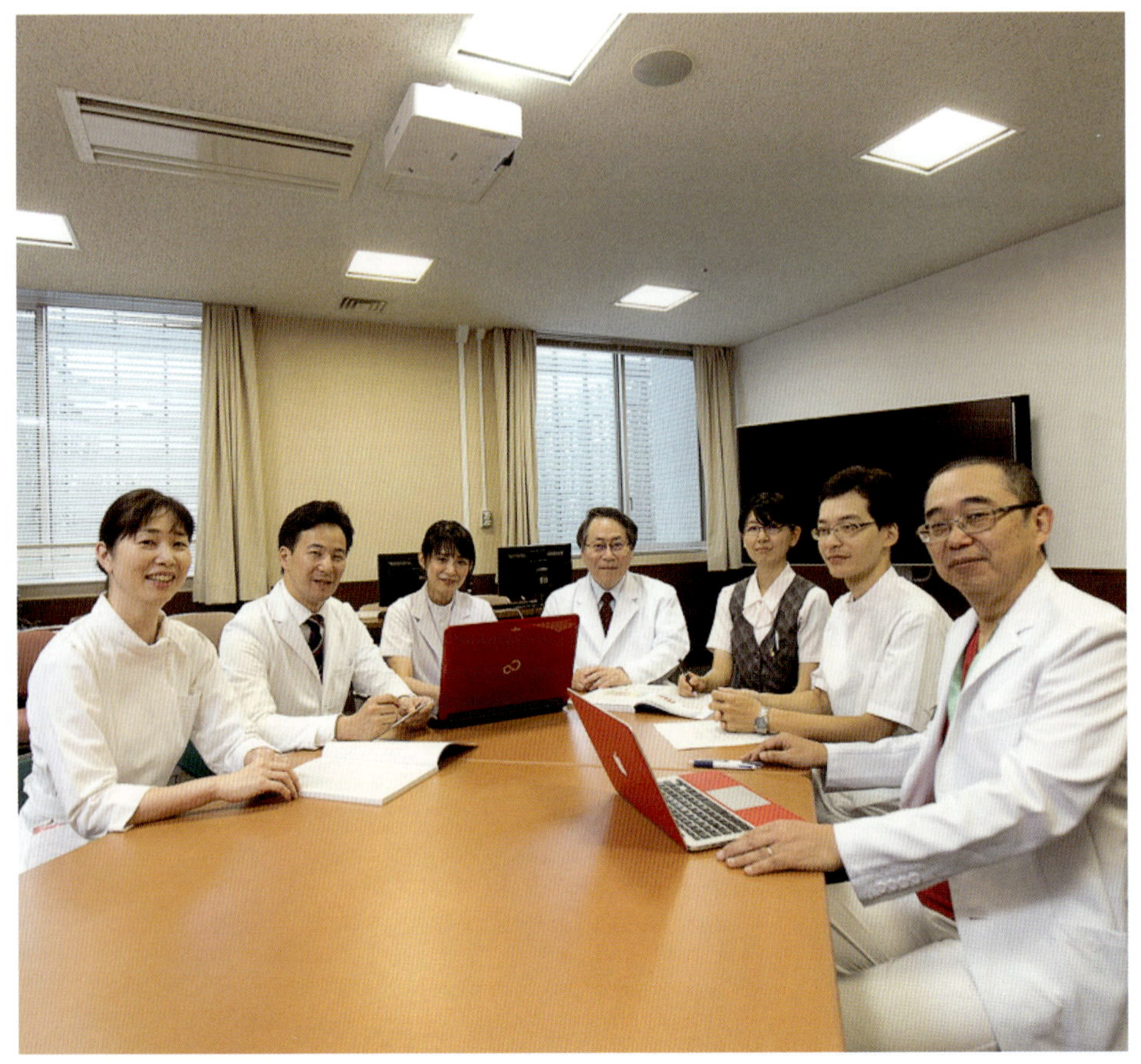

写真１　患者さんを中心としたチーム医療（患者さんを中心に各医療スタッフが協力し合います）

術や、分子標的薬など効果的にがんと闘える抗がん剤が次々と登場しています。中でもゲノム医療の時代はすぐそこまで来ています。さらに、近年広がりつつあるのが「チーム医療」の考え方です。がん医療では、がんに罹患した患者さん本人だけでなく、家族も悩んだり心配されたり、心身のみならず社会生活にも支障を生じてしまうことも多くあります。

当院では、このような問題に向き合う患者さんやその家族のために、医師や看護師だけでなく薬剤師、リハビリ、緩和ケアといったあらゆる医療スタッフが連携しながら、患者さんと家族をチームで支援する体制を取っています。チームの中心は患者さん自身で、主治医は助言者として、各専門家の意見を取り入れ、患者さんにとってトータルで最良の医療となるように案内やアドバイスをしています。

がん診療の近未来

今後、がんで亡くなる方の数は減るでしょう。遺伝子解析と同じような手法で、少量の血液検査でがんの検診を可能にする研究も進められています。その結果、現在、がんがあるかないかだけではなく、将来の発がんリスクまで、遺伝子検査だけである程度正確に予想できる時代は遠くないと思われます。

また、AIの進歩はがん医療にも影響を与えるでしょう。病理診断や画像診断の精度はAIの関与により、まもなく大きく向上します。ロボット化された治療機械によって、人の技能を超えた手術も可能になります。

がんの性状と遺伝子変異の関係に関する知識がさらに深まると、治療薬の選択にもAIによる補助が欠かせなくなるでしょう。こうして近未来、がんの生存率は改善するので、「がんになっても安心して暮らせる社会」がますます重要になります。

がん診療の明日とがん専門病院

近未来のがん予防やがん診療は、どこかで発明されればすぐに住民まで届くというものではありません。本書でも多くの新しい治療薬や治療法を説明していますが、新しい療法導入に際しては、副作用や、心理的な状況、倫理的問題などが発生します。医師・看護師だけではなく、経験のある多種の人材があってこそ始められます。また、近未来の「がんになっても安心して暮らせる社会」はどこかで開発されるものではなく、地域でつくらなければなりません。これは1病院が主体となってつくれるものではありませんが、そのためのモデル施設として、当院では患者・家族総合支援センター（124ページ参照）を設置しています。

まだまだがんの治療では、抱える問題は多岐にわたり、乗り越えなければならない問題がいくつもあります。これらの問題を1つでも減らすとともに、近未来のがん医療を患者さんの今日のがん治療にするため、患者さんや家族の希望も大切にしながら、私たちは「がん専門家」としての英知を結集して、今後も重要な役割を果たしていきたいと考えています。

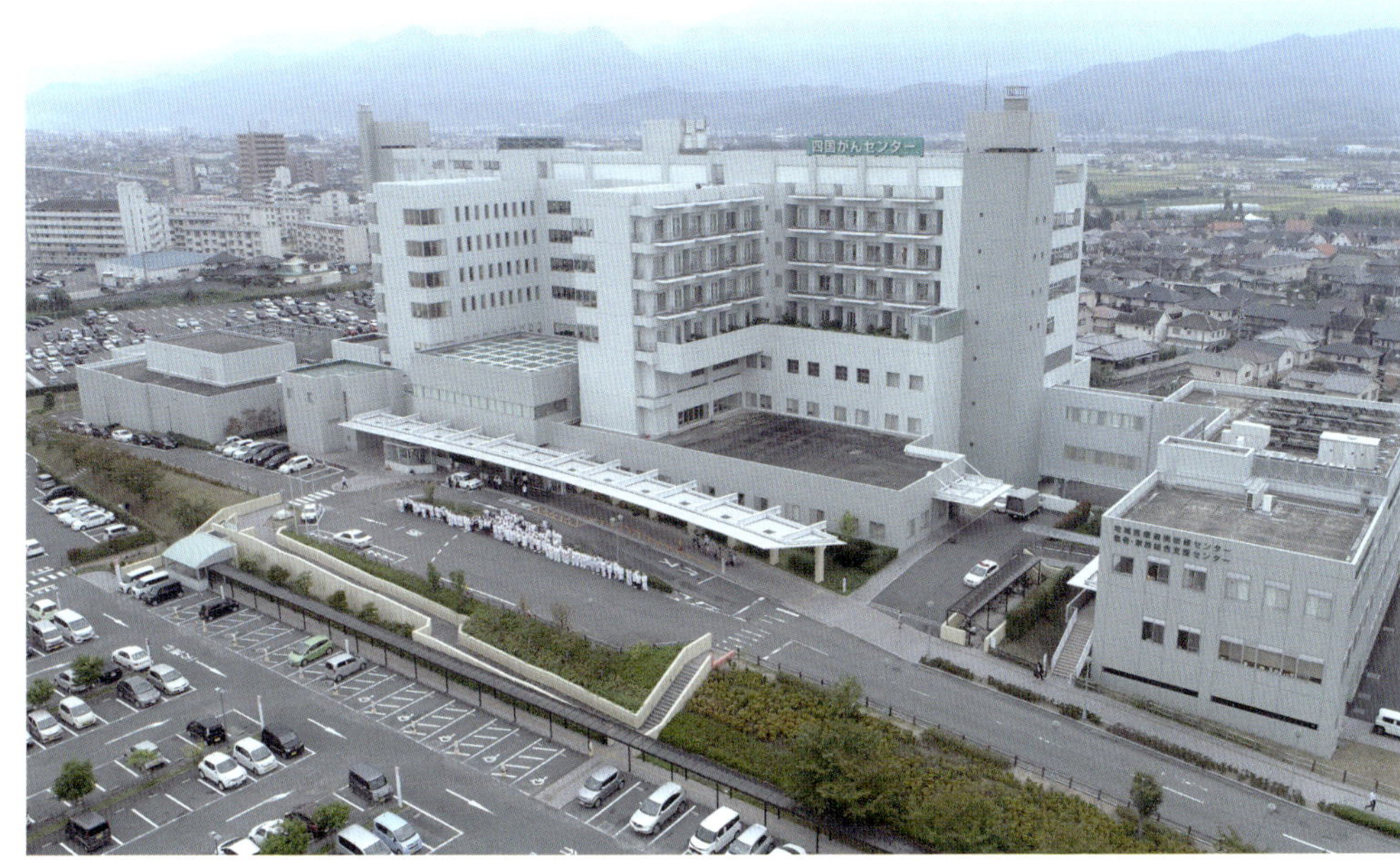

写真2　四国がんセンター

四国がんセンター概要

沿革

明治 22 年	陸軍松山えいじゅ病院として病院設立
昭和 20 年	厚生省移管、国立松山病院と改称
昭和 41 年	「四国地方がんセンター」を併設
昭和 48 年	「全国がんセンター連絡協議会」の結成に参加
昭和 54 年	「国立病院四国がんセンター」と改称
昭和 59 年	「臨床研究部」を併設
平成 12 年	「家族性腫瘍相談室（平成 28 年に遺伝性がん診療科に名称変更）」を開設
平成 14 年	「地域がん診療拠点病院」に指定（全国初）
平成 18 年	市中心部堀之内から南梅本町に新病院移転
平成 19 年	「愛媛県がん診療連携拠点病院」に指定
平成 23 年	「臨床研究センター」を併設
平成 25 年	「患者・家族総合支援センター“暖だん”」を併設
平成 30 年	「サーベイランス外来（がんハイリスク者のための外来）」および「がんゲノム医療外来」を開設

所在地

独立行政法人国立病院機構　四国がんセンター
〒 791-0280　愛媛県松山市南梅本町甲 160 番
電話番号：089-999-1111　ファックス番号：089-999-1100

病床数

<table>
<tr><td rowspan="5">病床数</td><td colspan="3">368 床（2018 年 4 月現在）</td></tr>
<tr><td rowspan="4">内訳</td><td>ICU</td><td>4 床</td></tr>
<tr><td>緩和ケア</td><td>25 床</td></tr>
<tr><td>地域包括ケア</td><td>50 床</td></tr>
<tr><td>一般</td><td>289 床 (個室 73 床、4 床室 202 床、無菌室 14 床)</td></tr>
</table>

標榜診療科

血液腫瘍内科　精神腫瘍科　感染症・腫瘍内科　呼吸器内科　消化器内科
呼吸器外科　消化器外科　乳腺外科　整形外科　形成外科
皮膚科　泌尿器科　婦人科　耳鼻いんこう科　放射線診断科
放射線治療科　麻酔科　緩和ケア内科　歯科　リハビリテーション科
病理診断科

特色

- 各都道府県におけるがん医療の中心的な役割を担う病院である「都道府県がん診療連携拠点病院」（概ね各都道府県に 1 つ指定）に指定されています。
- がん相談支援センターを全国に先駆けて設置し、患者さんのさまざまな困りごとの助けになるよう常に寄り添い続けています。
- 患者・家族総合支援センターを開設し、患者さんや家族、医療者に向けての情報発信を行っています。

正しい情報を得るために参考になるウェブサイトや書籍

情報があふれている現代において、がん患者さんやご家族をはじめ、一般の方や医療関係者の皆さんに対して、安心してご利用いただける情報をピックアップしました。本書と合わせてご活用ください。

がんの診断や治療、各地の診療体制に関する情報が集められているサイト

がんの診断や治療に関することや生活に関することを知りたいとき	「国立がん研究センター　がん情報サービス」 *https://ganjoho.jp/public/index.html*
近くのがん診療連携拠点病院やがん相談支援センターを探したいとき	「国立がん研究センター　がん情報サービス：サポートセンター」 *https://ganjoho.jp/public/consultation/support_center/guide.html*

愛媛県のがん情報に関するサイト

愛媛県内の“がん”の現状や生活支援について知りたいとき	「がんサポートサイトえひめ」 *https://e-cip.jp/*
愛媛の診療情報を知りたいとき	「がんサポートブックえひめ」 *http://www.shikoku-cc.go.jp/conference/subcommittee/support/activity/booklet/* 「四国がんセンター」 *http://www.shikoku-cc.go.jp/hospital/* 「四国がんセンター　患者・家族総合支援センター“暖だん”」 *http://www.shikoku-cc.go.jp/support/* 「愛媛県がん診療連携協議会」 *http://www.shikoku-cc.go.jp/conference/*

先進医療に関するサイト

先進医療に関する費用や医療機関を調べたいとき	「厚生労働省　先進医療の概要について」 *https://www.mhlw.go.jp/stf/seisakunitsuite/bunya/kenkou_iryou/iryouhoken/sensiniryo/*

がん患者さんや家族をサポートするサイト

治療による副作用の対処法を知りたいとき	「SurvivorSHIP.jp」 *http://survivorship.jp/*
がんになった親を持つ子どもへのサポート情報を知りたいとき	「ホープツリー」 *https://hope-tree.jp/*
治療と仕事の両立に向けた支援を知りたいとき	「厚生労働省　治療と仕事の両立について」 *https://www.mhlw.go.jp/stf/seisakunitsuite/bunya/0000115267.html*

がんに関する書籍

がんと診断され、これからの生活に役立つ情報を知りたいとき	『がんになったら手にとるガイド』 （編著：国立がん研究センターがん対策情報センター、発行：学研メディカル秀潤社）
がんを経験した従業員の就労支援について知りたいとき	『企業のための がん就労支援マニュアル』 （著：高橋都、森晃爾、錦戸典子、発行：労働調査会）
がん治療による外見の変化への対処方法について知りたいとき	『臨床で活かす がん患者のアピアランスケア』 （編：野澤桂子、藤間勝子、発行：南山堂）

ウェブサイトや書籍で紹介されている内容が、すべての患者さんの病状に当てはまるわけではありません。病状や副作用などは一人ひとり異なりますので、気になることは主治医やがん相談支援センターに相談してください。

索引

症状、検査・診断方法、疾患名、治療方法やケアなどにかかわる語句を掲載しています。

独立行政法人国立病院機構
四国がんセンター

〒791-0280　愛媛県松山市南梅本町甲160番
電話：089-999-1111
https://www.shikoku-cc.go.jp/

■カバー・本文コミック／眞田靖子（四国がんセンター）

■装幀／スタジオ ギブ
■本文DTP／岡本祥敬（アルバデザイン）
■撮影／岡田悦紀
■図版／岡本善弘（アルフぉンス）
■本文イラスト／久保咲央里（デザインオフィス仔ざる貯金）
■編集協力／藤井由美
■編集／西元俊典　橋口 環　本永鈴枝

がん専門病院からのメッセージ
～がんと闘い、共に生きる人を支えたい～

2019年1月18日　初版第1刷発行

編　著／四国がんセンター
発行者／出塚太郎
発行所／株式会社 バリューメディカル
東京都港区芝4-3-5 ファースト岡田ビル5階　〒108-0014
TEL　03-5441-7450
FAX　03-5441-7717
発売元／有限会社 南々社
広島市東区山根町27-2　〒732-0048
TEL　082-261-8243

印刷製本所／クリエイティブ事業部ラック 有限会社
*定価はカバーに表示してあります。

ISBN978-4-86489-089-2